U0282035

ACT Made Simple

An Easy-to-Read Primer
on Acceptance and Commitment Therapy（Second Edition）

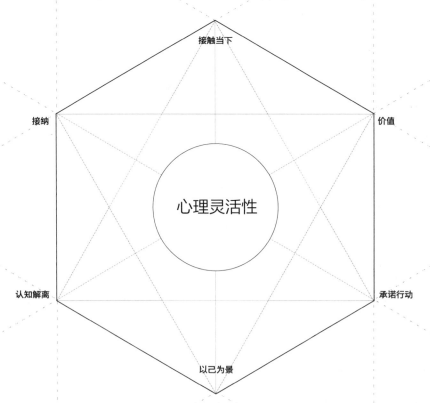

接触当下

价值

接纳

心理灵活性

承诺行动

认知解离

以己为景

ACT
就这么简单

接纳承诺疗法简明实操手册（原书第2版）

［澳］路斯·哈里斯（Russ Harris） 著 / 王静　曹慧　祝卓宏　译

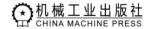

机械工业出版社
CHINA MACHINE PRESS

图书在版编目（CIP）数据

ACT 就这么简单：接纳承诺疗法简明实操手册：原书第 2 版 /（澳）路斯·哈里斯（Russ Harris）著；王静，曹慧，祝卓宏译 . -- 北京：机械工业出版社，2022.6（2024.12 重印）

书名原文：ACT Made Simple: An Easy-to-Read Primer on Acceptance and Commitment Therapy（Second Edition）

ISBN 978-7-111-70857-5

I.①A… II.①路… ②王… ③曹… ④祝… III.①精神疗法 - 手册 IV.①R493-62

中国版本图书馆 CIP 数据核字（2022）第 089438 号

ACT 就这么简单

接纳承诺疗法简明实操手册（原书第 2 版）

出版发行：机械工业出版社（北京市西城区百万庄大街 22 号　邮政编码：100037）

责任编辑：刘利英　　　　　　　　　　　　责任校对：马荣敏

印　　刷：保定市中画美凯印刷有限公司　　版　　次：2024 年 12 月第 1 版第 7 次印刷

开　　本：170mm×230mm　1/16　　　　　印　　张：27.25

书　　号：ISBN 978-7-111-70857-5　　　　定　　价：99.00 元

客服电话：（010）88361066　68326294

版权所有·侵权必究

封底无防伪标均为盗版

谨以此书献给我的兄弟Genghis

感谢你多年来对我所有的爱、支持、启发和鼓励。在我需要压力时，努力推动我；在我需要稳定时，成为我的支柱；在我迷失时，给我指引方向，为我的生活带来了那么多光明、爱和欢笑。

推荐序

你的选择点

人们常常觉得接纳承诺疗法（ACT）令人迷惑。为什么呢？本书提到了一些原因：该疗法基于精确的技术性认知理论，同时它的方法却是非线性的。但是我想还有另外一个原因：我们的逻辑思维并不想退位让贤，它一贯的策略是解决问题，所以抗拒把策略重心转移到有活力的生活上。

ACT 要求来访者用一种全新的、有意义的方式去体验世界。在这个新世界中，生命的核心不是去解一道算术题，更像是在欣赏一场日落。这让一大堆奇怪的东西成了可能：

- 你可以转身直面自己的痛苦，生命将全然绽放。
- 你可以有意识地去欣然接纳那些互相矛盾的想法，既不需要决出胜负，也不需要去寻找有条理、能理解的结果。
- 你可以进入"无我"状态，并因此找到头脑中的无限宁静与意义。

- 你发现自己深深在意的东西，其实一目了然，它就在你的痛苦、喜悦、欣赏或真实情感之中。
- 哪怕头脑不断试图将选择变成逻辑三段论，你也依然是有选择的。

正是心理灵活性提供的生命活力，使得这段旅程成为可能。对来访者和治疗师来说，心理灵活性就像一座灯塔。只要你在精神灌木丛中披荆斩棘，开出道路，你就能看到它。路斯·哈里斯围绕一个能够帮助治疗师快速高效开展工作的工具，对这本新版的《ACT就这么简单》进行了全新的创作。

几年前，由路斯、乔·西阿若奇（Joe Ciarrochi）及安·贝利（Ann Bailey）开发的临床工具——选择点（choice point），可以极速深入到心理灵活性模型的根本核心。我已经用了很多次这个工具，并且深深折服于它的精巧、简单和有力。通过使用它，治疗师和来访者能极其快速地理解：逃离痛苦并无帮助，有效性可绝杀三段论，以及选择永远是可能的。路斯运用的选择点工具，简单但绝不简略，它不是因为低估了读者的水平才设计得如此简单，而是确实通俗易懂；它没有压缩简化，而是直抵核心。

路斯拥有一项享誉世界的可以铲平精神灌木丛的技术。这个基于ACT的详细理论非常重要，但并不适用于所有处在起始阶段的人。如果你对运用ACT来实践操作感兴趣，那么最重要的就是让自己起步，这样你才能开始学习。找到那个灯塔尤为重要。在本书中，路斯将用他清晰的声音召唤初学者，让他们行动起来。

我也见过其他人努力来简化ACT，他们想通过脱离实践工作去实现目标，期望从业者最终能全部搞明白。从我的经验来看，这种事情从未在路斯身上发生过。他的方法和论断凝聚着满满的临床智慧、爱心和技术，一向真实可靠。路斯对这项工作领悟极深，他不但进行了实际应用，而且在完整性的基础上进行了扩展。在本书中，他用卓越的天赋，清晰地为我们呈现和阐述了ACT模型，同时，他将临床的创造力带入新的方案、工具以及能触及来访者问题核心的方法之中。第2版对很多不太受重视的领域进行了非常有帮助的扩展，比如愤怒、如何使用暴露技术以及隐藏在情绪中的智慧。

本书巧妙地打开了 ACT 模型，供你探索。如果你已经发现现有的相关书籍数不胜数，你就知道现在 ACT 涵盖的领域有多么广泛了。这个现状可能会把新手 ACT 治疗师吓到，但是有这种感受的并不是个例。我也许首创了 ACT，但是发展它的是很大一群人。坦白地说，有时候我也会有类似的反应。

不要紧，有一个简单的方法可以助你前行。你现在正把它捧在手上呢。

现在你本人就在一个选择点上。你拿起这本书是因为你感觉是时候要转入 ACT 的学习了。我对此非常赞成，你需要做的就是翻开这本书，开始阅读！

史蒂文·C.海斯博士（Steven C. Hayes，PhD）

内华达大学

ACT Made Simple
第 2 版更新内容

　　如果你已经购买了本书的第 1 版（Harris，2009a），那么你可能会想：再掏腰包买第 2 版是否真的值得呢？嗯，如果你问我的话，我的回答是："是的，当然要买。它物超所值，也许是你今年最明智的一次购物。"当然，我的建议可能有轻微的倾向性，所以，为了帮你做出这个艰难的决定，下面会简单介绍一下第 2 版和第 1 版的主要区别。

　　1.第 2 版增加了大量的新材料，包括暴露、关系问题、灵活思维、利用情绪的能量、自我慈悲、羞愧、克服无望以及很多其他内容。事实上，本书 60% 以上是新内容，其他内容在重写时也有显著的创新。从第 1 版面世至第 2 版出版的 10 年间，我践行和教授 ACT 的方法都有了根本的改变。（真的，我本来要从头开始写一本全新的教材的，书名就叫《ACT 可以更简单》（*ACT Made Even Simpler*），但是出版社劝我打消那个念头。）所以在第 2 版中，你可以找到许许多多的新练习、隐喻、工具、技术、咨询治疗的逐字稿、冷笑话，等等（以及像"AMS 2"（ACT就这么简单 2）这么妙的缩写）。

　　2.选择点：我所知道的能帮助人们快速高效学习和应用 ACT 的最

简单、最容易、最有效的工具，就是选择点。自 2015 年以来，它成了我所有体验式工作坊和在线培训课程的核心工具，目前我正在根据它更新我所有的书。所以如果你之前不知道它，我坚信你很快就会发现它有多高效了。如果你确实知道它，我坚信你将会学到更多的方法，以达到最好的效果。虽然说了这么多，但它并不是一个必不可少的工具，我不希望任何人认为他们必须用选择点才能很好地践行 ACT。所以，尽管很多章节都会提到选择点，但我还是会为你提供很多备选工具。

那么，你要加入吗？如果不来就算了，我已经尽力了。但是，如果你的回答是肯定的，那么，就如我们澳大利亚人常说的："你真牛！"（Good on ya！）我保证你不会后悔的。

如何使用本书

如果 ACT 对你来说是全新的东西，那么我建议你先把这本书从头到尾完整阅读一遍，再去使用其中的内容。这是因为 ACT 的六个核心过程都是相互依托的，所以除非你已经很好地掌握了整个 ACT 模型，了解了模型中不同部分相互交织的方式，否则你很可能会产生困惑，并且误入歧途。

当你已经准备好，要开始与来访者一起应用 ACT 时，你可以用本书来做一个泛泛的引导，或者可能你更愿意使用一本基于治疗流程的 ACT 教材，对你的每一次治疗进行详细的指导。但是，如果你已经在践行 ACT 了，那就可以将本书中的每个章节都应用到你的治疗中，以奠定你当下工作的基础并予以加强。

小附件

在创作本书时，最难的部分就是决定材料的取舍。真的，在我完成第 2 版的创作之时，我已经认真地删除了 4 万字。但是我并没有把这些材料扔掉，而是把它们放在了一本免费的电子书里，这本书叫《ACT就这么简单：小附件》(*ACT Made Simple: The Extra Bits*)。你可以在 http://www.actmindfully.com.au 网站的"免费资料"页面下载它，不需要花钱。你会在那里找到所有我本想放进每一章但实在找不到地方的小附件：问题与回答、困难与贴士、练习和隐喻的额外逐字稿，以及可下载的音频录音，还包括本书中所提到的或所有重要的工作表。

在本书大部分章节的结尾处附近，你都会看到一个"小附件"的文本框，这将会提示你找到与小附件章节对应的所有好东西。

"技能提升"部分

"技能提升"部分提到的内容，是用来为你打磨 ACT 技术的。对于学习 ACT 来说，阅读本书是远远不够的，与此同时你还需要积极地做练习。毕竟，仅仅通过阅读相关书籍并不能让你学会开车，你必须真正坐进车里，手握方向盘，开着车兜一圈。所以我想再一次鼓励你，在家以及在治疗中积极地练习新技术。你会发现很多章节都有这部分内容，但并不是全部都有。尽管某些章节没有明确涉及，但我也希望你能综合练习一下填写工作表，回顾逐字稿，对一个想象中的来访者进行治疗干预的排练，将练习应用于自身，然后在治疗中真正地使用全部内容。

"撷英"部分

在每一章的结尾处，你都会看到"撷英"部分，它是对关键点或关键信息的一个精炼概括。

本书结构

本书由四部分组成。在第一部分（第 1～4 章），我们将会总体概述 ACT 模型的整体情况及其隐含的理论。然后，在第二部分（第 5～7

章），我们将会涉及入门的基础，包括如何进行体验性治疗、获取知情同意以及持续建构你的治疗。

在第三部分（第 8～29 章），我们的学习会一步一步地贯穿 ACT 的六个核心过程，以及学习在大范围的临床问题中如何进行应用。每一章的重点都简单、可操作，这样你就可以马上开始运用这种方法了。（但是请一定记住：在应用之前，新手们应该首先完整通读本书，从头到尾读完。）

在第四部分（第 30～32 章），我们将讲述一系列重要的课题，包括加强咨访关系、治疗师的常见困难、克服改变的障碍、围绕六个核心过程起舞以及作为 ACT 治疗师治疗旅程的下一步将何去何从。

调整和修改每一样东西

在早期的 ACT 工作中，我犯了一个大错：我想要对照着教材，照本宣科。这对我来说效果不好，因为我原本的语言方式与书中找到的逐字稿截然不同。后来，我参加 ACT 创始人史蒂文·C.海斯的一个工作坊时，又犯了另一个大错：我被他做治疗的独特方式深深折服，于是开始试图模仿他。这对我来说效果也不好，问题在于那并不是真实的我，只是一个糟糕的史蒂文的替身。

然后，有一天，我听说了奥斯卡·王尔德的这句话："做你自己，其他人都已经有人做了。"它让我恍然大悟。我脱离了逐字稿，放弃模仿 ACT 大师，找到了我自己的 ACT 工作方法。我开发出了自己的风格和语言方式，那是一种既自然又适合我的来访者的方法。正是在那个时候，ACT 才真正地进入了我的生活。所以我强烈建议你也这样做，做你自己。当你浏览本书时，运用你的创造力，放心去调整、修改、创新书中的工具和技术（如果你钟爱 ACT 模型的话）以适应你的个人风格。无论你在何处看到我提出的隐喻、逐字稿、工作表或练习，都可以加以修改以适应你的语言风格。如果你有更好的或不同的隐喻或练习，可以达到同样的效果，那么就不要用书里的，用你自己的。在 ACT 模型中，创造和革新的空间无比巨大，请你利用好它吧。

ACT Made Simple

目录

第四部分　归纳总结

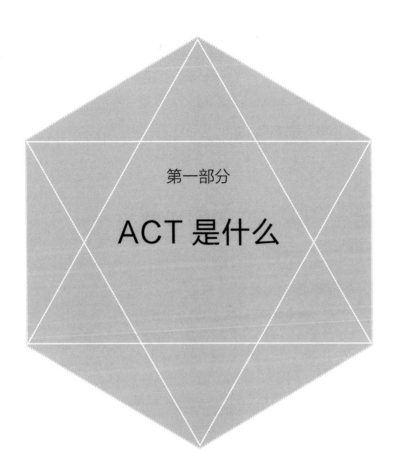

第一部分

ACT 是什么

ACT Made Simple

第1章

人类的挑战

如你身陷地狱，那就继续前行！

——温斯顿·丘吉尔

快乐并不容易

人生总是苦乐参半。如果我们活得足够长，就会经历令人欣喜的成功和刻骨铭心的失败、伟大的爱和毁灭性的丧失、充满奇迹的幸福时光和陷入绝望的至暗时刻。有个麻烦的现实是：几乎所有让我们的生活变得丰富、充实和有意义的事情都会伴随着令人不快的另一面。于是这很不幸地意味着，我们很难长时间保持快乐。真见鬼，其实即使是短暂的快乐都很难。真相就是，生活很难，它还给我们每个人都派发了很多烦恼痛苦。造成这种状况的主要原因之一（我们很快就会探讨）就是人类的思维已经进化成了生来就会制造心理痛苦的模式。说白了，如果我们活得足够长，我们都会经历许许多多的伤痛。

嗯。我想这几乎不算是个乐观的开篇。现实真的那么凄凉吗？对于这种悲惨的情况，难道我们就无能为力了吗？那我们是不是应该放弃生活，抛身于虚无主义绝望的深渊呢？

好吧，你可能已经猜到了，所有这些问题的答案都是"不"。幸运的是，我们有接纳承诺疗法（acceptance and commitment therapy，ACT），它会在我们面对生活中的诸多困难时为我们指明前进的道路。接纳承诺疗法之所以得名，是因为它能够教会我们如何减少痛苦的想法和感受对我们的作用和影响（即为接纳），同时采取行动来过上丰富、充实并且有意义的生活（即为承诺）。所以在这本书里，我就有了一个基本目标：将复杂的 ACT 理论和实践变得简单易懂，并富有趣味。

ACT 是什么

ACT 的正式说法是单词"ACT"（行动），而不是首字母 A-C-T，这是有着绝佳的理由的。从内核上看，ACT 是一种行为疗法：它是关于如何采取行动的。但并不是仅仅遵循任何陈旧的行动方式，它指的是以你的核心价值为指导的行动——让你表现得像你想成为的那种人。你想在生活中主张些什么？在你内心深处，什么才是真正重要的？你想如何对待自己、他人以及你周围的世界？你希望人们在你的葬礼上回忆起你的哪些方面？

ACT 让你在全部图景中联结到真正重要的东西：你内心最深处的渴望——你想要如何表现，你在这颗星球上的短暂时间里想要做什么。然后用这些价值来指导、激励、启发你的行为。

它也是关于"正念"的行动：你有意识的、带着全然觉察（向经验开放）的行动，无论你在做什么都全然投入的行动。ACT 的目标是提高一个人基于正念和价值采取行动的能力，这种能力的专业术语是"心理灵活性"。我们很快就会更深入地探讨这个术语，但首先让我们用通俗的语言来看看 ACT 的目标。

ACT 从何而来

ACT 于 20 世纪 80 年代中期由史蒂文·C. 海斯教授创立，史蒂文的同事凯利·威尔逊（Kelly Wilson）和柯克·斯特罗萨尔（Kirk Strosahl）对其做了进一步的发展。它从一个被称作"行为分析"的心理学领域发展而来，并以名为"关系框架理论"（relational frame theory，RFT）的一种研究认知行为的行为主义理论为基础。现在，我不知道你有怎样的反应，但是当我第一次发现 ACT 时，我难以相信这样一种精神上的、人性化的模式会出自行为主义。我曾经以为行为主义者看待人类就像对待机器人或老鼠一样，对想法和感受没有任何兴趣。天呐，我错了！我很快就发现了行为主义有很多不同的流派，而 ACT 来自一种被称为"功能语境主义"（functional contextualism）（这个词顺着舌尖就滚出来了，是不是？）的流派。而在功能语境主义中（试着快速重复说十遍这个词），我们对人们的想法和感受非常感兴趣！

ACT 是所谓的"第三代"行为疗法中的一种，"第三代"行为疗法还有辩证行为疗法（dialectical behavior therapy，DBT）、基于正念的认知疗法（mindfulness-based cognitive therapy，MBCT）、慈悲聚焦疗法（compassion focused therapy，CFT）、功能分析心理疗法（functional analytic psychotherapy，FAP）以及其他一些疗法。除了传统的行为干预之外，它们都把接纳、正念和慈悲作为重中之重。

ACT 的目的是什么

通俗点讲，ACT 的目的是最大程度地激发人类潜力以让人们过上丰富而有意义的生活，同时有效地处理那些如影随形的痛苦。

你可能会想：生活中的痛苦是不是无法避免？在 ACT 中，我们假设确实如此。无论生活多么美好，我们都会经历很多沮丧、失望、拒绝、丧失和失败。并且只要我们活得足够久，就会生病、受伤、衰老。最终，我们需要面对自己的死亡，在那一天到来之前，我们还会见证许多我们所爱的人离世。不过似乎所有这些还不够，事实是，人类的诸多基本情绪（我们每个人在一生中都会反复体验到的常见感受）本质上都是痛苦的：恐惧、悲伤、内疚、愤怒、震惊、厌恶等。

但其实并不止于此。因为比之更甚的是，我们每个人都有一个随时能浮现出痛苦的大脑。无论我们走到哪里，无论我们做什么，我们都能立刻感受到痛苦。在任何时候，我们都可以重温痛苦的记忆，或者迷失在对未来的可怕预测中，或者陷入令人不快的攀比（她的工作比我好）或消极的自我评价（我太胖，我不够聪明，等等）之中。

感谢我们的头脑，我们甚至可以在人生最快乐的日子里体验痛苦。例如，假设今天是苏珊的婚礼，她所有的朋友和家人都聚在一起为她庆祝。她快乐极了，然后她想到"要是我爸爸也在这里就好了"——她想起爸爸是如何在她 16 岁时自杀的。现在，在她生命中最快乐的一天，她陷入了痛苦。

我们都和苏珊一样，不管我们的生活有多好，不管我们的处境有多优越，我们只要想起某个发生糟心事的时刻，或者想象未来即将发生某件坏事，抑或严厉地评判自己，再或把我们的生活与其他看起来过得更好的人的生活相比较，我们立即就会痛苦不已。

因此，感谢人类思想的复杂性，即使是最有地位的人也会有很多痛苦。并且很不幸的是，我们大多数人都不能很有效地应对痛苦。当我们有痛苦的想法、感受和感觉时，我们过于经常地使用那些从长远来看导致自我阻碍或自我毁灭的应对方式。

那么总的来讲，在生活中我们每个人都不得不面对的重大挑战是：

1. 生活不易。

2. 完整的人生必然伴随着各种各样的情绪，苦乐参半。

3. 正常的人类头脑会自动放大心理痛苦。

那么，ACT 怎样帮助我们呢

ACT 旨在通过以下方式让人们最大程度地发挥潜力来过上丰富且有意义的生活：

- 帮助我们澄清什么是对我们真正重要和有意义的，即澄清我们的价值，并利用这个认知来引导、激励和驱动我们去做那些丰富生活和提高生活品质的事情。
- 教会我们心理技术（"正念"技术），使我们能够有效地处理痛苦的想法和感受，全情投入到当下我们正在做的任何事情中，并欣赏和品味我们生活中充实的方方面面。

为什么 ACT 风评不太好

你可曾因为一些你没有犯过的错而被指责？ ACT 就总是经历这样的事情。我曾听很多人说，ACT 太复杂、太让人迷惑了——需要你有高智商才能理解。好吧，如果我是 ACT 模型的辩护律师，那么我会说："无罪，法官大人。"我认为，ACT 不幸获此名声的原因主要有两个。一个是因为 ACT 背后的理论：关系框架理论（RFT）。我们不会在本书中论述 RFT，因为它技术性很强，理解它需要做相当多的功课，而本书的目的是迎接你走进 ACT，简化主要概念，让你快速上手。

好消息是你无须知晓任何 RFT 相关的内容，就可以成为一名高效的 ACT 治疗师。如果 ACT 像是开车，那 RFT 就像是引擎工作的原理；即使你对机械学一无所知，也可以成为一名优秀的司机。（尽管如此，许多 ACT 治疗师还是说，当他们了解了 RFT 之后，他们的临床效果有了提升。因此，如果你感兴趣，可从附录 C 中获得更多信息资源。）

人们认为 ACT 复杂的另一个重要原因是，ACT 是一种非线性的治疗模式。它基于六个核心过程，你可以在任何时间与任何来访者的任何会话中使用其中任何一个过程。如果你在某一过程中遇到障碍，那么你可以直接切换到另一个过程。这使得 ACT 与线性治疗模型有极大的不同，在线性治疗模型中，你需要遵循一个固定的顺序：首先执行步骤 a，然后步骤 b，然后步骤 c，依此类推。

ACT 的非线性带来一个很大的好处：它为治疗师提供了令人难以置信的灵活性。如果你在某个节点上被卡住了，那么你可以移至另一个核心过程；然后当你认为时机成熟时，你还可以回到你跳转离开的地方。不过这种非线性方案的缺点是，与"循序渐进"模型相比，它加大了 ACT 初学时的难度。

但不要失去信心！近年来，多亏了我马上就要介绍的这个操作简单但功能强大的工具——选择点，我们这项任务变得简单多了。不过首先，让我们来快速了解六个核心过程。

ACT 的六个核心治疗过程

ACT 中的六个核心治疗过程是接触当下、认知解离、接纳、以己为景、

价值和承诺行动。在我们逐一介绍之前，请先看图 1-1，我们亲切地称之为
"ACT 灵活六边形"（ACT hexaflex）。

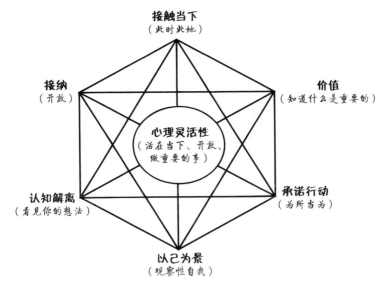

图 1-1 ACT 灵活六边形

现在让我们逐一来看看 ACT 的这六个核心过程。

接触当下（此时此地）。 接触当下意味着灵活地把注意力放到我们正在经
历的这一时刻：根据什么是最有用的，来缩小、扩大、转移或维持你的关注
点。接触当下应该包括有意识地关注我们周围的物质世界或我们内部的心理
世界，或同时关注两者，与我们的体验相联结，并全情投入其中。

认知解离（看见你的想法）。 解离意味着学会"退后一步"并从我们的想
法、意象和记忆中脱离或分开。完整的学术名词是认知解离，但通常我们简
称为解离。我们退后一步去观察自己的想法，而不是卷入其中。我们看见自
己的想法本来的样子，只不过是文字或图片而已。我们只需轻轻地拿着而无
须紧紧地攥住它们。我们允许它们引导我们，但不让它们支配我们。

接纳（开放）。 接纳意味着开放，为不想要的个人体验腾出空间：想法、
感受、情绪、记忆、欲望、表象、冲动和感觉。我们不是与之抗争，或抗拒、
逃避它们，而是对它们开放并为它们腾出空间。我们允许它们在我们的内心
自由流动，按照它们自己的安排，想来即来，想在即在，想走即走（只要这

有助于我们有效地行动并改善我们的生活）。

以己为景（观察性自我）。用日常语言来说，头脑中有两个截然不同的部分：一部分是思考，另一部分是观察。当我们谈到"头脑"时，我们通常指的是思考部分——产生思想、信念、记忆、评价、幻想、计划等。我们通常指的不是"观察部分"：我们的那个部分会觉察任何时刻下我们想的、感受的、感觉的或者做的任何事。在 ACT 中，它的专业术语叫作："以己为景。"我们通常不会明确地把以己为景介绍给来访者，但是如果我们有这样做的时刻，我们常常会叫它"观察性自我"，或"觉察性自我"，或只是"你在观察的那个部分"。（注：还有些不常见的情况，以己为景还可以指一个"灵活的观点采择"的过程。现在先不用为此劳神，我们后面再看。）

艰涩难懂的术语

认知解离、接纳、以己为景和接触当下（也称为"灵活注意"）是 ACT 的四个核心正念过程。所以无论你什么时候在 ACT 中遇到"正念"这个词，它都可能是代指这四个过程中的任何一个或所有过程，或它们中某几个的任意组合。

价值（知道什么是重要的）。你在生活中想要主张什么？你想怎么度过你在这个星球上生存的短暂时光？你想如何对待自己、他人以及你周围的世界？价值是身体或心理活动的理想品质。换言之，它们描述了我们希望在持续发展的基础上如何表现。我们经常把价值比作指南针，因为它们给我们指引方向，指引我们的人生旅程。

承诺行动（为所当为）。承诺行动意味着要在我们的价值指导下采取有效行动。它包括身体活动（我们用身体做什么）和心理活动（我们在内心世界做什么）。了解我们的价值固然已经很棒，但只有把它们付诸行动，我们的生活才会变得丰富、充实且有意义。

当我们采取这类行动时，各种各样的想法和感受都会出现，其中一些令人愉快，另一些则十分痛苦。所以承诺行动意味着"为所当为"地过基于我们价值的生活，即使它会带来痛苦的想法和感受。承诺行动包括目标设定、行动计划、问题解决、技术训练、行为激活和暴露，还可以包括学习和应用任何能够提高和丰富生活的技能，从协商、沟通和自信表达技术到自我安慰、危机应对和正念技术。

心理灵活性：钻石六面体

ACT 的六个核心过程并不是相互分离的。它们就像钻石的六个面，这颗钻石本身就是心理灵活性：基于价值的引领，正念地采取行动的能力。我们的心理灵活性（即我们进行全然觉察、对自己体验开放和由价值引导行动的能力）越强，我们的生活质量也就越高。

这是为什么呢？因为我们能更为有效地应对生活中必然发生的问题和挑战。此外，当我们全情投入生活并由价值引导我们时，我们会发展出一种强烈的意义感和目标感，并且体验到一种生命力。

在 ACT 中，我们经常使用"生命力"这个词，认识到"生命力"并不是一种感受，这一点很重要，它是无论此刻我们可能如何感受，都能全然地生活、拥抱当下的一种状态。我们甚至可以在临终或因丧失而极度悲伤时体验到生命力，因为"快乐时刻是生活，痛苦时刻也是生活"（Strosahl, Hayes, Wilson & Gifford, 2004）。

ACT 灵活三角

这六个核心过程可以合并成我所说的灵活三角（因为它听起来比三角形更令人印象深刻）。灵活三角由三个功能单元组成，如图 1-2 所示。

以己为景（也称为观察性自我）和接触当下都涉及灵活地将注意力分配和投入到当下的体验中去（换言之，"活在当下"）。

认知解离和接纳是指与我们的想法和感受分开，看见它们的真实面目，并为它们腾出空间，允许它们按照自己的节奏自由来去（换言之，"开放"）。

价值和承诺行动包括发起并坚持能够提高生活品质的行动（换言之，"做重要的事"）。

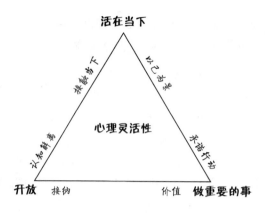

图 1-2 ACT 灵活三角

因此，我们可以把心理灵活性描述为"活在当下、开放和做重要的事"的能力。

现在你已经了解了六个核心过程，以及我们可以如何将它们重组为三个更大的功能单元，那我接下来想向你介绍我一直以来最喜欢的 ACT 工具，它将以一种通俗易懂和简单易用的方式将上述内容整合在一起。

欢迎来到选择点

当我在 2009 年写本书第 1 版时，选择点这个工具还不存在。直到 2013 年，我才与我的同事乔·西阿若奇和安·贝利共同开发了这个工具（为了当时我们正在撰写的一本关于 ACT 减肥方法的书：《减重大作战》（The Weight Escape）（Ciarrochi，Bailey，& Harris，2014））。从那以后，我就爱上了选择点，我现在已经把它作为我所有培训的核心工具。为什么？因为它为你和你的来访者提供了一份既保留了 ACT 模型的巨大灵活性，又能够轻松跟随的行动地图。

贯穿本书，你会看到我们可以有很多种使用选择点的方式，现在我只想简单地介绍一下。选择点[⊖]的一个迷人之处是它提供了 ACT 模型的清晰概述。

　⊖　选择点与另一个流行的 ACT 工具——矩阵模型（matrix，Polk & Schoendorff，2014）有相似之处，但也有显著差异，详解见小附件。

当我带你感受它时，我将使用我对来访者使用的那种非学术言语，因为我想同时实现两个目标：①简单地向你解释 ACT 模型；②向你演示如何向来访者解释 ACT。

选择点是一个工具，它可以快速地描述问题，确定痛苦的来源，并形成处理问题与痛苦的 ACT 方案。我们可以在治疗的任意阶段引入它，也可以将它用于许多不同的目的。我通常是在新来访者的首次治疗的中段，作为知情同意（见第 5 章）的一部分来第一次介绍它。通常，它会这样进行：

治疗师：你同意我花点时间来画点东西吗？就是能帮助我们有效合作的路线图。（治疗师拿出一支笔和一张纸。）这样，你和我，以及这个星球上的任何其他人，我们总是在做一些事情。我们吃、喝、走、说、睡、玩……总是在做事情。即使我们只是盯着墙看，那也是在做事情，对吧？我们所做的一些事情是极为有用的，它们帮助我们趋向更好的生活。所以我称之为"趋向"（towards moves）。趋向主要是指那些如果我们在这里的合作成功的话，那你会想要开始做或更多去做的事情。

治疗师在说的同时，画了一个箭头（见图 1-3），并写上"趋向"。

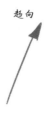

图 1-3

治疗师继续说：所以当我们趋向时，这意味着我们正在有效地行动，像我们想成为的人那样行动，去做那些可能使生活更有意义和更圆满的事情。问题是，这不是我们全部的行为。我们还会做效果相反的其他事情：它们会让我们远离我们真正想要的生活。所以我喜欢把这类行为叫作"避开行为"（away moves），当我们避开时，意味着我们在无效地行动，不像我们想成为的人那样行动，做的事情从长期来看往往会让生活更糟。所以基本上，如果我们在这里的合作成功的话，"避开行为"是你将停止或少做的事情。

治疗师一边说，一边画了第二个箭头（见图 1-4），然后写上"避开"。

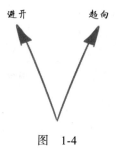

图　1-4

治疗师继续说：这适用于我们所有人，是不是？一天下来，我们都会做出趋向和避开的选择，而且总是在时刻切换。而当生活不太艰难，当事情进展尚可，当我们得到了生活中想要的东西时，做出趋向的选择就会容易很多。但正如你所知的那样，生活中大部分时候都不是这样的。生活很艰难，很多时候我们得不到想要的。所以一天下来，我们总会遭遇各种困难情境，而令人痛苦的想法和感受都会出现。

在图 1-5 的底部，治疗师写上"情境、想法和感受"。（注：在本书中，"想法和感受"一词被用作想法、感受、情绪、记忆、欲望、冲动、图像和感觉等的简写。所有的个人经验都可以在选择点上被提及或写下来。）

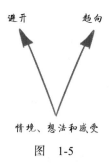

图　1-5

治疗师继续说：问题是，我们中绝大多数人的惯常反应是当这些令人痛苦的想法和感受出现时，我们倾向于被它们"钩住"。它们在某种程度上把我们钩住，让我们卷进去，摆布我们，并且拖着我们到处走。你懂我的意思吗？它们可能会钩住我们的身体，所以我们开始通过手臂、双腿和嘴以各种方式表现出来。或者，它们可能会钩住我们的注意力，让我们无法专注于我

们正在做的事情，迷失在我们的内心世界。我们被钩得越紧，避开的选择就
会做得越多，对吧？

治疗师在"避开"箭头旁边写上"被钩住"（见图1-6）。

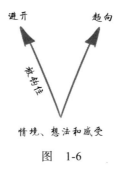

图　1-6

治疗师继续说：所以每个人或多或少都会做一些这样的事情，这很正常。
没有人是完美的。但如果这类事情经常发生，就会产生很大的问题。事实上，
几乎每一个我们所知道的心理问题——焦虑、抑郁、成瘾，凡是你能想出来
的都可以归结为一个基本的过程：我们被痛苦的想法和感受钩住，并且开始
避开。这听上去有道理吗？

然而，有时我们能够从这些痛苦的想法和感受中脱钩，转而采取趋向行
为。我们在这类事情上做得越好……呃，生活就越美好。

在说这些的时候，治疗师在"趋向"箭头旁边写上"脱钩"（见图1-7）。

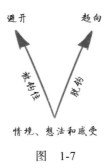

图　1-7

治疗师在箭头的交叉点处画一个小圆圈。（如果需要的话，也可以写上
"选择点"或英文缩写"CP."。）在做这些的同时，继续说：所以当我们处于

这些充满挑战的情况下，这些痛苦的想法和感受出现时，对我们来说，这里就有一个选择机会：我们将如何应对？我们越是被钩住，就越有可能采取避开行为；但我们越能脱钩，就越容易采取趋向行为。

治疗师继续说：所以如果我们想做好这个（指着"趋向"箭头），我们就需要做两件事：学习一些脱钩技术，以及弄清楚我们想采取什么样的趋向行动。一旦这一切就绪，我们就有更多的选择来应对生活给我们带来的所有困难。这基本上就是这种疗法的全部：学习如何与这些东西脱钩（指着"想法和感受"），减少这些事情（指着"避开"），帮助你更好地做这些事情（指着"趋向"）。

艰涩难懂的术语

一些 ACT 实践者只将"钩住"一词用于表示认知融合。在选择点中，这个词的意义更为广泛，既指认知融合，又包含经验性回避。我们将在第 2 章中进一步探讨这个问题。

⊡ 选择点的"骨架"

你刚刚读到的是一个关于选择点的"骨架"式的总结：一个没有具体细节的一般概述。理想情况下，你会想在这个骨架上加很多肉：让它为来访者个性化定制，加上令来访者感到痛苦的想法和感受的具体例子，他所面临的困难情境，他的避开行为和趋向行为。在你继续读这本书的过程中，我将向你展示如何让这个图变得有血有肉。现在，我只想标示出三个要点：

1. **选择点包括外显行为和内隐行为**。在 ACT 中，我们把行为定义为"一个完整个体⊖所做的任何事情"。是的，你没看错：一个完整个体所做的任何事情都是行为。这包括外显行为，如吃、喝、走、说话、观看《权力的游戏》等。外显行为基本上是指身体行为：你用胳膊、腿、手和脚采取的行动；面

⊖ 完整个体，whole being，是指一个完整的个体，包括身体和思想。该词在西方有悠久的历史，最早出自亚里士多德的 whole person，全人的概念。

部表情；你所说、唱、喊或嘟囔的一切；你如何走路、吃、喝、呼吸；你的身体姿势等。然而，"行为"一词也指内隐行为，这基本上是指心理行为，如思考、专注、表征、正念、想象和回忆。（这种内在的心理行为是别人绝对不能直接观察到的，所以通常称之为"私密行为"，而不是"内隐行为"。）

有一个简单的方法可以区分外显行为和内隐行为。假设在行为发生时，一架摄像机神奇地悄无声息地出现了。那台摄像机能记录下他的行为吗？如果可以，那就是外显行为。如果不能，那就是内隐行为。

正如你将在后面的章节中看到的，当我们和来访者一起填写选择点时，一定要包括外显行为和内隐行为。例如，内隐的避开行为可能包括思维反刍、担忧、注意力分散、不投入、强迫思维，而内隐的趋向行为可能包括认知解离、接纳、重新集中注意力、投入、制定策略和做计划。

2. 要由来访者自己定义什么是避开行为。选择点总是从来访者的角度出发对问题进行绘制。换句话说，是来访者自己而不是治疗师去定义什么行为是"避开行为"。在治疗早期，来访者可能会将自我妨碍或自我毁灭行为视为一种趋向。例如，一个酒精或赌博成瘾的来访者最初可能会将饮酒和赌博归类为趋向。

如果这样，我们也不要和来访者争论这个问题。我们只需要花点时间澄清一下："我能不能确定一下我们对这些术语的理解是一样的？避开行为是那些如果我们在这里的合作成功了，你想停止或减少的行为，而如果我们在这里的合作成功了，你想开始做或多做的就是趋向行为。"

如果来访者仍然将自我妨碍的行为标记为"趋向行为"，那么我们认可这一点，并将其写在趋向箭头旁边。为什么？因为这是来访者的生活掠影——他当下的所见所感，而不是治疗师该如何看待。我们的目标是了解来访者的世界观，了解来访者的自我觉察水平：来访者认为什么是问题，什么不是。因此，如果我们在这一点上挑战来访者，试着让他改变主意，让他把这种破坏性或自我妨碍的行为理解为一种避开，我们就很可能陷入徒劳无功的挣扎中。现在，我们把它作为一种趋向写下来，但自己要做个笔记，并在之后的治疗中回到这里。

在治疗之初，我们希望找到那些能够建立治疗联盟，而不是让关系变得紧张的治疗目标。因此，我们要找到什么是来访者认为的避开行为，然后我们用 ACT 与他一起就这些行为工作。然后，在以后的治疗中，一旦来访者有了更高水平的心理灵活性，我们就可以回到这种行为上并重新评估："你第一次来见我时，你把赌博归为一种趋向行为，现在你还这样认为吗?"通常，随着治疗的推进和来访者心理灵活性的发展，他会改变主意，将自我妨碍的行为归类为避开行为，特别是当他意识到它正在妨碍其他重要的生活目标时。

3.任何行为都可以是"趋向行为"或"避开行为"，这取决于语境。当我主要是为了避免去健身房或为了拖延一些其他重要的工作而看电视时，或者当我为了逃避无聊或焦虑而不走心地吃了一块巧克力时，我会把它们归类为"避开行为"。但当我把电视作为一种有意识的、价值引导的选择来丰富我的生活时（例如追《行尸走肉》的最新一集），或者作为与朋友庆祝活动的一部分，我用心地吃巧克力，品味其滋味时，我会把它们归类为"趋向行为"。所以与我们正在参与的活动本身无关，而是与该活动产生的影响有关。

在某一语境下，如果这个行为能够带着我们趋向我们想要的生活，让我们表现得像我们想成为的人，那么这个行为就是趋向行为；但在另一语境下，这个行为会带我们避开我们想要的生活，让我们表现得不像我们想成为的人，那么它就是一种避开行为。如果我们在选择点上写这样的例子，我们就应该标注出那些能确定这一行为什么时候是趋向行为，什么时候是避开行为的信息。例如，在我的"避开"箭头上写"看电视以回避重要任务"，在我的"趋向"箭头上写"看电视来让我的生活劳逸结合"。

▢ 选择点、灵活六边形和灵活三角

现在让我们看看灵活六边形和灵活三角进程如何对应到选择点上（见图 1-8）。

脱钩技术是指 ACT 中的四个正念核心过程：认知解离、接纳、以己为景和接触当下。我们可以利用这些过程的任意组合让自己从痛苦的想法和感受中解脱出来，减少它们对外显行为和内隐行为的影响和冲击。

"趋向"指的是身体上的和心理上的由价值引领的承诺行动。

"钩住"指的是认知融合和经验性回避这两个核心过程，ACT 认为这两个过程是造成我们大部分心理痛苦的罪魁祸首。认知融合基本上意味着我们被我们的认知"支配"。经验性回避是一种持续的挣扎，以回避或摆脱我们不想要的想法和感受。我将在下一章深入探讨这些术语。

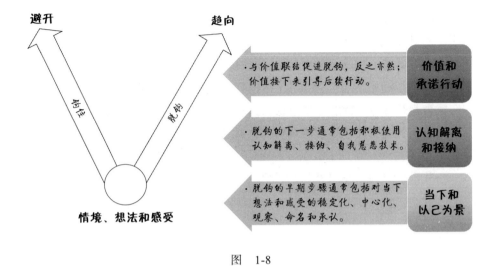

图 1-8

小附件

请从 http://www.actmindflly.com.au 的"免费资料"页面下载名为《ACT 就这么简单：小附件》的 PDF 文件，在第 1 章你将找到：①灵活六边形、灵活三角和选择点的可打印版本；②关于选择点和矩阵模型之间主要区别的讨论。

技能提升

仅仅阅读本书并不会让你掌握 ACT 技术，就像阅读一本烹饪书不会让你掌握烹饪技巧一样。如果你想学好烹饪，你就必须练习、练习、再练习这些技术，这也适用于 ACT。所以在大部分章节的最后，我会要求你做一些事情来锤炼你的 ACT 技术。下面是一些能够让你开始练习的建议：

- 请向一位想象中的来访者介绍选择点，就好像你是一位正在排练剧本的演员。如果你愿意，就大声表演出来；如果不愿意，就在脑子里表演。最理想的情况是边排边画。

- 在你私下排练了选择点后，向一位朋友或同事介绍，看看你是否能总结出到底什么是 ACT。
- 在那之后，真正运用到你的一些来访者身上。

你可能有点不愿意这么做，可能认为这很傻、不重要，或者只是不符合你的风格。然而，即使你永远不会对真正的来访者使用，排练它也将帮助你掌握 ACT 模型。(另外，如果你想在下次晚宴上向好奇的朋友、同事、亲戚或客人解释 ACT，排练也会对你有极大的帮助。)

撷英

ACT 是一种创造性地运用价值和正念技术帮助人们建立丰富而有意义的生活的行为疗法。它基于六个核心过程：价值、承诺行动和四个正念过程，即认知解离、接纳、以己为景、接触当下。我们可以把它们重组为三个更大的过程：活在当下、开放和做重要的事。从技术角度讲，ACT 的目的是帮助人们发展心理灵活性：一种专注并投入我们正在做的事情，对我们的想法和感受开放并为之腾出空间，从而在我们的价值引领下有效行动的能力。

ACT Made Simple

第 2 章

被钩住

什么是"头脑"

"这太难了。""我做不了这个。""我希望现在有一位真正的治疗师来告诉我应该做什么。""也许我不适合这种工作。""我太笨了。"

你的头脑（mind）是否曾对你说过这样的话？我的头脑就说过！就像我所认识的每一位治疗师的头脑所做的那样。你的头脑还做过哪些无益的事情？它是否曾经严苛地将你与别人比较，或挑剔你的努力，或者告诉你，你不能做想做的事情？它是否曾经勾起你不愉快的回忆？它是否对你今天的生活百般挑剔，并在你脑海中投射出你本可以幸福得多的另一种生活？它是否会让你陷入关于未来的可怕场景，并警告你所有的事情可能都会出差错？

如果是这样，那就意味着你的头脑是正常的。不，这不是笔误。在 ACT 中，我们认为正常人类头脑的正常心理过程很容易变得具有破坏性，并给我们所有人造成心理痛苦。据 ACT 推测，这种苦难的根源是人类语言本身。

▢ 语言和头脑

人类语言是一种高度复杂的符号系统，包括文字、图像、声音、面部表情和身体姿势。人类的语言应用分为外显和内隐两大领域。外显语言的表现方式包括讲话、交谈、比画、姿势、书写、绘画、雕刻、唱歌、跳舞等。而内隐语言包括思考、想象、做白日梦、计划、表征、分析、担忧、幻想等。

"头脑"一词指的是一组极其复杂的交互式认知过程，包括分析、比较、评估、计划、记忆、表征等。所有这些复杂的过程都依赖于一套我们称之为人类语言的复杂符号系统。因此，在 ACT 中，当我们使用"头脑"这个词时，我们将其用作"人类语言"的隐喻。

头脑是一把双刃剑

人类的头脑是一把双刃剑。从好的方面来说，它可以帮助我们对世界进行描绘和模拟，对未来进行预测和规划，知识共享，从过去汲取经验，想象和创造从未存在的东西，制定有效指导我们行为的规则，从而帮助我们作为人类共同体而兴旺繁荣，让我们与远方的人交流，甚至向已经死去的人学习。

而从不好的方面来说，我们用它来撒谎、操纵和欺骗，传播谣言、诽谤和无知，煽动仇恨、偏见和暴力，制造大规模杀伤性武器和严重的污染，沉溺并"再体验"过去的痛苦事件，通过想象不愉快的未来吓唬自己，比较、评价、批评和谴责我们自己和他人，并为我们自己创造出常常会束缚生命或毁灭性的规则。

头脑的这一"阴暗面"是完全正常和自然的，几乎是每个人的痛苦之源。如果我们敢于探索这个阴暗面（你能看出我是《星球大战》的粉丝吗），我们很快就会遇到心理痛苦的一对私生姊妹花：认知融合和经验性回避。

认知融合

认知融合，通常简称为融合，基本意思是我们的认知在以一种自我挫败的或有问题的方式支配我们的行为（外显的和内隐的）。换句话说，我们的认知会对我们的行为和意识产生负面影响。

艰涩难懂的术语

在 ACT 的独特术语体系中，"认知"一词可以指代任何和所有类别的思维，包括信仰、思想、态度、假设、幻想、记忆、图像和图式，同时还包括情感和情绪的各个方面。许多治疗模型在认知和情绪之间建立了一种人为的区分，就像它们是相互独立的实体一样。但是，如果我们探索任何一种情绪：悲伤、愤怒、内疚、恐惧、爱、快乐……凡是你能说出来的，我们就会发现在认知中"饱含"体验，将会有大量的图像、念头、想法、意义、印象或记忆与所有身体的生理冲动、欲望和感觉混合在一起。这就是为什么你经常听到我说与"想法和感受"融合。

只有来访者在治疗前已经知道这个术语，我才直接用"融合"这个词。大多数情况下，我会用"被钩住了"——一个涵盖了融合和经验性回避的有用术语。我们可以谈论我们的想法和感受如何"钩住"我们：它们钩住了我们的注意力，困住我们，摆布我们，拉着我们偏离轨道。

▢ 融合出现的两种主要方式

认知融合主要表现在两个方面：

1. 我们的认知以有问题的方式支配身体行为。为了回应我们的认知，我们会说和做一些对建立我们想要的生活无效的事情。例如，为了回应"没有人喜欢我"的想法，我没有去参加一个重要的社交活动。

2. 我们的认知以有问题的方式支配意识。换句话说，我们被"拉进"或"迷失在"自己的认知中，从而导致意识减弱，不能再以有效的方式分配注意力。例如，我过度"陷入"担忧或思维反刍中，因此无法将注意力集中在必须完成的重要工作任务上，于是我开始不停出错。

ACT 中的一个普遍共识是，只有当这一心理过程导致了问题行为或自我挫败的行为时，才应该使用"融合"一词。换句话说，如果回应我们的认知，会让我们的外显行为和内隐行为变得狭隘、死板或僵化，达到无效行为或自我挫败的程度（例如，长远来看会让生活更糟，损害健康和幸福，让我们远离自己的价值方向），那我们就会使用"融合"一词。但如果不是这样，我们就不会这么说。

例如，如果我"迷失于自己的想法中"会提升生活品质，例如在度假时躺在沙滩上做白日梦，或者为了重要的演讲于适当的时间在心里进行排练，我们称之为"全神贯注"[⊖]而不是融合。

现在请让我向你介绍一下，我在简要说明融合和认知解离这一对概念时最喜欢的隐喻之一。我打算让你一部分一部分地进行这项练习，这样你就能亲身感受了。

▢ "把手当作想法和感受"的隐喻

（读者注意：阅读第一段，然后放下这本书来解放你的双手。请像你是正在跟随治疗师指引的来访者一样进行练习。）

治疗师：请花一些时间来想象一下，你的双手就是你的想法和感受。环顾四周，把你看到的东西想象成你生活中重要的一切。然后双手并拢，手掌打开，好像它们是一本打开的书。然后慢慢地、稳定地，大约花 5 秒钟的时间，对着你的脸抬起双手。继续，直到它们遮住你的眼睛。然后花几秒钟再一次地环顾四周（通过你手指间的缝隙），并注意这种方式如何影响你看世界。

（请在继续阅读之前执行此部分。）

治疗师：那么如果让你整天都保持这种方式，用双手遮住眼睛四处走动会是什么感觉？它会在多大程度上限制你？你又会错过多少东西？它会如何降低你回应周围世界的能力？这就是我所说的"被钩住"的意思：我们陷入了想法和感受之中，以致我们错过了生活，并且无法有效行动。

（现在再一次，当你读到本段末尾时，请完成下面这部分练习。）

治疗师：现在再次用双手遮住眼睛，但这一次，非常非常缓慢地从脸上把你的双手移下来。随着手与脸之间距离的增加，注意一下你与周围世界进行联结是多么容易。

⊖　区分全神贯注和认知融合需要根据认知的功能和具体的语境。——译者注

（现在请在继续阅读之前进行练习。）

治疗师：这就是我所谓的"脱钩"。现在采取有效行动有多容易？你可以多获
　　　　取多少信息？你和周围的世界增加了多少联结？

*　*　*

这个隐喻（Harris，2009a）演示了认知解离的两个主要目的：全情投入到
我们的体验中，以及促进有效的行动。（小贴士：认知解离不是为了摆脱不必
要的想法和感受，也不是为了让自己感觉更好。但是认知解离常常能带来这
些结果，但正如我们稍后将探讨的那样，在 ACT 中，我们认为这更像一种红
利或副产品，而不是主要目标。）

有关认知融合与认知解离的简单概括

当我们与一种认知融合时，它就像：

* 我们必须遵守、屈从或遵循的某些东西；
* 我们需要避免或摆脱的一种威胁；
* 极为重要的必须占据我们所有注意力的某些事情。

当我们认知解离时，我们可以看到它本来的样子：一组"我们头脑中"
的文字或图像。我们可以认识到它：

* 不是我们必须遵守、屈从或遵循的某些东西；
* 绝对不是对我们的一种威胁；
* 可能重要也可能不重要——我们可以选择对它分配多少注意力。

有效性

整个 ACT 模型依赖于一个关键概念：有效性（workability）。请将有效
性这个词刻入你的大脑皮层，因为它是我们所做的每一次干预的基础。为了明
确有效性，我们会问这个问题："从长远来看，你现在的行为能否给你想要的

生活?"如果答案是肯定的,那么我们说这是"有效的",那就无须改变。如果答案是否定的,那么我们说它"无效",此时,我们需要考虑更有效的替代方案。

　　因此,在 ACT 中,我们并不关注想法是真是假,而是它是否有效。换句话说,我们想知道一个想法是否有助于来访者走向更加丰富、更加充实、更有意义的生活。为了确定这一点,我们可能会问类似这样的问题:"如果你让这个想法指导你的行为,它是否会帮助你打造一种更加丰富、更加充实、更有意义的生活?""如果你紧紧抓住这个想法,它对你有帮助吗?能让你成为你想成为的人并做你想做的事情吗?"

在治疗中探讨有效性

　　以下的逐字稿展示了这个方法:

来访者:但这是真的。我真的很胖,看我。(来访者抓起腹部周围的两大圈脂肪,紧捏着它们以示强调。)

治疗师:好的,我可以分享一些重要的事情吗?在这个房间里,我们永远不会争论你的想法是真是假。在这里,我们感兴趣的是你的想法是否有用或有帮助,它们是否能帮助你过上更好的生活。所以,当你的头脑开始跟你说"我是个胖子"时,那些想法真的钩住你了,对吗?而一旦你被钩住了,接下来会发生什么?

来访者:我对自己感到厌恶。

治疗师:好的。然后呢?

来访者:然后我感到抑郁。

治疗师:所以它像滚雪球一样。你会发现所有这些痛苦的想法和感受都出现了:抑郁、厌恶、"我是个胖子",诸如此类。当你被这么多东西钩住时,你可以做什么呢?

来访者:你是什么意思?

治疗师:嗯,如果我正在看一段你在家时的录像,录的是你被那些痛苦的想法和感受钩住的时刻，那我会看到什么？我会在那段视频中看到或听到你的哪些行为，什么样的行为将显示出"啊哈！史蒂夫现在真的被这些东西钩住了"？

来访者：我可能会坐在电视机前吃巧克力或比萨。

治疗师：而这不是你想要做的？

来访者：当然不是！我正在努力减肥！看这个。（他拍了拍他的腹部。）多恶心。

治疗师：所以当你被"我是个胖子"这个想法钩住时，你会做让你远离你想要的生活的那些事情？

来访者：是的，但这是事实！我很胖！

治疗师：嗯，正如我所说，在这种治疗方法中，我们不会考虑一个想法是真还是假。我们想知道的是，它能帮助你走向你想要的生活吗？换句话说，当你被这些想法钩住时，这有助于你锻炼，或健康饮食，或花时间做一些让生活丰富和有益的事情吗？

来访者：不。当然不会，但我控制不了！

治疗师：没错。在这个时间点，你无法控制。那些想法和感受出现了，在你意识到它们之前就马上钩住了你。那我们能做些什么改变这些呢？你想不想学习一项新技术，即一种"脱钩"的技术，这样，下次你的头脑开始以"我是个胖子"来打击你时，你就可以与它脱钩了？

* * *

当我们使用有效性的基本框架时，我们永远不需要将来访者的行为评价为"好"或"坏"、"正确"或"错误"；相反，我们可以不带评判地、充满关怀地问："这是否会带给你想要的生活（对于带给你想要的生活，这是否有效）？"同样，我们也绝不需要把想法视为非理性的、功能失调的或消极的，也不需要去争论它们是真是假。相反，我们仅需要提出如下问题：

- *从长远来看，如果你让那个信念／想法／规则贯穿你的生活／决定*

你做什么 / 指导你的行动，它是否有效？

- 如果你被这些想法卷进去 / 钩住，这有助于你做想做的事吗？
- 如果跟着这些想法走，这会帮助你成为你想成为的人吗？

请注意，在上面的逐字稿中，治疗师不会尝试去改变想法的内容。在 ACT 中，想法的内容很少被认为是有问题的，与这种想法的融合才是产生问题的原因。在许多心理学教材中，你会发现威廉·莎士比亚的这句话："世间本无善恶，思想使然之。"ACT 的立场与之有本质性的不同："想法不会促成任何好事或坏事，但是与你的想法融合会产生问题。"

另外请你注意，你是否注意到当来访者说"但我控制不了"时，治疗师是如何回应的？我们的来访者经常会说这样的话，尤其是涉及冲动控制、成瘾问题或攻击行为时。当他们这样说时，我们应该确认它，并像这样回应："没错。在此时此刻，你无法控制。这些想法和感受会立即钩住你，像操控提线木偶一样摆布你。"然后我们可以继续问，"你想改变它吗？"如果来访者回答是，我们就可以邀请他学习一些新技术，如上面的逐字稿后面部分展示的那样。（"这真的很棒，路斯，"我听到你在说，"但是，如果来访者回答'不是'或者说'那是不可能的'怎么办？"我们将在后面的章节中探讨这些问题。）

有效性和选择点

如你所知（除非你跳过第 1 章。如果有这种情况，我们经过专门训练的搜寻犬会追踪你，然后无情地挠你痒痒，直到你承诺再也不会跳过任何一章），我是选择点的忠实粉丝，原因之一是它使得向来访者介绍有效性的概念变得容易起来。让我们重温一下上面的内容，再来看看治疗师如何在选择点上描述有效性。假设治疗师已经介绍了第 1 章所述的选择点，我们将从上面案例的中间那里开始。

来访者：然后我感到抑郁。

治疗师：好的。所以这看上去就像滚雪球。为了我们能更好地处理它，我把这些记下来可以吗？（治疗师可以在他手绘的选择点上书写，或者如果愿意的话，可以使用一个事先打印出来的新工作表，如图 2-1 所示。）所以你会看到所有这些痛苦的想法和感受："我很胖"、自我厌恶、抑郁，等等。（治疗师一边说，一边在选择点的底部写上关键词，如下所示。）

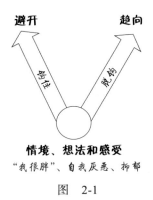

图　2-1

治疗师：这些东西会马上把你钩住，对吧？

来访者：当然！

治疗师：所以，如果我看一段你在家里的视频，我看到或者听到你做的什么事情会向我展示出"啊哈！史蒂夫现在真的被这些东西钩住了"？

来访者：我可能会坐在电视机前吃巧克力或比萨。

治疗师：好的。那这是趋向行为还是避开行为？

来访者：呃，你能不能再告诉我一下那些词是什么意思？

治疗师：当然。趋向意味着我们所做的事情能够帮助我们过上我们想要的生活：做一些有效的事情，让生活变得更好，表现得像我们真正想要成为的人那样。如果我们在这里的工作是成功的，那你将会开始做或更多去做有效的事情。避开则相反：我们做的会带我们避开想要的生活，让我们陷入困境，或者让我们的问题变得更糟。如果我们在这里的工作是成功的，你会停止做或者减少去做有效的事情。

来访者：明白了。这绝对是避开行为！

治疗师：好吧，那我就把它写进去。（治疗师将此写在图 2-2 上，如下所示。）

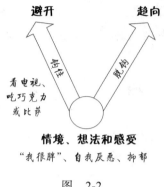

图　2-2

治疗师：那么当你被这些想法和感受钩住时（指向图的底部），这就是你倾向
　　　　于做的事情（指向"避开"）？

　　其余部分与原始版本基本相同，引出学习"脱钩"技术的邀请（即基于
正念四大过程中的任何一种技术：认知解离、接纳、灵活注意和以己为景）。
请注意，在上面的两份逐字稿中，治疗师所说的话几乎完全相同。它们之间
的主要区别不是治疗师的语言，而是治疗师通过把选择点作为视觉化工具来
澄清和强化讨论的要点。还要注意，有效性是"内置"在选择点中的；避开
是无效行为，而趋向是有效行为。

想法和感受不是问题

　　你有没有注意到在上面的逐字稿中，治疗师从来没有把想法和感受描述
成一个问题？ ACT 的观点是：想法和感受本身不是问题，只有当我们以僵
化、不灵活的方式，比如融合和回避，来回应它们时，它们才会带来有问题
的结果。

　　在融合和（过度）经验回避的语境下，想法和感受很容易走极端或使生活
扭曲。但是，如果我们灵活地用认知解离、接纳、以己为景和灵活注意来回
应它们，那么在这个正念的新语境中，同样的想法和感受会带来不同的结果。
当然，它们可能仍然是痛苦的或不愉快的，但它们不再具有损害幸福或生活
质量的功能。

　　治疗师为来访者轻柔地铺平这条转换之路，让来访者通过建设性地使用

"被钩住"这个词来自己发现这个截然不同的视角："因此，当你被这些想法和感受钩住时，你就开始做 XYZ。"这种说话方式为以后的工作打下了良好的基础：在以后的治疗中，来访者会体验到，他会有那些痛苦的想法和感受，但是，他可以正念地回应，而不是试图回避或摆脱它们，从而减少它们对自己的影响。

▢ 融合的六大基本类型

如果真的想要的话，我们大可以创造一大堆不同种类的融合。但是，生命短暂，我们都有更重要的事情要做。所以简单来说，临床上有六大类融合需要探寻：与过去、未来、自我概念、理由、规则和评价的融合。（请记住，这些不是互不相关的类型，它们彼此重叠、相互联结。）

与过去融合。这一类是指所有基于过去的认知类型，包括：

* 思维反刍、后悔和沉浸在痛苦的记忆中（例如，关于失败、伤害和丧失）。
* 对过去事件的抱怨和不满。
* 理想化过去：在 XYZ 发生之前，我的生活曾经很美好。

与未来融合。这一类是指所有基于未来的认知类型，包括：

* 担忧、灾难化。
* 假设最坏结果、绝望感。
* 对失败、被拒绝、伤害、丧失等的预期。

与自我概念融合。这一类是指所有关于自我描述和自我评价的认知类型，包括：

* 消极的自我评判：我坏、不可爱、一文不值、肮脏、残缺、一无是处、支离破碎。
* 积极的自我评判：我总是对的，我比你好。
* 过度认同一个标签：我是边缘人，我抑郁了，我是酒鬼。

与理由融合。人类极为擅长"找理由"：关于我们为什么不能改变、不会改变甚至不应该改变的理由随时会浮现出来。这一类包括所有诸如此类的理由。我不能做 X（重要行动），因为……

- 我实在太 Y（Y = 抑郁、累、焦虑等）。
- Z 可能发生（Z = 糟糕的结果，如失败、被拒绝、让自己看起来像个傻瓜等）。
- 这毫无意义，太难了，太可怕了。
- 我是 B（B = 边缘人、害羞的、废物或其他自我概念）。
- C 说我不应该（C = 父母、法律、文化、工作场所要求等）。

与规则融合。这一类包括所有我认同的"规则"，是关于我、他人或世界应该是怎样的。规则通常可以通过诸如"应该""不得不""必须""应当""对""错""公平"或"不公平"这样的词来识别。并且它们常常给出限制条件，例如"直到……之前不能……""不应该……除非……""绝对不能……因为……""为了……必须这样""不能容忍，或不予准许"。下面是一些例子：

- 我绝对不能犯错误。
- 她先改变，我才改变。
- 当我有这种感觉时，我不能去上班。

与评判融合。这一类是指任何类型的评判或评估，无论是积极的还是消极的，包括对以下方面的评判：

- 过去和未来。
- 自我和他人。
- 我们自己的想法和感受。
- 我们的身体、行为、生活。
- 世界、地方、人、物、事以及几乎任何东西。

这六种融合类型相互重叠，很容易交织成一种这样的复杂叙事：因为坏事发生在我身上（过去），我受到了伤害（自我概念、评判），这意味着我不能做 X（找理出），否则我就永远无法拥有 Y（未来）。记住，虽然这六类并没有涵盖所有的融合类别，但它们确实是我们在临床实践中最常遇到的。

经验性回避

现在让我们看看把人们钩住的另一个核心过程：经验性回避。这个词指的是我们渴望去回避或摆脱那些不想要的"个人体验"，以及我们为了回避和摆脱这些所做的任何努力。

艰涩难懂的术语

个人体验（private experience）是指你所拥有的任何别人不知道的体验（除非你告诉他们），包括想法、感受、记忆、图像、情绪、欲望、冲动、渴望和感觉。

从某种程度上讲，所有人类都是经验性回避者。为什么会这样呢？好吧，这里有一个经典的 ACT 隐喻供你向来访者解释。

▢ 问题解决机器

治疗师：如果我们必须从人类的头脑中选择一种能让我们成为成功物种的能力，那必须是问题解决，基本上可以归结为：

问题就是我们不想要的某种东西，而有了解决方案就意味着我们可以避免或摆脱它。现在在客观世界中，问题解决的方法通常非常有效。你门外有只狼？你向它扔石头或长矛，或者开枪，你就可以消灭它。下雪，下雨，下冰雹？好吧，你虽然不能清除这些东西，但是你可以躲在山洞里，建个庇护所，或者穿上防护服来避开伤害。干旱，贫瘠的土地？你可以通过灌溉和施肥来摆脱，也可以通过搬到更好的地方来避开。

所以人类的头脑就像一台问题解决机器，并且非常擅长该工作。考虑到问题解决在客观世界中是如此有效，我们的大脑自然也会试图对我们的内心世界（想法、感受、记忆、感觉和欲望的世界）做同样的事情。但不幸的是，当我们试图避免或摆脱不想要的想法或感受时，它往往不起作用，就算起了作用，也会让我们最终制造出很多新的问题，使生活更加艰难。

经验性回避是如何增加痛苦的

我们将在后面的章节中回到问题解决机器的隐喻上。现在，让我们来考虑一下经验性回避是如何增加痛苦的。成瘾就是一个明显的例子。许多成瘾状况是为了回避或摆脱不想要的想法和感受，如无聊、孤独、焦虑、内疚、愤怒和悲伤。在短期内，赌博、毒品、酒精和香烟可能会帮助人们暂时回避或摆脱这些感受，但随着时间的推移，它反而会产生巨大的痛苦和折磨。

从长远来看，我们花在摆脱不想要的个人体验上的时间和精力越多，我们在心理上遭受的痛苦可能就越大。焦虑症是另一个很好的例子。焦虑的存在并不是造成焦虑症的原因，毕竟，焦虑是一种正常的人类情感，我们都经历过。任何一种焦虑症的内核都是过度的经验性回避：是一种被努力回避或摆脱焦虑所主导的生活。例如，假设我在社交场合感到焦虑，为了回避那些焦虑的感觉，我停止了社交活动。我的焦虑越来越严重，现在我患上了"社交恐惧症"。回避社交有一个明显的短期好处，即我可以回避一些焦虑的想法和感受，但是长此以往的代价则是巨大的：我变得孤立无援，我的生活格局变小了，我发现自己陷入了恶性循环。

或者，我也许会尝试通过扮演"好的倾听者"来减少我在社交场合的焦虑。我变得非常有同情心且关心他人，对于与我交谈的人，我能发现很多有关他的想法、感受和愿望的信息，但我很少甚至根本不透露自己的信息。这在短期内有助于减少我对被评判或被拒绝的恐惧，但从长远来看，这意味着我的人际关系缺乏了亲密感、开放性和真实性。

现在假设我通过服用安定或其他能改变心境的药物来减轻我的焦虑。短期效应再一次显而易见：焦虑感减轻了。但是长期依赖苯二氮䓬类药物、抗抑郁药、大麻或酒精来减轻焦虑的代价会包括：①心理上的物质依赖；②身体成瘾；③身体以及情绪的副作用；④经济代价；⑤没有学会对焦虑做出更有效的反应，从而维持甚至加剧了这个问题。

另外，我对社交焦虑的另一种可能的回应方式就是不顾我的焦虑，紧咬牙关去社交，也就是忍受我的感受，尽管这些感受会让我烦恼。从 ACT 的角度来看，这也是一种经验性回避。为什么？因为虽然我没有回避这种情境，但我仍然是在与自己的感受做斗争，并绝望地祈求这些感受离开。这是忍受，不是接纳。

忍受和接纳有很大的区别。你想让你爱的人在你出现的时候一边忍受着你，一边希望你能很快离开，甚至时常去检查你是否已经离开了吗？还是你更希望他们能完全接纳你，接纳你所有的缺点和毛病，只要你选择留下，他们就愿意跟你待在一起？

忍受我的社交焦虑（即咬紧牙关忍受它）的代价是，它耗费了我大量的努力和精力，使得我难以全情投入到社交互动中。结果，我错过了通常会伴随社交过程而来的许多乐趣和满足感。这反过来又增加了我对未来社交活动的焦虑，因为"我不会享受到乐趣"，或者"我会感觉很糟糕"，或者"太费力了"。

可悲的是，我们把回避焦虑看得越重要，越会对自己的焦虑产生焦虑。这是一个恶性循环，任何焦虑症的核心都是这样的恶性循环。（毕竟，如果惊恐发作的核心不是对焦虑的焦虑，又会是什么呢？）事实上，试图回避不想要的想法和感受往往会适得其反，反而使它们存在更久。例如，研究表明，控制不想要的想法会导致反弹效应：增加不想要的想法的强度和频率（Wenzlaff & Wegner，2000）。其他研究表明，压抑情绪的尝试实际上会以自我增益循环的方式加剧情绪（Feldner，Zvolensky，Eifert，& Spira，2003；Wegner，Erber，& Zanakos，1993）。

越来越多的研究表明，较严重的经验性回避与焦虑症、过度担忧、抑郁、较差的工作表现、较高程度的物质滥用、较低的生活质量、高风险的性行为、边缘型人格障碍、较严重的创伤后应激障碍（PTSD）、长期的无力感以及较高程度的整体精神病理反应有关（Hayes，Masuda，Bissett，Luoma & Guerrero，2004）。

因此，一点也不用奇怪，大多数 ACT 的治疗程序都将让来访者了解经验性回避的代价之高和无用性之强。这通常是至关重要的一步，为一种截然不同的策略，即经验性接纳铺平道路。当然，虽然我们想促进正念、基于价值的生活，但我们不想变成……

□ "正念法西斯"

在 ACT 中，我们绝不是"正念法西斯"，我们并不主张人们必须总是活在当下、总在认知解离、总在接纳。那太荒谬了。经验性回避本质上并不是"坏的"或"病态的"，它是正常的。我们只在它过度、僵化或不适当到阻碍我们迈向丰富而有意义的生活时才会针对它。

所以在 ACT 的教材中，当我们把经验性回避说成是有问题的或病态的时，我们绝不是指所有的经验性回避，我们指的是过度的、僵化的、不适当的经验性回避。换言之，与有效性有关。如果我们为了摆脱头痛而不时服用阿司匹林，那是经验性回避，但它是可行的，也就是说，从长远来看，它提高了我们的生活质量。

如果我们晚上喝一杯红酒主要是为了摆脱紧张和压力，那也是经验性回避，但是除非我们有某些身体状况，否则它不太可能是有害的、有毒的或是扭曲生活的。然而，如果我们每晚都喝两瓶红酒，那就不同了。

□ 关于接纳和回避的一个非常重要的观点

在 ACT 中，我们并不主张在任何情况下都接纳所有的想法和感受，这不仅十分僵化，并且完全没有必要。ACT 在以下两种情况下提倡经验性接纳：

1. 当对想法和感受的回避受到限制或不可能时。

2. 当对想法和感受的回避是可能的，但长期来看，使用的方法会使生活更糟时。

如果经验性回避是可能的，并且回避有助于你按照价值生活，那就去做吧。请记住这一点。很多 ACT 新手会有这样一个印象：所有的经验性回避都是不好的，或者经验性回避总与按照价值生活相反。并不是这样！

▫ 融合如何引发经验性回避

如果经验性回避变得过度，那么很大程度上是因为与两类想法的融合：评判和规则。我们的头脑把痛苦的想法和感受评价成"坏的"，并为之形成规则"我必须摆脱它们"！这通常比我们有意识的思考速度更快。一旦痛苦的想法和感受出现，我们就立刻开始试图回避或摆脱它们。（因此，将过度的经验性回避视为与这条规则（这些想法和感受是糟糕的，所以我必须摆脱）融合的副产品，可能会对你有帮助。）

综上所述，融合是 ACT 中最重要的病理过程，经验性回避是融合可能引起的诸多问题之一。所以，如果你曾经在做个案概念化时试图确定"这是融合还是回避"，那么答案通常是：两者都是！例如，一位来访者可能既会因为渴望而回避焦虑（经验性回避），又会因为与"我需要啤酒"的融合而饮酒。

这两个过程之间的重叠就是我使用术语"钩住"来指代融合和回避的原因。为了证实这一点，我经常提到两种不同的被钩住模式：自动化模式和回避性模式。

自动化模式（automatic mode）是指在一种融合的状态下，我们自动地服从我们的想法和感受，我们做认知让我们去做的任何事情。我们与愤怒的认知融合，我们就咄咄逼人。我们与焦虑的认知融合，我们就畏首畏尾。我们与我们的欲望和渴望的认知元素融合，我们就去做它们急于让我们做的任何事情，比如吸毒、吸烟、暴饮暴食等。

回避性模式（avoidance mode）是指在一种融合的状态下，我们尽一切可能回避或摆脱不想要的想法和感受。支配我们行为的是努力回避或摆脱这些痛苦的内心体验。换句话说，就是经验性回避。

当我们被想法和感受钩住时，我们可能会进入自动化模式、回避性模式，或者同时进入这两种模式。

心理僵化的六大核心病理过程

如图 2-3 所示，ACT 的核心病理过程是：融合、经验性回避、不灵活的注意、远离价值、无效的行动以及与自我概念的融合。所有这些过程中的任何一个或全部都会引起心理僵化。你可以把这些看作心理灵活性核心治疗过程的"另一面"。在我们讲解这些过程时,我将提供临床抑郁症患者的例子来说明每个过程。

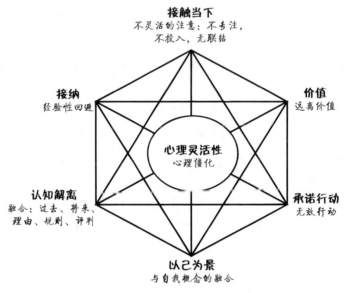

图 2-3 ACT 的病理学模型

融合

你知道,融合意味着我们的想法支配着我们的身体行为和意识,并且达到了一种有问题的程度。例如,在抑郁的状态下,来访者可能会融合各种无用的想法:我很差劲,我不值得更好的,我无法改变,我将会一直如此,生活很糟糕,这一切太难了,治疗没用,这一切永远都不会有起色,当我有这种感觉时我就无法起床,我太累了以致什么都做不了。他们也常常与那些痛苦记忆融合在一起:拒绝、失望、失败或虐待。(与某一记忆的极度融合(到了那种好像这件事此时此刻真的正在发生的程度),通常被称为"闪回"。)在临床抑郁症中,融合常常表现为担忧、思维反刍、试图弄明白"我为什么会这样",或者持续的负面评论:这个聚会糟透了;我宁愿躺在床上;留在这里究竟有什么意义,他们都那么开心;没人真的想要我待在这里。

▢ 经验性回避

经验性回避，持续地企图摆脱、回避或逃离不想要的个人体验，如想法、感受和记忆，是接纳的反面。抑郁的来访者通常很努力地回避或摆脱痛苦的情绪和感受，如焦虑、悲伤、疲劳、愤怒、内疚、孤独、困倦等。让我们举一个常见的社交退缩的例子。你的来访者正打算去参加她最好的朋友的生日派对，但随着时间的临近，她融合了诸如此类的想法，比如我很无趣，我是个累赘，我跟别人没什么可聊的，我不会享受到乐趣，我太累了，或者我不想被打扰，再加上最近那些不顺利的社交活动中的痛苦回忆。她感到焦虑，而且随着时间的推移，这种感觉变得越来越强烈，直到她完全被恐惧吞噬。所以她打电话给她的朋友，说她生病了，不能去了。在那一刻，她松了一口气：所有那些痛苦的想法和感受顿时烟消云散了。当然，这种解脱不会持续太久。过了一会儿，她又开始自怨自艾了：看啊，我真是个废物！甚至不能去参加我最好朋友的派对。但那短暂的解脱感，从恐惧中暂时的逃离，正在被高度强化。这加剧了她未来社交退缩的可能。

融合和回避是齐头并进的。我们的来访者融合了各种痛苦的认知（如思维反刍、担忧、自我批评或失败和失望的记忆），同时试图回避或摆脱它们（如通过药物、酒精、香烟、电视或睡觉）。

▢ 僵化的注意

接触当下，或灵活注意，指与你的内外两个世界都进行充分的、有意识的接触，并基于有用与否来缩小、扩大、转移或维持你的关注点的能力。与之相反，僵化的注意指的是这种能力的不同形式的缺失，特别是"三 D"开头的"三不"：不专注（Distractibility）、不投入（Disengagement）和不联结（Disconnection）。

不专注

不专注是指难以将注意力持续集中在手头的任务或活动上，注意力很容易转移到其他无关的刺激上。在任何任务或活动中，我们越是分心，我们的表现就越差，满意度也就越低。

不投入

不投入是指当我们意识上缺乏兴趣或并没有沉浸在自己的体验中时的各种各样的情况：走过场，做事情心不在焉，自动化，在一种无聊的、不感兴趣的或神情恍惚的状态中。

不联结

不联结这个术语是我用来描述一种与我们自己的想法和感受缺乏有意识的联系的状态。如果我们不能注意自己在想什么或者我们的感受是什么，那么我们就缺乏自我觉察，因此以适合的方式来改变我们的行为就会难上加难，我们就容易情绪失调和进行冲动的、反应性的或无意识的行为。

我们通常会看到这三个"D"，即对于想法和感受不专注、不投入、不联结，不仅在抑郁症患者身上出现，而且在所有的临床问题中都普遍存在。

▢ 远离价值

当我们的行为越来越受到融合和经验性回避的驱使时，我们的价值往往会被丢失、被忽视或被遗忘。如果我们不清楚自己的价值，或者无法与之接触，我们就不能用它们为我们的行动进行有效引导。例如，抑郁的来访者经常会与他们的价值失去联结，这些价值包括：关爱、联结、奉献，富有成效和乐于助人，自我关爱，玩耍，亲密，可靠，等等。

在 ACT 中，我们的目标是使行为越来越多地受到价值的引领，而不是被融合或回避控制。请思考一下在以下三种情况下工作的区别：

- 由信念的融合所驱动：比如我必须完成这项工作，这是我唯一能做的。
- 由经验性回避所驱动：为了避免"感觉自己像个废物"，或为了逃避因家庭婚姻关系紧张而感到的不愉快而工作。
- 由价值所驱动：比如关爱、联结和奉献。

哪种驱动模式最有可能带来活力、意义和目的呢？

▢ 无效行动

术语"无效行动"（或"避开"）描述了拉着我们远离正念的、有价值的生活的行为模式。这些行为包括冲动的、反应性的或自动化的行为（与正念的、深思熟虑的或有目的的行为相反）；由融合或经验性回避（而不是价值）持续激发的行为；或当需要有效行动时却不作为或拖延。抑郁症（以及许多其他障碍）患者中无效行动的常见例子包括：嗑药或过度饮酒；社交退缩；停止以前感到愉悦的活动；睡觉、看电视或沉迷游戏以及企图自杀。

▢ 与自我概念的融合

我们都有一则关于我是谁的故事。这个故事是复杂的和多层次的。它包括客观事实（如姓名、年龄、性别、婚姻状况、职业）、对我们的身份角色的描述和评估、我们的长处和短处、我们的好恶、我们的希望、我们的梦想和抱负。如果我们轻松地对待这个故事，那么它就可以帮助我们定义我们是谁，以及生活中我们想要什么。

但当我们与我们的自我概念融合时，似乎所有这些有关自我描述的想法就成了"我是谁"的本质内容。我们就会失去这样的能力：退后一步，看到这些自我概念无非是一种复杂的认知结构，一幅由丰富的文字和图像织成的锦缎罢了。（许多 ACT 的教材提到这种融合时都会有一个有点令人困惑的术语"以己为内容"（self-as-content）。）

抑郁症来访者通常会融合一种非常消极的自我概念：我不好、一文不值、无可救药、不讨人喜欢等。然而，你也有可能融合的是"积极的"元素，例如，我是一个坚强的人，我本不应该这样反应的，我是一个好人，为什么这会发生在我身上。

ACT 适合谁

治疗师经常问我："什么样的人适合 ACT ？"我的回答是："你能想到不适合的人吗？"如果在心理层面更能活在当下，更多地与价值联结，更能为生活中不可避免的痛苦腾出空间，更能与毫无帮助的想法、信念和记忆解离，更能在面对情绪不适时采取有效行动，更能全情投入正在做的事情当中，以及不管感受如何都能更加欣赏生命中的每时每刻，谁会不因此受益呢？心理灵活性带来了所有这些好处，甚至更多。因此，ACT 看上去关乎每一个人。

当然，如果人们在语言能力上有明显的缺陷，例如患有严重自闭症、后天脑损伤或其他障碍，那么 ACT 的使用可能会受限。然而，关系框架理论对于这些群体依然有着各种各样的有益应用。

已有大量科学研究探索并显示出 ACT 对广泛的心理问题的有效性，包括焦虑、抑郁、强迫、社交恐惧、广泛性焦虑、精神分裂、边缘型人格障碍、工作场所应激、慢性疼痛、药物使用、癌症的心理调节、癫痫、体重控制、戒烟与糖尿病的自我管理等（Bach & Hayes，2002；Bond & Bunce，2000；Branstetter，Wilson，Hildebrandt，& Mutch，2004；Brown et al.，2008；Dahl，Wilson，& Nilsson，2004；Dalrymple & Herbert，2007；Gaudiano & Herbert，2006；Gifford et al.，2004；Gratz & Gunderson，2006；Gregg，Callaghan，Hayes，& Glenn-Lawson，2007；Hayes，Bissett et al.，2004；Hayes，Masuda et al.，2004；Lundgren，Dahl，Yardi & Melin，2008；Ossman，Wilson，Storaasli & McNeill，2006；Tapper et al.，2009；Twohig，Hayes & Masuda，2006；Zettle，2003）。

小附件

请参阅《ACT 就这么简单：小附件》（可从 http://www.actmindfully.com.au 上的"免费资料"页面下载）第 2 章中的六个核心病理过程工作表，你可以在下面的技能提升部分中使用。

技能提升

为了帮助你开始从这个模型的角度进行思考，让我们做一个案例概念化的练习：

- 找一位你的来访者，在其身上找出能表现出本章概述的六个核心病理过程的例子，你会发现这些过程相互重叠。请使用小附件中提供的工作表。

- 如果你卡在了任何一个过程上，无须烦恼，只需移到下一个过程即可。记住，这些过程之间有很多重叠，如果你有点疑惑，这究竟是融合还是回避，那么，可能两者都是，所以我们可以把它分别写在这两个标题下。这个练习纯粹是为了让你入门。在本书的后续章节中，我们将更详细地讨论案例概念化的细节。现在，你只需要试一下，然后看看你是怎么做的。

- 更好的做法是找两三个来访者完成这个练习，因为就像其他几乎所有的事情一样，熟能生巧。

- 还有更好的做法。如果你真的想通过这种方式了解人类心理病理学的这种方法，你可以从《精神障碍诊断与统计手册（第 5 版）》（*DSM-5，American Psychiatric Association*，2013）中选择两三种疾病，并找出其中的融合、回避以及无效行动：患有这些障碍的人与什么样的认知内容相融合（就过去、未来、自我概念、理由、规则和评判而言）？他们不愿意拥有或正在积极地回避的是什么样的感受、冲动、感觉、想法和记忆？他们通常会采取哪些无效行动？他们与哪些核心价值失去了联结？常见的是哪种不专注、不投入、不联结？

- 最后，很重要的一点：在自己身上实践这个练习。如果你想学习 ACT，最好的练习对象就是你自己。因此，请花些时间严肃认真地对待这一点：确定你自己的融合、回避、僵化的注意、远离价值和无效行动的范围。（你可能会对你的发现感到惊讶。）最棒的是，我们越是把 ACT 用于自己的问题，我们就能越好地把它用于与来访者的工作中。当我们看到它在我们自己的生活中起作用时，这不仅让我们对这个模型充满信心，而且能够让我们在治疗室里更为真诚。

撷英

ACT 模型是建立在有效性这一核心概念之上的：你正在做的事情会让你

的生活更丰富、更充实吗？ ACT 的主要病理过程是认知融合，分为六大类：过去、未来、自我概念、理由、规则和评判。融合会产生很多问题，其中最常见的一种是经验性回避，因此，当我们在选择点中使用"被钩住"这个词时，它既指融合又指经验性回避。

核心病理过程包括认知融合、经验性回避、僵化的注意、远离价值、无效行动、与自我概念融合，这些过程在所有人类身上都会或多或少地存在，这就是 ACT 适用于所有人的原因。

第 3 章

"正念"以及其他含混不清的词

ACT 与正念

ACT 向来被描述为一种存在主义的、人本主义的、超越个人的、以来访者为中心的、基于正念的认知行为疗法。我认为这个描述十分合理,因为在某种程度上,ACT 的大多数核心过程中都能找到许多其他治疗模型的影子。然而,ACT 又和大多数其他基于正念的方法有很大的不同。所以让我们来思考一下……

▣ 正念从何而来

正念是一个古老的概念,广泛存在于古代信仰和宗教传统中,包括佛教、道教、印度教、犹太教、伊斯兰教和基督教,也存在于实践应用中,如太极和武术、功夫和合气道。许多图书和文章将正念归宗于佛教,但这并不准确,佛教已有 2600 年的历史,而正念的应用至少可以追溯到 4000 年前的瑜伽和犹太教习俗。(其实,佛教的传抄本清楚地表明,佛陀是从瑜伽师那里学习到正念技术的。)话虽如此,毫无疑问,西方基于正念的大多数方法都是建立在佛教基础上的，源自或者大量借鉴自佛教，ACT 是一个明显的例外。

□ 正念是什么

如果你读过几本关于正念的书，你就会发现正念有很多种定义，并且没有一种一致认可的定义。但如果你把这些定义放在一起，它们都能归结于此：

正念是一套致力于有效生活的心理技术，包括在开放、好奇、友善和灵活的心态下保持专注。

这个简单的定义告诉了我们五件重要的事情。

- 第一，正念指的是一整套技术的组合，它涵盖了以下所有内容：从接纳痛苦的感觉到品味愉悦的体验，从温柔地观察你的想法到在崩溃的情绪中稳定自己。（正如你在阅读第 1 章时所知道的，在 ACT 中"正念"一词是指认知解离、接纳、接触当下和以己为景四个心理过程的任意组合，以及任何或所有能够用以支持和加强这些过程的技能、方法、实践、工具和技术。）
- 第二，正念是一个注意力集中的过程，而不是一个思考的过程。它让你关注自己的体验，而不是陷在你的想法中。
- 第三，正念涉及一种特殊的态度——一种开放和好奇的态度。即使你这一刻的经历是困难的、痛苦的或不愉快的，你也可以对它开放，对它充满好奇，而不是逃避或与之对抗。
- 第四，正念涉及注意力的灵活性——有意识地拓宽、缩小、维持或重新定向你的注意力的能力。这样你就可以根据需要来关注你在此时此地体验到的不同方面。
- 第五，正念的关注点包括友善的品质。不是科学家解剖老鼠时那种冷酷无情的临床关注，而是像慈爱的父母给予孩子的温暖、体贴的关注。

我们可以用正念来"唤醒自己"，与自己联结，欣赏生命中充实的每一刻。我们可以用它来提升我们的自我认识，更多地去了解我们的感受、想法和反应。我们可以用它与我们所关心的人(包括我们自己)进行深入而亲密的联结。我们可以用它来有意识地影响我们自己的行为,扩大对我们生活的世界的回应范围。它是有意识的生活艺术,是增强心理灵活性、提高生活满意度的意义深远的方式。

当然,除了正念,ACT 还包括很多其他内容。它还涉及基于价值的生活:在可持续的基础上采取行动,即以核心价值为指导并与之保持一致。事实上,我们在 ACT 中教授正念技术,主要目的就是帮助人们按照自己的价值生活。

基础正念指导语:"观察 X"

你会发现,每一个单独的正念练习,从一个 10 秒的 ACT 技术到一个 10 天的止语冥想静修,都有一个基本的操作:"观察 X"。

"观察"一词的常见替代词包括"察看""注意""专注于""觉察到"或"把你的觉察带入"。我们所观察的"X"可以是此时此地的任何事物:一个想法或一点感受、一种感觉、欲望或记忆;我们的身体姿势;我们的行为;我们能看到、听到、触摸、品尝或闻到的任何东西。X 可能是从窗户看到的风景、爱人脸上的表情、洗热水澡的感觉、巧克力的味道、系鞋带的动作、肺部的运动或者房间内听到的声音。

有时,我们可能想拓宽我们的注意范围,例如,如果我们在乡村散步,我们就想将所有的风景、声音和气味都尽收于心。其他一些时候,我们可能想缩小注意力范围:如果我们在倾盆大雨中开车,我们就希望全神贯注于道路上,而不是与乘客聊天或者环顾四周来欣赏风景。有时,我们可能想把注意力引向想法、感受和感觉所在的内在世界;另一些时候,我们想把注意力引向我们身边的外在世界;还有很多时候,我们想把注意力同时引向两个世界,即根据环境的要求,把注意力从一个事物自由地转移到另一个事物上。这种能力在学术上被称为"灵活注意"。

"观察 X"的技术毫无疑问是整个 ACT 中最为灵活的一种技术,而且当你通读本书时,你会看到我们如何运用它来调动和强化每一个核心过程。

正念不是冥想

一位心理学家告诉我,他刚和一位新来访者进行了第一次治疗,并且在他谈话一开始就告诉来访者,他喜欢在工作中使用"正念"的方法。来访者皱着眉，气急败坏地说："我知道什么是正念，哥们儿。你拿着正念这破玩意儿见鬼去吧！"你曾经从你的来访者那里得到过类似的负面反馈吗？至少在某些领域里，正念的名声并不太好。

造成这个问题的部分原因是，许多人，包括来访者和治疗师，都把"冥想"和"正念"混为一谈。所以先让我们来澄清一下：它们不是一件事，两者不一样。首先，正念并不一定是指正式的冥想练习，例如观呼吸或身体扫描。当然，有时候它就是这个意思，但它也指一个更广范围内的正念技术、工具和练习，这与正式的冥想几乎没有，甚至是根本没有相似之处。

我们还要记住，冥想本身有许多不同类型的风格和实操方式，其中一些与正式的正念冥想也是极其不同的。例如，在某些类型的冥想中，目标是"从头脑中清空所有的念头"。这与正念冥想恰恰相反，在正念冥想中，你并不期望"头脑将被清空"，反之，你会对不断出现的各种念头持开放态度并对其感兴趣。（稍后将详细介绍这一区别。）

在一些 ACT 的治疗程序中，例如在埃费特和福塞斯（Eifert and Forsyth, 2005）的《焦虑症的接纳承诺治疗》（*Acceptance and Commitment Therapy for Anxiety Disorders*）一书中，正式的正念冥想练习确实发挥了重要作用。在这个治疗程序的后几周中，来访者每天需要进行长达 40 分钟的冥想（一天两次，每次 20 分钟）。然而，这在 ACT 中是一个异类。大多数治疗程序都不太强调正式的冥想，而是强调非正式的、快速的正念技术。这些技术可以很容易地融入日常生活的任何时间、任何地点和任何活动中。

为什么 ACT 治疗程序倾向于这样做呢？这纯粹是出于实用主义考量。如果我们想让尽可能多的人去做更多的运动，那么我们不会坚持说"你必须每天去健身房 40 分钟"！如果我们这样做，我们就会遇到很多阻力，脱落率也会很高。相反，我们可能会建议你"走楼梯而不是坐电梯""把车停在离超市一个街区远的地方""午饭后散步 10 分钟"等。在 ACT 中，我们运用了一种类似的方法来发展正念技术，我们的目标是要把新的正念练习融入日常生活中这件事简单化，简单到人们很愿意去做。

"正念"成了一个含混不清的词

早在 2006 年，当我写第一本书《幸福的陷阱》（*The Happiness Trap*）时，

"正念"这个词还鲜为人知，直到该书的中间位置，我才开始提及这个概念。12 年后的今天，几乎每个人都知道这个词。不幸的是，现在这个词被附加了很多不同的含义，你最好不要经常用它。我已经提到很多人把正念和佛教或冥想混为一谈，还有人把它与积极思考、放松或转移注意力相混淆，或者把它看作摆脱不想要的想法和感受的一种方法。正如我们已经探讨过的，正念（至少在 ACT 里的正念）与以上几种说法毫无关系。所以贯穿本书，我都将鼓励你用其他的词来代替："脱钩""投入""抛锚""专注于任务""扩展"等。我会鼓励你和来访者澄清你到底在教授什么样的技术（也就是说，不要只是含糊其词地称之为"正念"），以及它可能如何帮助他们解决问题。

例如，如果来访者被痛苦的想法、担忧或反刍思维钩住，我们可以谈谈帮助他们"脱钩"或学习一些"脱钩技术"。如果给痛苦的感受腾出空间，能帮助来访者基于价值生活并追求他们的目标，那么我们可以与他们讨论如何帮助他们围绕这些感受"扩展空间"或对它们"开放并腾出空间"，然后推荐"扩展技术"或"开放技术"。如果他们在聚焦于重要任务、投入生活或全心陪伴孩子时遇到困难，我们可以帮助他们"专注""重新聚焦""投入""训练他们的注意力"，或者"活在当下"。基本上，作为一个术语，"正念"往往过于抽象、过于令人沉迷且过于笼统，而且离来访者的问题太过遥远。

我们需要小心"练习正念"和"练习正念冥想"之间的巨大差异。我再强调一遍，它们不是一回事。有无数种方法可以让我们在日常生活中练习正念，完全不需要冥想。一个简单的事实是，即使大多数来访者想进行冥想，他们也无法真正做到。对许多人来说，哪怕"冥想"这样的想法也会让他们打退堂鼓。如果你正在实施一个正念冥想项目，并且人们为此而来，非常棒。但在治疗的背景下，如果你开始强行推荐"冥想"，你会发现这笔买卖很难做。

归根结底，我们需要将 ACT 中的认知解离、接纳、以己为景和接触当下这四种具体的正念技术中的每一种都与来访者的具体问题及其治疗目标联系起来。我们需要确保他们不仅明白为什么这与他们相关，而且让他们在实际的治疗过程中体会到益处。

但如果你确实对来访者使用了"正念"这个词，也确实引发了负面反应，那么你就要心存敬意地对这种反应进行探索。来访者是否认为这是一种宗教行为？他是否听说了与此相关的负面消息？他过去的正念经历是怎样的？他尝试过哪些正念练习？他希望会发生什么，但实际上发生了什么？

如果你探讨了这些问题，你往往会发现你的来访者从来没有体验过 ACT 带来的那种灵活的、非冥想式的、实用的正念方法。相反，他们可能体验过的是正式的正念冥想练习。让我们面对现实吧，这对很多人来说都是艰难和无聊的。在这种情况下，我们可以打消他们的顾虑："我们在这个模型里所提到的正念是一种完全不同的方法，但既然这个词对你来说有负面的含义，我们就不要再用它了。让我们谈谈'脱钩技术'。"

此外，你经常会发现来访者并未真正理解正念到底如何在其日常生活中发挥作用。大多数情况下，他们会将其误解成一种放松技术，期望它能够帮助他们摆脱焦虑或其他的痛苦感受，并因为它无此功能而失望。在这种情况下，我们需要提供一些关于 ACT 中正念目标的心理教育。

撷英

"正念"只是 ACT 中含混不清的词语中的一个。还有很多其他的词，包括"价值""承诺""接纳"和"自我慈悲"等。这些词有很多负面的含义，与某些来访者工作时使用它们是没有问题的，但用于其他来访者时可能引起负面的反应。所以当我们谈到这些话题时，我会再给你们提供一些其他的词来替换。记住，正如我在第 1 章中所说的（并且稍后我会再次提及），你要调整和修改 ACT 中的每一项内容来适应你自己的风格和你的来访者。如果你怀疑某个特定的词、某个隐喻、某个工具或技术不适合你的来访者，那么就更换、修改或调整它。不要照本宣科，要有创造性，随机应变。

现在，含混不清的词语已经说得够多了！是时候来……

第 4 章

来做 ACT 极客吧

请不要跳过本章

本章不同于本书的其他章节，会有一点点枯燥和专业。事实上，本章所涵盖的专业术语比其他章节的所有术语加起来还要多。所以如果你本身就是个极客，那么你肯定能找到乐趣。但是，如果你不是书呆子，也请你不要跳过这一章。基于以下三个很好的理由，请你坚持下去：①它会以非常有价值的方式丰富你对 ACT 的理解，从而让你成为更好的 ACT 治疗师；②在后面的章节中，我们会经常回顾本章中的概念，所以如果你跳过这一章，你可能一直会想我们说的到底是什么；③在你完成本章的学习之后，你会发现，比较起来，本书中的其他所有内容都太小儿科了。你要参与吗？很好。你的第一个任务就是要理解功能语境主义。

功能是什么东西

功能语境主义，这个词很拗口，对吗？功能语境主义是奠定 ACT 模型基础的科学哲学。它是要考察在不同的语境中行为是如何发挥功能的，因此而得名。"功能"是一个你将在大部分 ACT 教材中看到的专业术语（不是你要对来访者使用的词语）。当我们问"这个行为的功能是什么"时，我们的意思是："在这种情境中，这个行为会有什么影响？它会实现什么结果？"为了澄清这一点，让我们想象现在有五个不同的人，分别处于五种不同的情境中，每个人都在用一把锋利的刀来割自己的手臂。现在看看你是否可以为此行为设想出五种可能的功能。

* * *

以下是某些可能的功能：

- 引起注意
- 自我惩罚
- 缓解压力
- 从痛苦的情绪中转移出来
- 身体艺术创作
- 让你在"完全麻木"时能有所感觉
- 企图自杀

注意在所有这些情境下，行为方式都是相同的——用刀割手臂，但是行为的功能或行为在此情境下的效果，是不同的。现在，让我们假设你的朋友正陷入沉思，而你想要引起他的注意。想出可以达到这种效果的五种不同的行为方式。

* * *

以下是一些想法：

- 向他挥手
- 喊："嗨，有人吗？"
- 把一杯水浇到他头上
- 大声地敲家具
- 说："请注意一下我好吗？"

在这个例子中，你能看到很多不同的行为方式都具有同样的功能：在这种情境中，它们的效果都是引起注意。在功能语境主义中，我们对于一个行为的功能（它起到的效果）的兴趣，要比对这个行为本身形式的兴趣多得多。例如，当我们运用选择点时，我们就是在不断地分析来访者在他的生活语境中所表现的行为的功能（对于"语境"的意思，我们很快就会进行更多的说明）。我们会询问，它的功能是趋向还是避开。这让我们可以从一种毫不评判的视角来看待来访者的行为，而不是去评估它是好是坏、是对是错、是积极还是消极，我们只是从有效性的角度去看它。谨记：如果你行为的功能，是有效地帮助你过上你想要的生活，那么它就是有效的；如果它的功能相反，那么它就是无效的。

艰涩难懂的术语

　　小提示："行为"一词是指一个完整生命能做的任何事情。外显行为是身体行为：你的身体行动、面部表情，你的言语，你的行动，你的身体姿势，等等。内隐行为是心理行为，例如：思考、专注、认知解离、接纳以及记忆，那些在你内心世界里发生的行为，用录像机永远无法记录的行为。

好了，现在我们对"功能"的意思已经很清楚了，接下来让我们看一看语境。

语境

所有的行为都发生在一个语境当中。专业术语"语境"的意思是所有能够影响我们正在分析的行为的东西。

这可能包括：

- 情绪、感受、心情
- 认知事件（想法、信念、态度、假设、计划）
- 认知过程（注意、记忆）
- 人际因素（还有谁在场，你与他们曾经的关系）

- 社会和文化事件（公共假期、传统庆典和仪式）
- 物理环境（地点、家具陈设、天气、时间、温度、味道）
- 基因和遗传外因素
- 生理状态，如干渴、饥饿和疲劳
- 药品、酒精和食物的使用
- 身体健康或疾病
- 社会和文化状态（社会阶层、地位和等级，同辈团体）
- 发展史和学习经历，包括依恋类型

我们的行为发生于浩瀚无边的、不断变化的、永不停歇的影响洪流中。这个洪流如此浩瀚磅礴、纷繁复杂，以致我们永远不可能知晓此刻正在影响我们行为的每一样东西。总的来说，这些影响指的就是行为发生时的"语境"。我们可以方便地把任何语境分成两大影响类别：前因和后果。

前因是触发问题行为的因素，也就是说，问题行为是紧接着它们发生的，它们给问题行为的出现做出了提示。临床上，我们主要聚焦的前因是情境、想法和感受。正如下图所阐述的那样，当运用选择点时，前情永远放在底部。在这个例子中，任何形式的社交退缩都是避开。如图 4-1 所示，这类行为会有很多可能的前情。

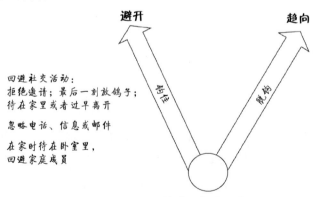

图 4-1

通俗来讲，我们可以说我们的每一个行为都有回报（带来某种利益或收获）和代价（某种不利的结果）。

如果假以时日，一种行为的代价是导致这种行为减少或者停止，那么我们的专业术语称之为惩罚性后果（punishing consequences）。例如，如果来访者取消了一场社交活动，但是余下的夜晚时光他感到无比孤独和痛苦，因此他开始不那么频繁地取消社交活动，那么从技术上说就是一种惩罚性后果。

如果假以时日，一种行为的回报是导致这种行为持续或者增加，那么我们的专业术语称之为强化性后果（reinforcing consequences）。例如，如果来访者取消了一场社交活动，并且这么做让他有了巨大的解脱感，因此他开始更多地取消社交活动，那么这就是一种强化性后果。

在选择点上把代价和回报都包含进去，通常很有用。例如，在接下来的图 4-2 中，为了帮助来访者理解为什么他会一直有问题行为（如，是什么强化了它），治疗师在图上方加入了回报。

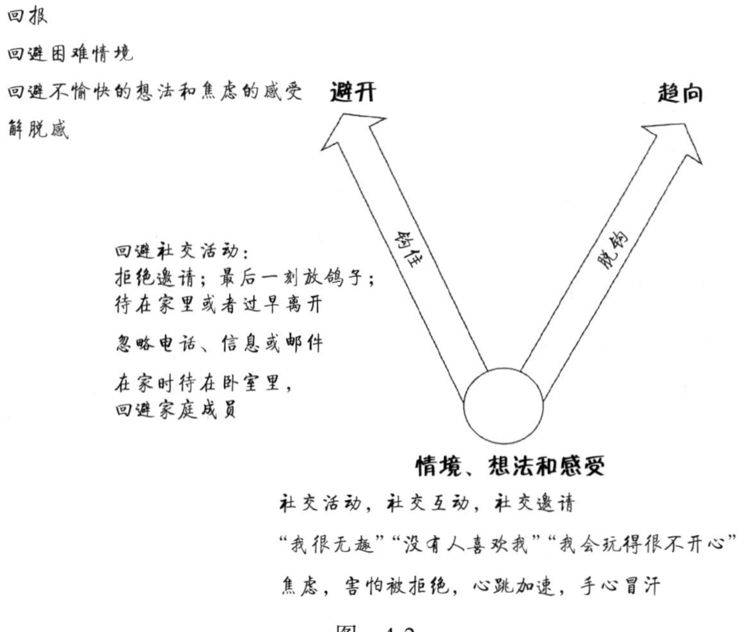

回报
回避困难情境
回避不愉快的想法和焦虑的感受
解脱感

避开　　　　　　　　　　趋向

卡住　　　脱钩

回避社交活动：
拒绝邀请；最后一刻放鸽子；
待在家里或者过早离开
忽略电话、信息或邮件
在家时待在卧室里，
回避家庭成员

情境、想法和感受

社交活动，社交互动，社交邀请
"我很无趣""没有人喜欢我""我会玩得很不开心"
焦虑，害怕被拒绝，心跳加速，手心冒汗

图　4-2

用这种方式标注出一种行为的前情和后果，通常是非常有用的，特别是当一位来访者说"我不知道为什么会一直这么做"时。这种标注的专业术语是功能分析（functional analysis），更好玩的叫法是功能定点（function spotting）。当我们带着来访者一起经历这个过程时，能帮助他快速觉察，并将一些有价值的领悟带入他的行为中：是什么触发了它（前因）以及什么让它一直持续（强化性后果）。

与此同时，这种方式还为临床干预提供了一个完美的跳板。例如，在上面的图中，我们很容易就能识别出要用认知解离来应对的想法，要用接纳来应对的感受，以及要用由价值引导的问题解决、目标设定、行动计划（如果来访者在社交领域表现极差，那么还将会包括社交技术的训练）来应对的有挑战的情境。

当然，除此之外，功能语境主义还包括很多内容，但是目前介绍的内容对于我们的启动已经足够了。

撷英

在 ACT 中，我们会不断地用到本章中提到的所有概念。例如，我们不但运用正念来提高对前情的觉察能力（如，去观察触发问题行为的想法、感受和情境），还用它来追踪行为的后果（从短期和长期来看，它会有什么效果）。我们还运用正念和价值来帮助人们改变他们回应前情的方式，同样是那些曾经触发避开行为的情境、想法和感受，现在成了引导趋向行为的前情。在后面的章节中，随着我们探讨 ACT 核心过程的深入，我会将所做的事情一次又一次地与这些基本的行为概念关联。但是，现在极客时间结束了。（现在，你解脱了，可以正念地呼口气了。）

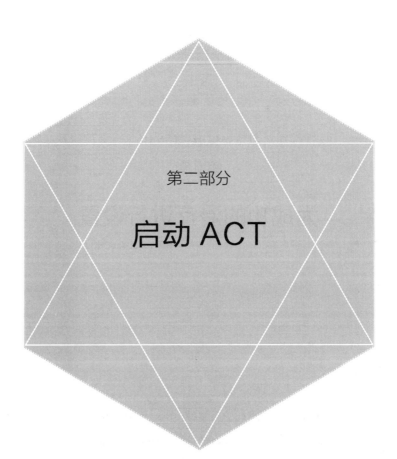

第二部分

启动 ACT

ACT Made Simple

第 5 章

为成功的治疗进行设置

当务之急

我督导中遇到的近半数问题之所以发生，是因为治疗师并未有效地对他们的治疗进行设置，而是唐突地进入 ACT。如果我们花些时间，最开始就把治疗设置好，我们就很可能会得到更好的结果。所以在本章和接下来的章节中，我会给你们很多如何进行设置的建议。（当然，像本书中你读到的其他内容一样，你要调整和修改所有的内容以适合你自己的工作方式。）

▢ 第一次治疗

治疗师在接触 ACT 之前，拥有各种各样的知识背景，因此，对于第一次治疗该如何进行，也有很多不同的看法。比如，在"正式"疗程的第一次治疗之前，很多治疗师喜欢先进行一次"导入性治疗"或"预处理治疗"。这通常包括：收集来访者成长史，填写评估量表，完成一些诸如精神健康状况测试的特殊测试，以及签订治疗协议。但是，那些以短程治疗为目标的治疗师更倾向于不做预处理治疗，而是在与来访者的初次会面中，就直接跳入正式的治疗。两种方法各有利弊。本书不会深入探讨这个问题。如果你目前正在用的方法能让你得到想要的结果，那么坚持下去就好。在本书中，我将把第一次治疗当作来访者与治疗师的初次会面（也就是说，我假设没有预处理治疗）。如果你的治疗设置与此不同，那么可以把我建议的所有方法都进行调整，加入一次预处理治疗或者把第一次治疗"扩展"成两次。

在理想状态下，第一次治疗时，我们要着眼于：

- 建立良好的咨访关系
- 签署知情同意书
- 收集来访者的成长史
- 确立行为目标

如果时间允许，我们还可以：

- 做一个简短的体验性练习
- 布置一些简单的家庭作业

如果遇到高功能的来访者或是问题非常明确的来访者，我通常可以在一次治疗中完成以上所有内容。但是，如果遇到低功能的来访者，或是拥有复杂成长史，或是有多重问题的来访者，这些内容就很可能会拉长到在两次或更多的治疗中完成。

还需要记住一点，如果你的来访者在亲密关系中有长期的创伤史，或反复的物质滥用史，或被背叛的经历，那么建立信任可能会是一个巨大的挑战。如果这种情况发生，那么你可能需要用两三次的治疗，主要去了解来访者的经历并建立良好的咨访关系——放慢速度，多花些时间来建立一个可以信赖的关系。

在第 6 章中，我们会看到如何了解来访者的成长史以及确立行动目标。在第 7 章中，我们会探讨简短的体验性练习和简单的家庭作业，这些可以用到任何治疗中，包括第一次治疗中。在这一章，我们会聚焦于建立良好的咨访关系以及签署知情同意书。

▣ 建立良好的咨访关系：看见彩虹

咨访关系在 ACT 中是重中之重。增强关系最好的方法之一就是在治疗室内应用 ACT。当我们完全与来访者同在，对出现的任何情绪化内容都保持开放，与自己的评判解离，并按照我们要去联结、慈悲、关爱和帮助来访者的治疗核心价值去行动时，我们就会自然而然地促成一种温暖的、友善的、开放的、真诚的关系。实际上，当我们带着开放、慈悲和好奇，给予另一个人全身心的关注时，这本身就是治疗。

对于任何特定的来访者，有一个很有用的方法是问问我们自己：我将这个人看作一道彩虹还是一个障碍？彩虹是大自然的一个独特而美丽的作品，我们不会将其看成一个问题或一个障碍，能与它同在，我们反而充满赞叹与感激。那么，我们能否用类似的态度对待我们的来访者呢？有幸与我们的人类同伴一起进行这样深层的合作，我们是否能真正欣赏他们独一无二的特性以及共同工作所能带给我们的成果？

当来访者被严重卡住时，也就是极度融合或回避时，治疗通常会变得非常艰难或难以推进。毫不奇怪，治疗师感到这很有挑战。当我们在与这种被卡住的来访者工作，并且没有任何进展时，通常我们的头脑会很快开始做评判。如果我们被那些评判钩住，就会开始将来访者看成障碍：挡着我们的路，阻止我们做自己的工作，成为一个大麻烦。

那么，在这些情况下，我们对自己应用 ACT 就是非常必要的——与我们自己的评判脱钩，以开放、好奇和欣赏的态度关注来访者。

与来访者建立一种慈悲且相互尊重的关系，对于做好 ACT 是非常必要的。没有这样的关系，我们的干预几乎注定会失败、适得其反或无效。发展和保持治疗关系是一个重大课题，所以在第 30 章我们会做更深入的探讨。现在，我只有一个要强调的重点：治疗师和来访者在 ACT 中拥有完全平等的立场，也就是我们都"在同一条船上"。与来访者一样，我们治疗师也很容易受困于自己的想法，脱离当下，与自己的想法及感受进行无效的斗争。与来访者一样，我们也不断地与自己的核心价值背道而驰，以自我挫败的方式行动。与来访者一样，我们也挣扎于人类完整生活中的方方面面：失望、拒绝、失败、背叛、迷失、孤独、冲突、疾病、伤痛、悲伤、憎恨、焦虑、不安全感以及死亡。那么，既然我们都处于同样的痛并快乐着的人生旅程中，来访者和治疗师就是同路人，我们都可以从对方身上学习到很多。

"两座山的隐喻"（Hayes，Strosahl & Wilson，1999）是一个可以说明平等立场的好方法。很多治疗师在第一次治疗时会分享这个方法。

两座山的隐喻

治疗师：你知道，很多前来治疗的人都深信治疗师是某种"开悟"的人，他已经处理好了自己所有的问题，他可以把自己控制得很好，但是事实并不是这样。这更像是你在那边攀登你的那座山，而我在这里攀登我的这座山。我从我这座山的位置看过去，可以看到你那座山上那些你看不到的东西，比如你那边即将发生的雪崩，或者另一条你可以选择的山路，或者你现在没有有效地运用你的雪镐。

但是，如果你认为我已经攀上了我的顶峰，正在对你袖手旁观地耍嘴皮子，那我会很难过。事实是，我仍然在攀爬中，仍然在犯错误，仍然在错误中吸取教训。本质上，我们都是一样的。我们都在不断地攀登自己的山峰，至死方休。关键是，你会越来越善于攀登，也会越来越善于去学习享受这个旅程。这就是我们现在所要做的事情。

获得应用 ACT 的知情同意

在第一次治疗的某个节点上，我们需要从来访者处获得应用 ACT 的知情同意。我本人更倾向于在治疗的半程之前做这件事。我们可以这样说："我还需要了解更多的信息，比如你身上到底发生了什么事，你在苦苦挣扎什么，等等。我们很快就会回到这个话题。但是我们是否可以用几分钟的时间来讨论一下我要做的治疗——它都包括什么，将持续多久，以便确认这是适合你的方法。你觉得可以吗？"

解释 ACT 是什么，以及 ACT 包含什么内容

在获得应用 ACT 的知情同意时，我建议你和来访者沟通的内容最起码要

包含以下几点（同时请记得调整语言，来适应你的来访者以及你说话的方式）。

- ACT 是一种非常积极的治疗／指导方式，它并不是仅仅讨论你的问题和感受。
- ACT 的观点是：我们作为一个团队来合作，来帮助你建立你想要的那种生活。
- 这个方法中一个重要的部分，是让你学习与自己痛苦的想法和感受脱钩的技术——学习如何减少它们的影响，消除它们的能量，这样它们就不能随意摆布你、拖你的后腿或打败你了。
- 它还包括澄清你的价值：找出什么是对你重要的，你想在生命中主张什么，你想发展什么样的优势和特质，以及你想如何对待自己和他人。采取行动来解决你的问题，面对你的挑战，做那些能让生活更美好的事情。
- 我希望每次治疗后，你离开时都带走一个行动计划：一些实用的、可以被带走并运用的东西，来为你的生活带来积极改变。
- 有时我会让你去尝试一些新东西，这可能会把你拉出自己的舒适区，比如学习新技术来处理痛苦的想法和感受，但你不是必须要这样做。对于我建议的任何事情，你随时可以提出否定意见。

一旦你完成了以上这些要点，接下来的两个隐喻就可以派上用场了。

"按暂停键"隐喻

"按暂停键"隐喻并不是必不可少的，但是我强力推荐它。稍后我将解释一下理由。从理想状态来说，在获得知情同意后应立刻介绍这个隐喻。就像这样：

治疗师：你同意我时不时地"按暂停键"吗？这样一旦我看到你在做的事情真的很有用或有帮助（为了处理你的问题、改善你的生活），我就可以把治疗放慢，让你可以真正专注于你在做的事情。

　　　　比如说，我也许会让你暂停或放慢速度，做几个深呼吸，去注意你正在想什么，或感觉怎样，或正在说什么、做什么。那样，对于你

　　自己正在做的事情，你就能够看得更明白。然后，我们就可以找找
看那些你可以在治疗室外使用的方法了。这样可以吗？

　　如果我看到你在做的事情，有可能会增加你的问题或加剧问题的严
重性，为了我们能一起进行处理，我也可以"按暂停键"吗？

　　当然，这个暂停是双向的，你也可以随时对我"按暂停键"。

　　有了这个双方都同意的"按暂停键"，此刻你就拥有了一个非常简单的正
念干预，在治疗中的任何节点你都可以使用，既可以中断出现的有问题的行
为，也可以强化具有心理灵活性的行为。

　　例如，假设来访者正提高音量，同时他的言语开始带有攻击性，肢体语
言也变得充满威胁。治疗师可以说："嗯，记不记得你说过有时候我可以'按
暂停键'？我觉得现在就是'按暂停键'的时候了。我能请你暂停一会儿吗？
只需要你深呼吸，花一点时间来注意一下，你是如何讲话的，你的声调，你
说的话……你紧握拳头的方式……你是否能内观、注意一下你现在的感受？
我自己也在这样做，并且我注意到了我现在感觉很害怕。"治疗师打断了来访
者的行为，现在，他可以用很多种方式进行干预了：进行"着陆练习"和"归
心练习"（两种冥想练习），或与愤怒的想法解离，或探查一下愤怒的感觉，或
练习坚定自信技术，等等。

　　治疗师还可以运用一个人际策略："现在，我感觉我们不是一个团队了。
我感觉我们之间的关系非常紧张。让我们来看看到底发生了什么，好吗？看
看我们能不能再作为一个团队一起工作了？"

　　现在假设你的来访者经常注意力分散或者显得对什么都毫无兴趣，但是
突然，你发现他出乎意料地投入：他坐得笔直，不再没精打采；他正视着你，
不再盯着地板；他看上去兴致盎然，不再百无聊赖。这就是你想强化的心理
灵活性行为。如果你忽略了这些，或者觉得这是正常现象，或者没有及时表
达意见，你就会失去一次机会。所以，你可以这样说："我能按暂停键，停一
会儿吗？我留意到你现在的状态非常不一样。几分钟前，你还是懒洋洋地坐
着盯着地板……但是现在，你注意到你的坐姿不一样了吗，一副很感兴趣的
样子？我不得不说，这对于我是天翻地覆的变化。我感觉与你的联结多了很
多，现在我觉得我们真的是一个团队了。"

实用小贴士

我们永远都不可能百分百预知什么能强化一个来访者的行为，但是可以猜个八九不离十。当我们帮助来访者留意到自己的行为以及该行为具有的积极影响时，这通常会是一个强化性后果。也就是说，我们会发现这种行为增加了。但是假设我们发现这种行为奇怪地减少了，比如，如果来访者感到尴尬或局促不安，并且停止这样做了。如果是这样，那么我们所说的内容实际上就是一个惩罚性后果，在这种情况下，我们应该停下来更换一个不同的策略。

在"按暂停键"（如上）的话术之后，你就可以继续使用吉他隐喻了，就像这样。

吉他隐喻

治疗师：应用 ACT 有点像弹吉他。只是想一想吉他，读一读有关吉他的书，聊一聊有关吉他的事，我们是不可能学会弹吉他的。唯一可以学会吉他的方法，就是我们真正拿起吉他开始弹奏。所以我将在这里带领你练习这些新技术，那会很有帮助。但是能否产生变化取决于你在家里能做多少练习。再说一次，这就像学习弹吉他。如果你想进步，就必须练习。所以我会请你把这些新技术带回家，在两次治疗间进行练习。

与怀疑解离

假设你的来访者现在表现出一些怀疑或不确定："我认为这对我不管用。"这种想法非常正常，但是只有当来访者与之融合时才会成为问题。所以，这时正是我们设立一个接纳和认知解离情境的最佳时机。比如，我们可以说："那是非常正常的想法。很多人在开始的时候都会有所怀疑。而且事实上，在已知的治疗方案中，没有一个能确保对所有人都有效。所以，我也不能保证这对你管用。我能告诉你的是，它对其他很多人都有效，并且我可以向你展示所有发表过的研究和调查论文之类的资料。可是这些也不足以保证它能对你有效。实际上，如果你曾经去看过任何健康专家，如医生、牙医、心理学家、治疗师，如果他们跟你承诺百分之百"绝对管用"，我建议你别再回去看了，因为他们不是在撒谎就是在骗你。"

　　这时候，通常来访者就会笑起来。那么，接下来我们继续介绍下面这种简单的认知解离技术。

治疗师：当然，我期待这会对你有帮助，否则我就没必要一直与你工作了。但是我预测你的头脑将会有所怀疑，最起码在开始的几次治疗中会这样。它会一直说肯定没有用。每次那种想法冒出来，我们就需要做一个选择。因为你的头脑说这没有用，我们可以放弃，停止治疗；或者我们可以任由你的头脑怎么说，然后全力以赴地继续工作。

来访者：我明白了。

治疗师：那么，哪怕你的头脑正在说"这没有用"，我们也可以继续？

来访者：当然。

　　注意，在上面的逐字稿中，我们并不是在挑战来访者的想法。反之，我们还确认了这是自然、正常的想法。同时我们设置了一个情境，在此情境中：①来访者有这种想法是没问题的（接纳）；②想法存在但是并没有控制来访者的行为（认知解离）。在第 12 章，我们会看看当来访者与无望融合时，如何把这个简单的干预进一步深化。

降低脱落风险

　　如果你知道或者怀疑来访者可能会从治疗中脱落，这样说就会很有用："有时候，治疗有点像坐过山车。但是你和我是一个团队，我会和你一起坐在过山车上。有时候，你可能会有很想退出治疗的感觉。这是完全正常的想法，尤其是当你正面对一些特别重要的话题、问题或挑战时。所以不管任何时候你开始有这种感觉，能不能都跟我分享一下，这样我们就可以在治疗中一起来处理那些感觉？因为我很怕你在马上就要有重大突破的时候退出治疗。"

商定治疗次数

　　来访者需要多少次 ACT 治疗呢？嗯，一根绳子到底有多长呢（美国俗语"how long is a piece of string"，意思是没有标准答案）？我曾经看到过仅仅经过一次 ACT 治疗就有奇迹发生，我也有过按固定频率持续治疗三四年的来访者。普遍原则是，来访者的问题越多，持续时间越长，情况越严重，对其生活质量的影响越大，治疗的持续时间就会越长。但是，情况也不尽如此。

ACT 有不同形式的应用方式，包括：

- 长程治疗。例如，边缘型人格障碍的 ACT 治疗程序有 40 次小组治疗，每次持续 2 小时（Brann，Gopold，Guymer，Morton & Snowdon，2007）。

- 短程治疗。例如，常用于焦虑障碍的 ACT 治疗程序基本上是 12 次治疗，每次 1 小时（Eifert & Forsyth，2005）。并且，一项已发表的关于 ACT 治疗慢性压力和疼痛的研究表明，治疗总时间大概为 8 小时（Dahl et al.，2004）。

- 极短程治疗。例如，在一项已发表的关于 ACT 治疗慢性精神分裂症的研究中，只有三四次治疗，每次 1 小时。如此简短的干预让医院的再入院率降低了 50%（Bach & Hayes，2002）。（很明显通过这几次极短程 ACT 干预，来访者并不能完整地全身心投入正念的基于价值的生活，并且永远不会再有任何问题。这更像是我们在传递出 ACT 的核心元素（活在当下、开放、做重要的事），让来访者快速获得巨大收益。那么，来访者将成为自己的 ACT 治疗师，生活中依旧存在各种各样的问题和挑战，这些都是他进一步发展技术的机会。）

不少 ACT 教材建议，最开始你和来访者商定 12 次治疗，但是这个数字并没有什么神奇之处，所以你可以根据来访者的情况自由调整。例如，在我生活和工作的澳大利亚，治疗的开放性与美国不同。因此，我通常开始只与来访者签订 6 次的治疗协议。

在这个关键时刻，我们告诉来访者，治疗并不是一帆风顺的，总要经历起起伏伏。比如，你可以说："我必须要提到的一件事是，治疗并不总是能顺利进展的。有时候你能前进一大步，有时候你会后退一步。所以最开始我通常建议进行 6 次治疗，之后我们可以评估进展情况，再看看你是否需要更多的治疗。最终的决定权属于你，不属于我。你需要评估我们是否取得了进展。事实上，有些人并不需要全部的 6 次治疗，而另一些人最终需要更多次治疗。

真的是众口难调。所以，你愿意在开始的时候先约定来 6 次吗？"

ACT 的指导程度

在应用 ACT 时，我们可以按自己的意愿来调整治疗的指导性或非指导性，这取决于来访者的能力和需要。对于那些有很多问题，并且在应对技巧方面有重大缺陷的低功能来访者，我们通常需要更具指导性：每一次治疗伊始，我们都需要确定清晰的计划，并且在治疗中，为了确保他能够真正学到新技术，澄清价值，设定目标和行动方案，每当有需要的时候，我们都要把他引回到初始计划中来。但是对于高功能、自我驱动能力强的来访者来说，我们的指导性可以少很多。所以，在任何特定的治疗中，我们都可以调整指导程度，来适应接受我们治疗的来访者的独特需要。然而，在教授人们正念技术时，完全没有指导性是不可能的。我们确实需要对人们提供引导、建议和反馈以确保他们学会和运用新的技术。

技能提升

或许你跟我一样，也倾向于阅读教材，希望这样就可以完全领悟所有精髓，并且可以在治疗室里运用自如，要是能这样就好了！学习 ACT 没有捷径，你不可能只是读读书就能学会 ACT，所以我真的希望你可以一直践行这些技能提升部分的内容。对于本章，你的挑战很简单，就是做如下练习。

- 通读以上所有的治疗师话术。就像你是一个正在为演出而排练的演员那样，大声朗读；如果你不愿意这么做，最起码在脑海里过一遍。
- 在你读每一段对话文稿时进行修改，把它们变成你自己的语言。

理想状况下，这样反复做几遍，直到这些话术可以脱口而出，那么你就可以很快地把所有重点都概括出来，讲给同事、综合健康专家或你在国际象棋大赛总决赛上遇到的人。我不想过度强调这个重要性：如果你不在治疗外做练习，在治疗中就很可能记不起来。

撷英

　　本章的主要精华是：高效地设置你的治疗。这就像为你的房子打地基，如果地基打得不合适，那么在建造过程中会出现多少问题就可想而知了。知情同意是这个地基的基本组成部分，跳过这一步的后果不堪设想。建立一个稳固的联盟也同样重要，把你的来访者看作彩虹吧，不要看成路障哦！

第6章

问题是什么

从 ACT 的视角看问题

ACT 新手通常会觉得很难的事情之一，就是透过六大核心过程的镜头去看来访者的问题。为了帮助你做好这件事，让我们快速浏览下面的选择点图 6-1。它从 ACT 的角度对大多数临床问题中最基本的部分进行了概括。

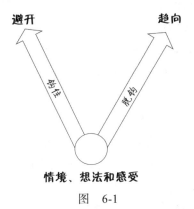

图 6-1

图的底部和左边概括了几乎所有临床问题和精神障碍的最主要特性：
（1）来访者正在处理一些困难的情境（包括各种各样的健康、关系、经济、法律、医疗、家庭、生活方式和职业问题），并且正在体验各种各样痛苦的想法和感受。（记住："想法和感受"是所有个人体验的简称，包括情绪、记忆、欲望、冲动和身体感觉。）

（2）当来访者不能对自己的想法和感受灵活回应，带着融合或回避（被"钩住"），长远来看，与价值不一致的自我挫败的行为方式会让他的生活越来越糟（"避开"）。

图的右边提醒我们，我们希望 ACT 带给我们的是正念的（"脱钩"）和基于价值（"趋向"）的生活。换句话说，我们想发展"脱钩技术"（认知解离、接纳、以己为景、灵活注意），并且采取由价值引导的承诺行动（"趋向"）来创造尽可能丰富、充实和有意义的生活。

在我们了解成长史时，来访者通常会觉得描述他们的痛苦和挣扎（图底部和左箭头），要比描述他们想如何打造一种丰富和有意义的生活（右箭头）容易得多。然而，为了让治疗师的工作更高效，这两种信息我们都需要了解。幸运的是，我们可以在第 19 章看到各种各样可以帮助人们澄清价值和目标的工具和技术。

有两个关键的问题可以帮助我们从 ACT 的角度迅速地把任何争议和问题进行概念化。

1. 来访者想转入什么价值方向？

2. 是什么阻碍了来访者转入价值方向？

让我们来详细地看看。

来访者想转入什么价值方向？

在这里，我们先来澄清价值：来访者想如何成长和发展？他想培养什么样的个人优势和特质？他想如何表现？他想如何对待自己？他想建立什么样的关系？在那些人际关系中，他想如何对待他人？在生活中，他想主张什么？面对这个充满危机或挑战的环境，他想主张什么？对他来说，生活中哪个领域最为重要？目前与他的价值一致的目标是什么？

一旦我们能回答"来访者想转入什么价值方向"，我们就能运用这部分信息来确定与价值一致的目标，并且引导、启发和保障持续的行动。如果我们不能回答这个问题，那就说明我们还需要在澄清价值、确定目标或生成行动方案方面下一些功夫。

是什么阻碍了来访者转入价值方向？

这个问题指的是心理障碍：在面对生活挑战时，是什么阻止了来访者的有效行动？心理障碍包括第 2 章中涵盖的心理僵化的六个过程中的任何一个或全部：认知融合、经验性回避、僵化注意、远离价值、无效行动以及与自我概念融合。并不是所有这些过程都与每个来访者紧密相关，但大部分是有关联的，最起码在某种程度上与大部分来访者有关联。

在我们了解来访者成长史时，很大一部分工作是要找到以上两个关键问题的答案。

了解成长史

了解来访者的成长史很少会是一个按部就班的线性过程，通常情况下，我们收集的信息都是七零八碎的。忽前忽后，忽左忽右，就这样跳跃般地逐渐拼凑出来访者当前生活的图景，令他苦苦挣扎的问题，以及过去的相关经历。幸运的是，我们不需要在一次治疗中就收集到所有的信息，我们总能根据需要，在后面再收集更多的信息。为了让成长史的收集更加快速简单，在第一次治疗之前，我会要求来访者填写一些工作表。（我会邮寄或用电子邮件把工作表格发给来访者，或要求来访者提前 20 分钟到达，在等候室填写。）我发现最有用的两个工作表是"问题分析表"和"靶心图"。在本章结尾，你可以看到这两个工作表（可打印版本，请参考小附件）。现在请你去快速浏览一下它们，然后再回到这里。

如果我们想快速地对来访者在不同生活领域中的价值有所了解，那么最便捷的方式就是查看"靶心图"。它共包括四个领域：工作／教育、个人成长／健康、关系以及休闲娱乐。当来访者第一次填写这个表格时，你很可能对他的价值、渴望、要求、需求和目标有一些综合的了解：为进一步的探索开一个好头。

"问题分析表"将来访者的痛苦拆分成四个关键部分：与想法融合、与感受融合、经验性回避和无效行动。我要求我的来访者尽可能地完善这些工作表，然后在第一次治疗时带来。我跟他们解释，就算是他们仅仅写了几个字，也是一个好的开端。你还可以选择在治疗中完善这些工作表，也可以在治疗后把它作为"家庭作业"。

我们需要收集多少成长史

根据不同的情况，收集一个来访者的成长史可能花费几分钟到 1 个小时。比如，教材《ACT 实操》（*ACT in practice*，Bach & Moran，2008）中建议用一次治疗的时间尽可能详细地了解成长史，并且认真地将来访者的问题概念化。而在初级照护的设置中，也许治疗师只进行两三次治疗，每次 15～30 分钟，对成长史的了解就需要简单扼要（Robinson，2008）。

那么，再次强调：调整 ACT 以适应你自己的工作方式、风格和来访者。当收集成长史时，你可以随意使用任何你喜欢的标准化评估工具。有一点忠告：很多流行的评估工具测量的是数量、频率或症状程度上的变化（也就是症状形式的变化），但是无法测量症状影响或作用的变化（也就是症状功能的变化）。在 ACT 中，我们希望改变的是症状的功能，而不是形式。所以，虽然你并不是必须使用 ACT 特有的评估工具，如 AAQ-II（接纳和行动问卷 - 第 2 版；Bond et al.，2011），但它们非常有用。在本书中，我不会花费篇幅来讨论这类工具，你可以在网址：http://www.contextualscience.org 下载到大量这样的工具。

现在，你已经对了解成长史的程序有了基本认识，那么接下来我会给你几个小提示，来帮助你调整，以适应你已经在运用的 ACT 技术。

成长史中的 8 个关键部分

当你为了应用 ACT 技术而收集成长史时，需要研究以下 8 个关键部分：

1. 来访者的主诉
2. 初步价值评估
3. 目前的生活状况
4. 过去的相关经历
5. 心理僵化
6. 动机因素
7. 心理灵活性

8. 来访者的资源

让我们简单介绍一下每个部分。

1. 来访者的主诉

一般来说，你想收集的是选择点图表底部和左边的信息：来访者正面临的困难情境，钩住他的想法和感受，以及当他被钩住时的自我挫败行为。（记住：你不是必须使用选择点，它只是一个便利的工具，是否使用取决于你的喜好。）

2. 初步价值评估

作为成长史的一部分，我们需要了解一些来访者的价值。有时，想预先得到这些信息几乎是不可能的，所以我们将会在第 19 章和第 20 章里看看如何去做。但是，使用"靶心"表会是一个好的开端。

3. 目前的生活状况

目前的生活状况包括健康、医疗、工作、经济状况、人际关系、社交状况、家庭、文化、生活方式（包括饮食、健身、吸烟、用药和酒精）、法律或经济问题等。当我们探索来访者的目前生活状况时，我们需要去发现妨碍他建立丰富和完整生活的外部障碍（而不是心理障碍），如失业、身体疾病和贫穷。这些都将用到基于价值的问题解决方案和行动方案。

4. 过去的相关经历

ACT 是极其关注当下的，但是当过去的经历直接作用于当下的问题时，收集过去的信息也是很重要的。我们尤其需要了解重要的关系（过去和现在的），以及来访者是如何被其影响的。这类经历对于发展自我接纳和自我慈悲特别有帮助。

5. 心理僵化

去找找我们在第 2 章中概述过的心理僵化的六个核心过程。复习一下，它们是融合（与理由、规则、评判、过去和未来融合）、经验性回避、远离价值、无效行动、僵化注意和与自我概念融合。不要单纯依赖来访者的报告，在治疗中去关注来访者自然出现的那些行为。

6. 动机因素

开始辨别积极的动机因素，例如目标、梦想、渴望、愿景和价值。也要辨别消极的动机因素，例如，与无助融合或与问题行为带来的强化性后果融合。

7. 心理灵活性

去寻找心理灵活性六大核心过程的蛛丝马迹：价值、承诺行动、认知解离、接纳、接触当下和以己为景。再次提醒，不要单纯依赖来访者的报告，在治疗中去关注来访者自然出现的那些行为。

8. 来访者的资源

来访者有哪些优势、技术和其他个人资源可供其使用？来访者可以接触到哪些外部资源？来访者可以向谁求助，获得支持和鼓励？

在后面几章中，你将发现许多有用的问题供你用来充实来访者成长史中的这些关键部分。下面我们转到一个非常重要的话题上。

建立治疗的行为目标

无论如何都不要跳过或忽略本章的这部分内容。这部分内容太重要了。我在督导时遇到的很多问题都是由一个主要的错误导致的：指导师或治疗师没有确定治疗的行为目标。行为目标就是"要去做"的那些目标：它们阐明了你想去做什么。（快速回忆：内隐行为是心理的动作，即在我们的内心、私密空间里我们做的事情。外显行为是身体的动作，即所有我们用身体去做的事情。）

为了建立行为目标，我们可以这样问：

如果我们做的工作有成效，那么……

- 你会做哪些不同的事情？
- 你会开始做或停止做哪些事情？
- 你会多做或少做哪些事情？
- 在对待自己、他人和这个世界时，你会如何改变？
- 你将要接触、开始、重新恢复或联系（而不是回避、退缩、退出或远离）哪些人物、地点、事件、活动、挑战？

以上问题通常会引出行为目标。为了建立内隐行为目标，我们可以这样提问：

- 你将要更好地关注或投入哪些任务或活动？

- 你将要更好地关心和陪伴哪些人？
- 你将会更欣赏哪些人或事？

情绪目标与行为目标

在我们设置 ACT 的治疗目标时，我们必须注意这个关键差别：

情绪目标＝我想感觉怎样

行为目标＝我想做什么

猜猜绝大部分时间我们的来访者是带着哪种目标而来的？是的！他们带到治疗室的是情绪目标：我想感觉怎样（"我想感觉 Y"，如快乐、放松），或不再感觉（"我想停止 X 的感觉"，如抑郁、焦虑）。

常见的情绪目标包括"从抑郁（或其他精神健康障碍）中康复""不再感觉那么焦虑""提高自我价值感""建立自尊""解决发生的问题""找回过去的我""感到快乐""感觉良好""不再感觉这么糟""更自信""不再怀疑自己""感到更平静""降低焦虑感""不再那么愤怒"。

这些目标基本上都可以归纳为：

摆脱我不想要的想法和感受，我想感觉良好！

当然，来访者带着情绪目标，是完全正常的，也是意料之中的。我们都想感觉良好，没人喜欢感觉糟糕。然而，不幸的是，如果我们认可了这样的目标，那就永远没有办法应用 ACT 了。为什么不行呢？因为情绪目标会强化经验性回避的策略：持续地尝试回避和摆脱不想要的想法和感受。在 ACT 中，我们着眼于积极地逐渐减少经验性回避，并且让来访者开放地面对一个完全不同的策略：经验性接纳（还可以叫作"愿意"）。所以如果我们认可了情绪目标，我们就不能应用 ACT 了。

然而，我们并不想主动地面质这类情绪目标（除非我们在做一个特定的干预"创造性无望"，这部分内容我们会在第 8 章涉及）。我们想做的是慢慢地将它们重构成行为目标，行为目标才是我们的工作需要。

将情绪目标重构成行为目标

你现在是完全清醒的吗？希望你是，因为下面这句话非常重要，一定要牢记。

"学习一项新技术"是一个行为目标。

是的，没错。当然，这同时包括学习心理技术和身体上的技术。所以对于很多来访者来说，我们认可的前期行为目标之一就是"学习新技术来更有效地处理痛苦的想法和感受"。（我确定你能回想起第 5 章中我们提到过的知情同意过程中的这部分内容。）让我们来看这样一些例子，看看我们如何使用这些技术理念来将情绪目标重构成行为目标。

情绪目标 1 号

来访者：我不想做任何改变。我就是想停止这样的感受。我就是想摆脱这些想法 / 感受 / 情绪 / 记忆。

行为目标重构

治疗师：那么看上去，我们的一大部分工作都将是：学习新的技术来更有效地处理这些痛苦的想法 / 感受 / 情绪 / 记忆。

情绪目标 2 号

来访者：我只是想感受良好（或快乐、自信、平静、有爱，等等。）

行为目标重构

治疗师：看来你没有感受到你想感受的。你能告诉我，你脑海中出现的是什么样的痛苦的想法和感受吗？（治疗师收集这个信息。）我们现在要做的大部分工作是：学习新的技术来更有效地处理这些痛苦的想法和感受。

情绪目标 3 号

来访者：（回答前面重构的问题）我不想处理它们。我只是想摆脱它们！

行为目标重构

治疗师：当然你会有这样的想法。谁不是这么想的呢？它们真的很令人痛苦和难受，而且对你的生活有极其严重的负面影响。那么我们做些工作来尽快改善这种状况吧。你还有其他想通过我们的工作解决的问题吗？

实用小贴士

如果这就是来访者想要的全部（感觉良好和摆脱不想要的感受），并且他对其他任何事情毫无兴趣，那么治疗师就需要转入第 8 章中的创造性无望。对于这类来访者来说，如果治疗师跳过创造性无望，他就无法在 ACT 中有进一步的进展了。

伪装成行为目标的情绪目标

有时候，来访者带来的看上去是行为目标，可实际上只是伪装的情绪目标。对于成瘾和冲动行为，这种情况尤其普遍，而且通常它是这种形式："我想停止这样做。"如果我们透过表层深挖下去，就会发现隐藏的策略是这样的："摆脱引发这种行为的想法和感受（或欲望、知觉、冲动、强迫、退缩症状），因为只有它们消失了，我才能停止这样做。"这类治疗听上去会是下面这样。

伪装的情绪目标

来访者：我想停止……（喝酒、抽烟、赌博、暴食、对孩子大吼大叫，等等。）

行为目标重构

治疗师：当然。所以我们的部分工作就是要辨别出引发这种行为的想法和感受（或记忆、欲望、冲动、痴迷、强迫等），并且学习新的技术来更有效地处理它们，这样这些想法和感受就不能再摆布你或者拖你的后腿，逼你去做这些事情了。另一部分工作就是要去探索，如果不做这些，那么你会去做什么。这样，如果你再次进入类似的情境中，你就可以选择去做一些不同的、更有效的事情了。

小心"死人"目标

正如我们一直在讨论的那样，来访者的目标通常是停止某一特定的感受或行为。例如，"我想停止吸毒""我不想再拖延我的研究了""我不想再有任何的恐慌发作了"或"我不想再感到抑郁了"。在 ACT 中，这些目标被称为

"死人"目标（Lindsley, 1968）。一个死人目标指的是死人比活人做得更好的任何事情。例如，死人永远不会吸毒，不会拖延，不会恐慌发作，也永远不会感到抑郁。

在 ACT 中，我们想确立的是"活人"目标——活人可以比死人做得更好的事情。为了从死人目标转向活人目标，你可以问以下这些简单的问题。

- "假设你期望的目标实现了，你会做哪些不同的事情？你会开始做什么，或者你会多做些什么？你和朋友或家人在一起时，你会有怎样不同的表现？"
- "如果你不再吸毒，那你会做哪些不同的事情来替代它？"
- "如果你不对孩子大吼大叫，你将会如何与他们互动？"
- "如果你不再感觉抑郁或恐慌发作，那么你在生活中会做哪些不同的事情呢？"

两个能把情绪目标和死人目标转化成行为目标的有用问题是：魔法棒问题和 7 天纪录片问题。让我们来快速看看这两个问题。

魔法棒问题

这是一个切入经验性回避的非常好的问题。（注意"对你来说不再是个问题"，这和说"一切都消失了"是完全不一样的。）

治疗师：假设我这里有一根魔法棒。我挥舞这根魔法棒，那些让你一直纠结的想法和感受，对你来说都不再是问题了，就好像鸭子甩掉背上的水那样简单。接下来你将做些什么不同的事情呢？你将开始做些什么，或可能会多做些什么？对待他人，你的表现会有什么不同？在工作中、在家里、在周末，你将会做些什么不同的事情呢？

7 天纪录片问题

这是一个帮助来访者把他在生活中所要做出的改变更具体化的好问题。

治疗师：假设我们让摄制组跟踪拍摄你一周，拍摄下你做的每一件事，然后编辑成一个纪录片。然后，假设我们治疗结束后，未来某一个时间点还要做这件事。在新的纪录片中，我们看到或听到的哪些东西可以说明我们的治疗是有效的？我们会看到你做什么或者听到你说什么？我们将会看到你对待他人的方式、对待自己的方式、对待自己身体的方式，以及支配时间的方式有哪些不同？

除了情绪目标和死人目标，还有一类目标是我们想慢慢重构的：结果目标。

结果目标与行为目标

这里是结果目标的公式：

结果目标＝我想得到或拥有什么

很多来访者带着结果目标来找治疗师：他们想得到或拥有什么。例如，来访者也许想找到一个伴侣，生一个孩子，找到一份工作，减掉 10 磅体重，治愈一种疾病，伤痛得到恢复，获得一个升职机会，买一套房子，或"让我的孩子听我的话"。我们需要确认这些结果目标，出于激励的目的，它们通常是有用的，而且也是价值和承诺行动的一个好的开端。同时，我们想通过帮助来访者聚焦于他们可控范围内的事情有哪些来赋权给他们。我们对自己的行为都有很强的控制力，尤其是对我们的外显行为（我们说的和做的）。我们对于自己行为的结果却一点都控制不了，对于我们能否得到我们期待的结果，永远没有任何保证。所以，让我们尽可能快速地把这些结果目标转化成行为目标吧。下面是一些例子。

结果目标 1 号

来访者：我想找到一个伴侣或找到一份更好的工作。

行为目标重构

治疗师：那么我们现在的部分工作就是让你改变做事情的方式，去说或者做一些更有可能增加你找到一个伴侣或一份更好的工作机会的事情。

结果目标 2 号

来访者：我想让我的孩子听我的话或我丈夫不再喝酒。

行为目标重构

治疗师：那么我们现在的部分工作就是让你改变做事情的方式，去说或者做一些更有可能有效影响你的孩子或丈夫行为的事情。

结果目标 3 号

来访者：我想治愈这种疾病或伤痛。

行为目标重构

治疗师：那么，我们现在有两部分重要的工作：一部分是尽你所能去做所有改善你健康状况的事情，从配合你的医疗团队到照顾自己的饮食和锻炼。另外一部分是考虑到你的疾病或伤痛强加给你的所有困难，尽可能地去做任何能把自己的生活调整到最好状态的事情。

领悟目标是结果目标中的一种。在这种情况下，来访者想得到或拥有（他渴望的结果）的是领悟或自我认识。来访者也许会这样表达"我想知道我为什么会这样""我需要弄明白为什么我一直这样做"，或"我想弄清楚我到底是谁"。这样的治疗目标主要着眼于深入地领悟某人自己的行为，很容易导致"分析瘫痪"。一次又一次的治疗都是对理论、概念的讨论，以及对过去无休止的反思，而不是为过上正念的和有价值的生活发展新的技术。

当领悟目标出现在 ACT 中时，来访者对他们自己的行为、想法、感受、习惯、人格和个性都将会产生很多理解和领悟。他们会逐渐强烈地意识到他们是谁，他们的头脑如何工作，在生活中他们真正想要什么，过去是如何影响他们的，以及他们为什么这样做事。但是，他们是通过体验性治疗而不是漫长的分析讨论来获得领悟的。此外，这种领悟本身并不是终点：在我们朝向自己渴望的正念和有价值的生活前行的旅程中，它仅仅是其中的一个环节。

因此，为了转入一个更有用的治疗目标中，我会说："是这样的。随着我们一起进行治疗工作，对于你是谁，你的头脑如何工作，你为什么这样做事，以及在生活中你真正想要什么，你会有更多的理解。那肯定是显而易见的。这都是治疗过程的组成部分。我非常好奇的是，一旦你有了这些理解，你想做哪些不同的事情？如果你有了这些认识，你将会做哪些目前没有做的事情？你的表现会有什么不同？根据你所说的话或所做的事，或与其他人互动的方式，他们会注意到你有哪些不同？"

那么概括而言，有三种目标：

行为目标＝我想做什么

情绪目标＝我想感觉怎样

结果目标＝我想得到或拥有什么

外显和内隐的行为目标

当我们使用一个选择点来描述来访者的问题和治疗目标时，趋向箭头和避开箭头就同时包括外显和内隐的行为。例如，内隐的趋向行为可能包括关注、投入、自我慈悲、接纳、原谅、欣赏、有效计划和策略、反思价值、正念状态等。内隐的避开行为可能包括不投入、不关注当下的活动而去关注想法和感受（经常被称为"心烦意乱"或"缺乏关注"），还有如担忧、思维反刍和强迫思维之类的认知行为。

有时，你会遇到对自己的外显行为非常满意的来访者，他们在生活中一直做着自己想做的事情（最起码他们自己是这样说的）。他们抱怨的问题是由于他们一直沉浸在担忧（或其他的认知过程，如思维反刍、幻想、强迫思维或沉迷过去）之中，因此他们不能享受或欣赏自己正在做的事情。在下一个案例中，来访者（最近得了癌症）沉浸在对他自己的担忧或他所爱的人将会患病的担忧中。他还担心自己患病前和患病中的社交状况（人们是否会喜欢他，他会不会让别人觉得无聊）。

他的焦虑并没有阻止他去做自己喜欢做的事情，他还会去看朋友，花时间陪伴孩子，去工作等，但他却很难去享受这些事情。他带着很多情绪目标来治疗：停止担忧，不再总想着自己的病，感觉更幸福，以及少一些焦虑感。

治疗师得出了这样的结论：如果治疗成功，来访者的外显行为（即他的身体行为）不会改变，但是他的内隐行为（即他内在的心理行为）会有所改变。例如，虽然这个来访者目前还参加社会活动，但是他被自己的担忧钩住了，这导致的避开行为主要是内隐行为，如不投入，不能全身心与所爱的人在一起，而是专注于自己的想法和感受（我们将这种现象称为"心烦意乱"）。在下面的逐字稿中，治疗师清晰地说明了成功的结果（也就是内隐行为的改变）是什么样的。

治疗师：那么，现在我们的部分工作就是帮助你学习一些新技术来更有效地处理这些焦虑的想法和感受，特别是帮助你在那些社交情景下更好地聚焦，这样你就能真正投入到你正在做的事情当中，并且可以全身心与你爱的人在一起，那么你就可以真正地去欣赏这些事件了。

来访者：但是担忧怎么办？我真的想停止所有的担忧，这对我不好。

治疗师：当然。"担忧"基本的意思是"被担忧的想法钩住"。现在，我不知道怎么能让你的脑海中不再出现那些关于将要发生的坏事情的想法，某种程度上每个人的头脑都是这样的。但是当我们被那些想法钩住，即完全沉浸其中时，迷失其中就是我们所谓的"担忧"。所以我们的另一部分工作就是学习如何与那些焦虑的想法脱钩，重新把你的注意力聚焦到你正在做的事情上，那才是焦虑的解药。

* * *

治疗师是如何把"停止担忧"这样的死人目标，重构成"与焦虑的想法脱钩，重新把注意力聚焦到眼前的活动中"这样的活人目标的？对于其他的认知过程，如思维反刍、沉迷过去、报复幻想、指责、强迫思维等，我们都可以使用类似的重构方式。我们可以将这样的内隐行为重构为，被有问题的认知内容（如"我为什么会这样"的想法、痛苦的记忆、关于报复的幻想）"钩住"。那么，解药就是学习如何与这样的认知内容脱钩，并且重新把注意力聚焦到眼前的活动中。

在选择点上，我们可以像图 6-2 这样，把治疗师以上提到的要点都标记出来。（注意趋向行为和避开行为是如何成为内隐行为的。）

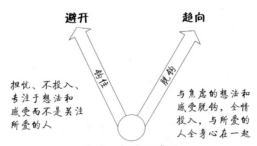

图　6-2

▢ 治疗目标：两个例子

本章中有很多需要消化的内容，为了帮助你综合运用所学，我会举几个治疗中有关行为目标的例子，也就是治疗师总结出来的那些行为目标。

抑郁症的行为目标

对于魔法棒问题，这个来访者的回答是，他要做的与之前不同的事情是回归工作，重新开始锻炼，花更多的时间陪伴朋友和家人。

治疗师：那么，我们能不能这样说？看上去你所说的抑郁就是你被很多不开
　　　　心的想法钩住了，如消极的自我评判、无望感、对过去痛苦经历的
　　　　回忆、对未来的担忧。同时，你还被一些真正痛苦的感受钩住了，
　　　　如内疚、悲伤、焦虑和身体的疲惫。我说的对吗？当你被这些想法
　　　　和感受钩住时，你的避开行为包括长时间赖在床上、与世隔绝、待
　　　　在家里、逃避健身、逃避上班、整天看电视等。我说的这些对吗？
　　　　所以现在我们要着眼于：①学习一些新的技术来处理那些痛苦的想
　　　　法和感受，即与之脱钩，这样它们就不会再拖你后腿或击垮你了；
　　　　②帮你重新去做那些对你来说曾经非常重要的事情，比如社交、工
　　　　作、锻炼，以及通常能让你充实的事情。是这样吗？

注意一下治疗师是如何把这个问题拆分成两个与选择点紧密关联的因素的：①被想法和感受钩住（与之融合并且回避）；②无效行动。如果愿意的话，治疗师可以一边行动，一边在选择点上标注出来。看上去应该是这样（见图 6-3）：

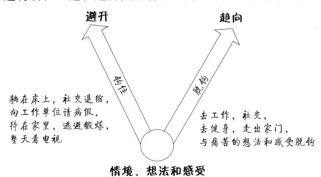

图　6-3

注意，从最开始，我们就可以巧妙地为以下两个关键的洞察做好铺垫。

1. 我们的想法和感受并不是主要问题，被它们钩住（融合和回避）才产生了问题。

2. 我们的想法和感受并不会控制我们的行动。

第二个关键领悟经常会让治疗师感到惊讶，所以让我们花点时间探究一下。我们的想法和感受会影响我们的行为，但是它们并不一定能控制我们的行为。如我们在第 4 章中探讨的那样，在任何时刻，我们的行为都会受到多种刺激因素的影响，有来自我们身体内部的，也有来自外部世界的。

那么，什么时候想法和感受对我们的行为影响最大？你猜对了：在融合和回避的语境中。然而，在认知解离和接纳（也就是正念）的语境中，同样的想法和感受对我们的行为影响就会小得多（即我们与之脱钩），这样我们也就更容易按照自己的价值行动了。

这意味着，无论我们的想法和感受是什么，我们的心理灵活性越强，就越有能力选择自己的行为。带着这样的观点，我们再次区分以下两点的不同：①来访者的想法和感受（先前的）；②当那些想法和感受出现时，来访者做了什么（行为）。最终，我们要粉碎前者能控制后者的幻想。

现在，让我们看一下另一个建立行为目标的案例。

成瘾的行为目标

来访者有两个想戒酒的原因：第一，他的妻子威胁要离开他；第二，最近的一次体检显示，他的肝脏状况堪忧。对于魔法棒问题，他的回答是他想成为一个"更好的丈夫"，并且"修复"肝脏的状况。

治疗师：总结一下，以前在你尝试戒酒时，总是坚持不了多久，这是因为你会有强烈的渴望或焦虑的感受出现，而且，当你被那些感受钩住时，你就会开始喝酒。那么，我们现在要着眼于：①学习一些新的技术，这样你就可以更有效地处理那些渴望和感受，即与之脱钩，这样它们就不能摆布你，也不会拖你的后腿让你再次饮酒。②开始做一些不同的事情，来帮助你与妻子建立更好的亲密关系。③开始照顾自己的肝脏，让它尽可能地健康。你觉得对吗？

再说一次，如果愿意的话，治疗师可以在选择点上标注这些目标（见图6-4）。

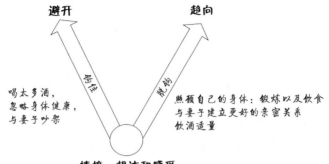

避开　　　　　　　**趋向**

专注　　　脱钩

喝太多酒，
忽略身体健康，
与妻子吵架

照顾自己的身体：锻炼以及饮食
与妻子建立更好的亲密关系
饮酒适量

情境、想法和感受
健康问题：肝脏受损
婚姻问题：冲突和紧张
想饮酒的渴望和冲动，焦虑

图　6-4

实用小贴士

本章中的选择点都是"精简版"的，用寥寥数语来突出重点问题。如果你愿意，来访者和你都可以把选择点的内容写得更具体一些。你还可以为你关注的每一个问题都做一个单独的选择点图表。比如，假设以上提到的来访者在其后期的一次治疗中，你主要聚焦于改善与他妻子的亲密关系，那么你就可以只在关系问题上绘制一个全新的选择点。

▣ "包罗万象"的行为目标

有时候，尽管你尽了最大努力，但你的来访者还是不能或不愿给出任何明确的行为目标。他的回答可能一直是，"我不知道""什么都不重要""我就是不想再有这种感觉"或"我就是想感到快乐"。在这样的案例中，不要去强求。暂时先关注在知情同意中你已经给来访者介绍过的，那些并不是特别明确的、"包罗万象"的行为目标。

治疗师：那么，你看这样好不好？我们的部分工作会包括：学习一些新的技术来与你的想法和感受脱钩，这样它们就不能摆布你或者拖你的后腿，使你不能过自己想要的生活。可能现在你还没想清楚自己想要什么，你感觉什么都不重要，因此我们的另一部分工作就是让这些都能有所改变。我们可以着手去找出什么对你来说是重要的，试着做一些不同的事情，来让你的生活更美好。

小附件

参阅《ACT 就这么简单：小附件》的第 6 章（在 http://www.actmindfully.com.au 网站的"免费资源"页面下载）。你会在那里找到：①两个工作表的可打印版本，即问题分析表和靶心表；②在棘手案例中建立行为目标的更多小贴士。

技能提升

下面是练习我们前面提到的技术的几个步骤。

- 大声朗读，解释以上逐字稿中治疗师的话术，以便你能熟悉 ACT 的谈话方式，找到你自己的运用方式。
- 挑两个来访者，简单写下他们对这些关键问题的回答：来访者想转入什么样的价值方向？是什么阻碍了来访者转入价值方向？
- 根据行为目标来进行思考练习。找两个来访者，想象一下你将如何概括他们的治疗目标。
- 如果你喜欢选择点，就从上面第二个或第三个任务中挑选一个问题，填入一个图表中。

在你做这些练习（以及本书的其他所有练习）时，请允许自己做得不够好。你正在学习一种全新的治疗模型，那么不妨允许自己只是一个初学者、新手、学员吧。新手总会犯错（专家也一样）。这是学习过程中的重要一步。如果你的头脑开始打击你，那就记下它说了什么，这样在学习第 12 章内容时，就对它来进行工作。

撷英

本章的重中之重就是尽快建立行为目标，哪怕只是在知情同意阶段提到的模糊的一般性目标。特别是当来访者带着一堆情绪目标出现时，这显得尤为重要。这可能会花些时间，但是它会让你在剩下的治疗过程中轻松很多（见表 6-1 和图 6-5）。

表 6-1　问题分析表

钩住你的想法	榨干生命的行动
你正沉湎于或者深陷于哪些与这个问题有关的记忆、担忧、恐惧、自我批评或其他的无用想法中？哪些想法会钩住你、摆布你或让你脱离自己的生活？	你现在在做的哪些事情从长远来看会让你的生活更糟糕：让你被卡住；浪费你的时间和金钱；榨干你的能量；束缚你的生活；对你的健康、工作或关系有消极的影响；维持或加剧你现在正在面对的问题？
钩住你的感受	回避有挑战的情境
哪些情绪、感受、渴望、冲动或感觉会钩住你、摆布你或把你拉入自我挫败的行动中？	你正在回避或远离什么样的情境、活动、人或地方？你放弃、从中退缩或退出了哪些情境、活动、人或地方？到目前为止，你一直在"推迟"什么？

你的价值：你活在世界上的这段时间内，想做什么？你想成为什么样的人？你想发展什么样的优势和特质？请在每一个标题下简单列举。

工作 / 教育：包括工作地点、职业、教育和技能发展。

关系：包括你的配偶、孩子、父母、亲戚、朋友和同事。

个人成长 / 健康：可能包括宗教信仰、创造力、生活技能、冥想、瑜伽、性格、锻炼、养育或列出健康风险因素。

休闲娱乐：你如何玩要、放松或让自己享受；休息、消遣、娱乐、有创造力的活动。

靶心：在靶盘的每个区域画一个 X 来代表你今天所在的位置。

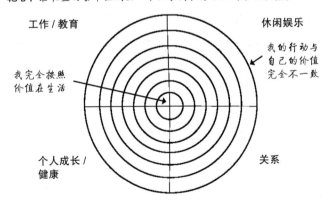

资料来源：Adapted from *Living Beyond Your Pain* by J. Dahl and T. Lundgren by permission of New Harbinger Publications (Oakland, CA), www.newharbinger.com.

图 6-5　靶心工作图

第7章

我从哪里开始

良好的开始

我在 ACT 工作坊中被问到最多的问题之一就是："路斯，你这么好看的衬衫是在哪里买的？"我的回答是："抱歉，这是个商业机密。"另外两个被问了很多次的问题是："我应该从哪里开始"和"我应该先聚焦于哪个过程"。对于这两个问题，我的回答都是："看情况。"记住，ACT 是一个非线性的模型，你可以在任何治疗中的任何时候使用任何核心过程，所以没有固定的顺序，你从哪里开始，要根据来访者的不同而确定。不过，我可以在以下方面给你一些提示：①正式疗程中的第一步；②后面的治疗该往哪个方向走。（照例，记得要调整和修改我给你的所有东西，后面的内容只是提示和建议，并不是金科玉律。）

在理想状态下，第一次 ACT 治疗应该涵盖我们在前两章中提到的所有工作。

- 建立良好的咨访关系
- 了解来访者的成长史

- 签署知情同意书
- 确立行动目标

初步干预

如果你已经设法在你的第一次（或两次）治疗中完成了以上所有步骤，还剩余一点点时间，那么理想状态下你可以：①做一个简短的体验性练习；②布置一个简单的家庭作业。让我们快速浏览一下这两项干预。

▣ 简短的体验性练习

在本书中，你会找到很多简短的体验性练习，其中很多练习短于 5 分钟。最简单的练习之一就是抛锚，我们会在第 10 章中介绍。另外一个是认知解离技术"我正有这样的想法"，你会在第 12 章中有所了解。在其他章节中，我还会介绍很多其他的练习，你可以把任何正念技术（例如，观呼吸或身体扫描）精简成一个更简短的两三分钟版本。

但是请记住，如果你要为来访者介绍一个体验性练习，那么你需要确保你有足够的时间，不但要完成练习，还要在练习后进行解说，来确认来访者了解练习的目的，了解为什么这个练习与他的治疗目标密切相关。

还要记住在上一章中我们讨论的：如果来访者仅仅是希望感觉良好和消除痛苦，并且对你建立行为目标的努力有所抵抗，那么你的第一个体验性练习应该是创造性无望（见第 8 章）。

▣ 一个简单的家庭作业

让你的来访者在两次治疗之间做一点家庭作业，这是一个好主意。例如，如果在治疗中你带领来访者做了一个正念练习，那么你可以让他回去继续实践。或者让他记日记或者填写一个工作表，参见本章最后的工作表。

实用小贴士

很多来访者不喜欢"家庭作业"这个词，所以我建议你使用一些替代性词语。例如，你可以问："你是否愿意玩玩这个（或试试这个，测试一下这个，实验一下这个，练习这个，填写这个，尝试尝试，做一下这个，用一下这个，花点时间在这个上）？

如果你已经介绍过选择点，那么它真的很适合布置成简单的家庭作业。以下是我最喜欢的一段：

观察趋向行为和避开行为

治疗师：从现在到下一次治疗之前，我能要求你做点事情吗？第一，观察你的趋向行为。你什么时候在什么地方做出这些行为？它们有哪些不同之处？看看当你这样做的时候是否可以真正欣赏它们。

第二，观察你的避开行为。你什么时候在什么地方做出这些行为？仔细观察你是否能留意：什么样的想法和感受钩住了你，拉着你去做出这样的行为？

调整这个家庭作业有很多办法。例如，你可以要求来访者把他的观察写在日记里。或者你可以给来访者一张空白的选择点表格，放在显眼的位置以便作为提示。你还可以要求他在两次治疗之间，聚焦于一个特定的问题（例如，他想改掉的一个"坏习惯"，如抽烟或过量饮酒，或者是他在其中苦苦挣扎的一个重复性情境，如照顾他 3 岁的孩子），来填写一份选择点表格，完成后在下次治疗时带过来。这个貌似简单的选择点作业可以达到很多不同的目的。

- 它增加了来访者的自我觉察。
- 它为下次治疗提供了有用的信息，对计划的制订以及首要目标的确定都有帮助。
- 它是很好的开端，帮助来访者观察自己的想法和感受，并且开始对自己的行为有了更多觉察。
- 在趋向行为方面收集的信息通常对研究来访者价值、目标和承诺行动都非常有用。

> **实用小贴士**
>
> 如果你对选择点不太感兴趣，那么你也可以布置一项与以上介绍一样的家庭作业，只是不需要介绍选择点或画出来。对于大部分人来说，如果你能形象地加以描述的话，语言和概念（钩住、脱钩、趋向和避开）会更有力量。但是，这也不是必须做的。

来访者工作表

工作表通常都很有帮助，因为它们充当了治疗的提示单，为来访者提供了坚持到底的机会，同时为下一次治疗提供了很好的材料。但是，如果来访者不喜欢填写表格（或者作为治疗师的你不喜欢），那么你就不必使用它们。它们是 ACT 的辅助工具，并不是必不可少的。

在第一次治疗结束时，如果你还没有获得很多关于价值的信息，并且也没有让来访者完成靶心工作表（见第 6 章），那么现在你就可以给他留这个家庭作业了。例如，你可以说：“今天我们已经谈了不少你的问题了，如让你挣扎的想法和感受，以及你所做的那些让你的生活越来越糟糕的事情，但是我们还没有讨论你想要什么样的生活，在人生大背景下，对你来说最重要的是什么。所以，我想知道，在这次和下次治疗之间，你是否愿意填写这些工作表。填写表格会让你思考这些事情的。”

你还可能用到的工作表有活力 / 痛苦日记或问题 – 价值工作表（请见小附件）。你可以向来访者说明，这些工作表有助于收集更多指导治疗的信息。

第一次治疗后，下一步做什么

对于第一次（或两次）治疗该做什么，希望本章和之前的章节已经给了你一个清晰合理的思路。当务之急是“下一步做什么”，回答仍然是“看情况”。是的，对于这个问题没有“正确”的答案，下一步没有“对”与“错”的区别。所有的六大核心过程是相互联系和重叠的，你可以在治疗中的任何时间使用其中的任何一个。对于下一步该如何做，接下来是我的一些想法，但是你要根据你的来访者的需求进行调整。所以一定要轻松地对待这些提示，你完全可以做出不同的选择，进行修改以适应你的来访者的特殊性。

- 当来访者对自己的感受感到崩溃、极度融合、离解、情绪失调或极易冲动时：从正念的稳定练习如抛锚（见第 10 章）开始。
- 当来访者正在经历重大的悲痛或丧失时：从自我慈悲（见第 18 章）或抛锚（见第 10 章）开始。
- 对于驱动力很差或与无望融合的来访者：从价值（见第 19 章）和与无望解离（见第 14 章）开始。
- 对于那些着重希望感觉良好和摆脱痛苦感受的来访者：从创造性无望（见第 8 章）开始。

被强制或强迫来治疗的来访者不在本书的讨论范畴内，但是在我的进阶教材《在 ACT 中畅行》（*Getting Unstuck in ACT*，Harris，2013）中会有所涉及。

▢ 选择要遵循的路线

一般来说，第一次治疗之后，ACT 治疗程序会倾向于遵循两条路线中的一条，这两条路线是由以下两个问题引出的。

1. 来访者想转入什么样的价值方向？

如果要选择这条路线，接下来的步骤（不一定是这个顺序）通常是：

- 价值澄清
- 目标确定
- 行动计划
- 问题解决
- 技术训练
- 暴露

从选择点方面来说，当我们选择这条路线时，我们聚焦于澄清和对趋向行为的计划。

2. 是什么阻碍了来访者转入价值方向？

如果要选择这条路线，接下来的步骤（常常是这个顺序，但不是必须按这个顺序）通常是：

- 将僵化注意导向接触当下
- 将融合导向认知解离
- 将经验性回避导向接纳
- 将自我批评、自我憎恨和自我忽略导向自我慈悲

用选择点的语言来说，上面所有的都是脱钩技术，选出来以匹配来访者特定的避开行为。

无论你从哪条路线开始，迟早都会跨越到另一条路线中去。要记住，所有的核心过程都是相互联系的。但是现在你不需要担心这个问题，随着我们的继续学习，我们会看到如何从一种路线跳入另一种路线。

▣ 决定每次治疗中该做什么

回想一下，ACT 的目标就是培养心理灵活性：当你按照价值行动时，能够全然觉知和对自己的经验开放，或者说得简单点，就是能够"活在当下、开放和做重要的事"。我们要寻找的结果是正念的、基于价值的生活：做有意义的事情，同时拥抱生活的每一个瞬间。

ACT 的践行者需要学习如何妥善做好以下三件事：

1. 帮助来访者对自己的想法和感受开放。

2. 帮助来访者全身心活在当下——投入自己的生活并且聚焦于重要的事情。

3. 帮助来访者在价值的引导下做重要的事，有效地行动。

我们在第 1 章中初次见到的 ACT 灵活三角，可以显示出这些任务如何彼此关联，还有它们是如何关联到核心过程的（见图 7-1）。

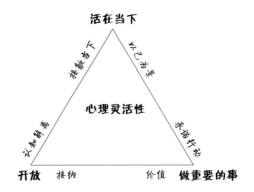

图 7-1 ACT 灵活三角：活在当下、开放、做重要的事

在任何治疗中，如果我们进行干预，无论短期还是长期，无论简单还是复杂，如果它能帮助来访者活在当下、开放或做重要的事，就是有用的，那么我们就可以说它帮助来访者发展了心理灵活性。

艰涩难懂的术语

在很多 ACT 教材中，"活在当下""开放""做重要的事"这些说法分别指的是"觉察""打开"和"投入"。

在每次治疗中，基于我们对来访者当时需求的评估，ACT 灵活三角都是我们很想使用的非常有用的一个直观图形。

- 如果来访者被压垮、离解或极度融合，我们从顶部的活在当下开始：着陆和抛锚。
- 如果我们想帮助来访者开始行动，我们就转移到灵活三角的右边：做重要的事（价值和承诺行动）。我们澄清价值，确定目标，创造行动方案，教授技术。
- 如果来访者被深深卡住，无法动弹，被融合和经验性回避所麻痹，我们就转移到灵活三角的左边：开放（认知解离和接纳）。
- 如果我们在左边或右边（或两边）遇到障碍，我们就回到中心点：活在当下（稳定、抛锚）。

- 如果来访者已经在做重要的事，我们就回到活在当下：我们帮助来访者全情投入到他的经历中，聚焦于他正在做的事情。如果他正在做的事有潜在的乐趣，我们就帮助他学会去欣赏和品味。

▣ 确定议程

你的来访者越是被卡住，没有方向，或被压垮，为治疗确定议程就越重要。你的来访者不断进行"问题跳跃"时尤其如此：即快速从一个问题转向另一个问题，无法用足够长的时间聚焦于其中任何一个问题，以便提出一个有效的行动方案或议程来解决它。你可以问："我们能否挑选一个重要的问题或生活的方面，这样我们就可以在治疗中主要聚焦于此来改善它？"

对此，给出其基本原理通常效果会很好，比如"这样做的原因是会让我们的工作更高效。如果我们想一次处理好几个不同的问题，那么可能其中任何一个问题都很难处理好"。

此外，你可以要求来访者为当天的治疗挑选一个单独的问题、目标、关系或生活中的其他方面来聚焦。然后要达成一致的是，为了处理这个被选出的问题，工作要着眼于一个特定的脱钩技术或行动方案。

你当然可以利用选择点来确定议程。你可以把它拿给来访者看，说："今天的治疗中我们有两个主要的选项。我们可以聚焦于趋向行为，看看你想做哪些不同的事情来把生活引入你想要的价值方向。或者我们可以更多地聚焦于打造脱钩技术，来帮助你处理那些痛苦的想法和感受。你更想选择哪一个？"

如果你的来访者只专注于感觉良好或摆脱痛苦，而且这是她来治疗的全部目的，那就先进行创造性无望。

如果来访者选择了趋向行为，那么既可以从澄清价值开始，也可以从确定目标开始。

- 如果他已经了解了自己的价值，那就确定目标。
- 如果他还不了解自己的价值，那就澄清价值。然后利用那些价值来确定目标。

- 一旦来访者有了基于价值的目标，就将它们转化为行动方案。

如果来访者选择了脱钩技术，那就从最简单的开始：抛锚和简单的认知解离。

⊡ 教授脱钩技术的粗略排序

在我们教授脱钩技术时，没有什么必须要遵循的特定排序。以下是我个人使用的排序。

1. 抛锚／正念稳定练习（见第 10 章）

2. 简单的认知解离（如观察和命名）(见第 11 章)

3. 冥想认知解离（如溪流上的树叶)(见第 15 章)

4. 注意力训练和专注技术（如正念呼吸)(见第 17 章)

5. 投入和品味技术（如正念用餐、饮水、行走、聆听)(见第 17 章)

6. 自我慈悲（见第 18 章）

7. 接纳痛苦（见第 22 章）

8. 观察性自我（见第 25 章）

用这个排序作为一个基本指导，有可能对你的大部分来访者都会有不错的效果。但是，不要把它当成必须遵守的原则，按需调整。对于自己该如何工作，我们永远都要灵活掌握；面对眼前独一无二的来访者，我们要一直调整我们所做的工作。

⊡ 建构你的治疗流程

这里有一个很好的通用架构（重申、轻松地使用、按需调整）供你参考。

1. 正念练习

2. 回顾上一次治疗

3. 确定这次议程

4. 主要干预

5. 家庭作业

现在让我们快速浏览每一部分内容。

正念练习。在每次治疗开始前，做一个简短的正念练习，如抛锚或正念呼吸，是非常有帮助的。这不是必不可少的，但是它会将来访者和治疗师都引入一种正念的状态，并且引出对后面体验性工作的期待。

回顾上一次治疗。回顾上一次治疗，包括治疗的主要内容、做过的练习，以及从那时起来访者产生的任何想法或反应。如果来访者完成了家庭作业，会发生什么，会带来哪些不同的变化？如果没有，是什么阻碍了他？

确定这次议程。如上面概括的那样，商定一个治疗的议程。

主要干预。如果你正遵循一个治疗程序，你预先就非常清楚治疗中你想涵盖的内容。这很重要，但是要灵活回应在治疗过程中发生的一切。如果需要的话，对于你事先计划的任何内容，都要乐于放弃。（你永远有机会在后面的治疗中再回到这一点。）如果你没有遵循某个治疗程序，那么你既可以从上一次治疗中遗留的问题开始，也可以根据你刚刚制定的策略开始处理一个新的问题。

家庭作业。重要的是跟来访者反复强调他们在两次治疗之间所做的才是真正能改变他们生活的东西。新的技术需要练习。价值行动需要努力。在每一次治疗结束前，你们都需要共同商定，在两次治疗之间，来访者将要练习什么、做什么或进行什么样的实验操作。（但是要小心，不要太强求或者强制使用价值。）

小附件

参见《 ACT 就这么简单：小附件》的第 7 章（可从 http://www.actmind-fully.com.au）网站的"免费资源"页面下载。你会在那里找到活力 / 痛苦日记或问题 – 价值工作表。

撷英

在我们已经完成了第一次治疗（或两次治疗）的主要内容，也就是了解了来访者的成长史，建立了良好的咨访关系，签署了知情同意书，并且为治疗确立了行为目标之后，我们就要转到积极的干预中，重点要放在治疗中的体验性工作和两次治疗间的家庭作业上。

当你进入体验性工作时，要围绕 ACT 灵活三角中描述的三个首要内容：活在当下、开放、做重要的事。

- 想要来访者开始行动：在价值和承诺行动部分做工作（趋向）
- 当来访者被卡住时：在认知解离和接纳方面做工作（脱钩技术）
- 如果你觉得两方面都行不通：在回到活在当下和抛锚方面做工作（更多的脱钩技术）

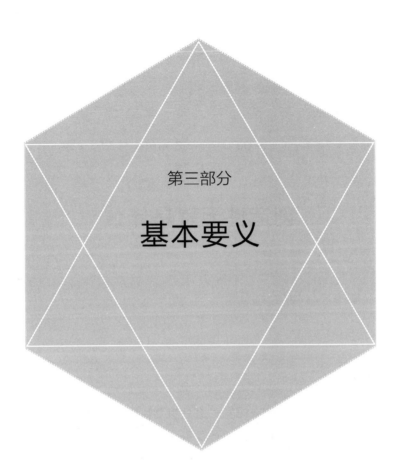

第三部分

基本要义

第 8 章

创造性无望是什么

我只想快乐

你有没有遇到过这样的来访者，他只想要快乐，并且这也是他想从治疗中得到的全部？你肯定遇到过，并且我相信你一定记得这个案例是多么富有挑战性。幸运的是，从现在起，你将得到能帮助你与这类来访者工作的方法：创造性无望（creative hopelessness，CH）。（请不要被这个名字扫了兴致。）

创造性无望概述

通俗表述：创造性无望是一个过程，在这个过程中，人们意识到，努力去回避或摆脱不想要的想法和感受往往会使生活变得更糟而不是更好。这会导致人们对回避自己痛苦的想法和感受这一惯用方式产生一种绝望感。这种绝望中会浮现出一种创造性的态度，要去寻求新的、不同的方式来应对想法和感受。

目标：提高来访者对情绪控制计划（见下文）以及过度经验性回避所付出代价的觉察，使其有意识地认识并承认在这一方面钻牛角尖是无效的。

> **同义词**：直面情绪控制计划。
>
> **方法**：我们看看来访者在回避或摆脱不想要的想法和感受时都做了什么，检验这些做法在短期及长期内的效果如何，揭示采取这些策略会付出的所有代价，并探讨它们究竟是会让生活得以改善还是更为恶化。
>
> **何时使用**：当我们知道或怀疑来访者过度地经验性回避，强烈依赖情绪控制计划时：我必须感觉良好；我必须摆脱这些不想要的想法和感受。

情绪控制计划

在 ACT 模型中，创造性无望是当我们确实知道或相当确信以下这样的事实时会引入的办法，这个事实就是来访者正紧紧抓住情绪控制计划不放手：我必须控制我的感觉。我必须摆脱那些不想要的、不愉快的、痛苦的想法、感受、情绪和记忆，用美好的、愉快的、令人向往的来取而代之。

现在我们已经在某种程度上理解了这一计划，还记得在第 2 章中，我们看到这样的应对是多么正常，以及适度的经验性回避为什么是没有问题的。但是，当来访者把它当作救命稻草绝望地抓住不放时，经验性回避程度就会提高，而且几乎总是会带来问题。（记住：高度经验性回避与抑郁、焦虑、长期的无力感、工作表现差、创伤后应激障碍、成瘾以及许多其他精神障碍出现的风险直接相关。）

创造性无望之所以得名，是因为我们的目的是在你的情绪控制计划中创造出一种绝望感（这不是让你对你的未来、你自己以及你的生活绝望）。我们的目的是破坏这一手段，这样我们就可以帮助来访者对一种新的手段，即接纳的手段保持开放。（ACT 的教材经常把这种手段称为"愿意"（willingness），也就是说，愿意拥有令自己痛苦的想法和感受，而不是与之抗争或回避它们。）

创造性无望很少会是一次性的干预，它通常需要你在一次又一次的治疗回合中去不断回顾。但通常每回顾一次，这个过程就会变得更快且更容易。现在，在我们讨论创造性无望的细枝末节之前，让我们先弄清楚这个概念……

情绪控制策略

情绪控制策略（emotional control strategies，ECS）是我们为努力摆脱不想要的想法和感受而首先去做的任何事情：经验性回避主导下的外显行为和内隐行为。情绪控制策略可能包括任何行为，从锻炼、祈祷、冥想到酗酒、吸毒和自杀尝试。（如果锻炼、祈祷和冥想主要是由价值驱动的，那么我们不会称之为情绪控制策略。只有当这些活动的主要目的是回避或摆脱不想要的感受时，我们才会称之为情绪控制策略。）在创造性无望的工作中，我们要求来访者开放地、不评判地看待他使用的所有情绪控制策略。但我们从不评判这些策略是好是坏，是对是错，是积极的还是消极的，我们的目的纯粹是看看这些策略在创造更好的生活方面是如何起效的（或无效的）。

◻ 我们排斥所有的情绪控制策略吗

一个字：不！回想一下，整个 ACT 模型都建立在有效性的概念之上：这种行为是否有助于你建立一种丰富而有意义的生活。所以，如果你的情绪控制策略能够丰富和改善你的生活，那就继续做！然而，现实情况是，大多数人过度依赖情绪控制策略，当我们过度、僵化或不恰当地使用情绪控制策略时，我们的生活质量就会受到影响。

以吃巧克力为例。当我们专心地吃一块优质的巧克力，欣赏并品味它时，我们会感觉很好（假设我们喜欢巧克力）。所以如果我们把这作为一种情绪控制策略，灵活而适度地使用它，那么它就会丰富我们的生活：它是有效的。但如果我们过度食用，它可能就会对我们的健康造成损害，比如体重增加。另外，如果我们处于强烈的痛苦情绪中，我们试图用吃巧克力来分散自己的注意力，那它就不太可能有效。

锻炼是另一个例子。当我们锻炼的时候，我们经常感觉好多了（如果锻炼的时候不觉得，至少锻炼之后我们感觉会好一些）。锻炼也能提高我们的生活质量。因此，如果我们将运动作为一种情绪控制策略，灵活而适度地使用它，那么它通常是有效的。但是如果过度使用它，像神经性厌食症患者那样，为了让身体保持在消瘦状态，每天花三小时在健身房，那么即使是像运动这样积极的行为也会付出代价。

此外，ACT 还假定，即使是提高生活质量的活动（如锻炼、冥想和健康饮食），当它们是受价值（如自我关爱）驱动，而不是经验性回避（试图逃避不想要的感觉）驱动时，也会更令人满意和受益。

例如，你曾经只是为了赶走无聊、紧张或焦虑等不想要的感受而吃美味的食物，这是一次非常令人满意的经历吗？与之形成对比的是，当你的饮食是被"品尝并欣赏你的食物，或是与所爱的人联结和分享"这些价值驱动时。哪个更加受益？同样，如果你做慈善工作的驱动价值是分享、关爱、给予和帮助，那么你可能会发现这比你为了回避内疚或无价值感去做，收获要多得多。

因此，我们的目标是帮助来访者在价值而非经验性回避的引导下采取行动：我们希望他们有意识地朝着有意义的方向前进，而不仅仅是逃避不想要的感受。

要真正明确这一点，假设驱动你运动的主要是诸如自我关爱这样的价值，那我们不会将它们归为情绪控制策略，因为你的主要目的不是控制感受。但如果你的主要目的是摆脱不想要的想法和感受，那我们就会把它们归为情绪控制策略。

创造性无望是基于有效性的干预。我们要求来访者仔细地、长时间地、诚实地、专注地察看他的所有情绪控制策略，并看看为此他需要付出什么代价。我们希望他能正视这一现实：他的情绪控制策略通常在短期内起效，会让他感受好一点；但是长远来看，对于让他的生活丰富、充实并有意义，并无效果。

▣ 每个人都需要创造性无望吗

我再说一次：不！！！！！！！！！！（nooooooooooo！）（我喜欢这个词！）如果一个来访者有改变的动机，并且没有深度地依赖于情绪控制计划，或者如果他已经熟悉正念或 ACT，并且对此方法持开放态度，那么就不需要用创造性无望，我们可以跳过它。

▣ 需要多长时间

创造性无望干预所需的时间差别极大。在泽特尔的抑郁症治疗方案节选中（Zettle, 2007），最初的创造性无望干预持续了 20 分钟。但我们也可以更快一些，在几分钟内完成（Strosahl, 2005）。不过极端的是，一些治疗师会花一整次治疗的时间来进行创造性无望干预。因此，在理想状况下，我们会"量身定制"我们的干预措施来适应来访者的具体问题。例如，一个自我觉察程度很高且对新想法十分开放的高功能来访者，与一个终生滥用药物且极度执着于情绪控制计划的来访者相比，后者需要的创造性无望干预的程度范围要比前者大得多。

我们怎样才能让来访者安心进入呢

无论创造性无望干预的长度如何，我们都希望能够先温柔地引导来访者进入创造性无望的浅水区，然后逐渐深入，我们不希望把他一下子推入深水区。可能是像这样的：

治疗师：好吧，看上去你想在我们的合作中达成的主要目标是摆脱这些痛苦的想法和感受，比如……（治疗师回顾来访者希望回避的主要想法、感受、情绪、记忆、欲望等。）

来访者：是啊，差不多吧。我讨厌这样的感觉，我只想快乐。

治疗师：当然啊，谁不是呢？这些感觉真的很痛苦和难受，并且它们对你的生活产生了巨大的负面影响，所以我们要尽快改变这种局面。但在尝试新方法之前，我们首先需要了解你过去曾经尝试过的所有方法，找出哪些是有效的，哪些是无效的。你愿意花几分钟我们一起来快速浏览一下你过去尝试过的方法吗？

你现在带来访者回答五个基本问题，准备好面质这些计划。

五个基本问题

创造性无望有许多不同的操作方法，但它们都可以归结为以下问题。

1. 你曾经尝试过哪些方法？

2. 这些方法的效果如何？

3. 这些方法让你付出了什么代价？

4. 在你身上浮现出了什么？

5. 你愿意尝试新方法吗？

现在我们要深入探讨这些问题。这里有很多需要你学习吸收的新东西，但不用担心，你可以下载我的"连点成线"（Join the DOTS）工作表，表里总结了所有关键要点（见小附件）。你还可以使用"按点连线"（其他工作表或工具，或你的记事本）来记录你和来访者从这五个问题中收集到的有价值的信息。

□ 问题 1：你曾经尝试过哪些方法

创造性无望干预的第一个问题是："到目前为止，你做过哪些事情来回避和摆脱那些不想要的想法和感受？"我们通常需要提示来访者去回忆，所以我用首字母缩写 DOTS 帮助我记住这些回避要点：

D＝转移注意力（Distraction）

O＝临阵脱逃（Opting out）

T＝思考性策略（Thinking Strategies）

S＝物质滥用和其他策略（Substances and other strategies）

让我们一个一个过一下。

D＝转移注意力

我会对来访者说："你有没有试过从这些感受上转移注意力？你试过哪些方法？看电视？听音乐？出去溜达？让自己忙起来？玩电脑游戏？你有没有试过其他方法来转移你的注意力？"

O＝临阵脱逃

这是关于外显的回避行为的通俗说法，也就是说，回避我的皮肤以外的任何东西——有人的地方、情境、活动、事件。所以我们可以问来访者："你有没有试过退出、放弃或者远离那些容易引发这些不舒服的想法和感受的场合、活动或人？你放弃或退出了什么样的活动？"

最容易开始工作的内容通常是关于拖延的，所以我会问来访者：

你正在拖延什么重要的事情吗？

你正在回避什么重要的任务吗？

有什么人或者地方是你正在远离的吗？

有什么重要的活动是你正在推迟的吗？

T = 思考性策略

我们在这里要问的问题是："你是如何试图通过思考来摆脱痛苦的？"与你的来访者一起回顾一些常见的思考性策略："你有没有试着去想那些比你更惨的人？积极地思考？挑战你的想法或是和你自己辩论？把想法强行挤出你的脑袋？将其最小化？谴责你自己？告诉自己要振作起来或者咬牙坚持？"

S = 物质滥用和其他策略

在这里，我们首先要问的是："为了摆脱痛苦，你往自己身体里塞过什么东西？毒品？酒精？处方药？阿司匹林？扑热息痛？咖啡？茶？香烟？百事可乐？比萨？冰激凌？双层巧克力提姆塔？（提姆塔是澳大利亚历史上最伟大的发明——一种美味无比的巧克力皮饼干，是大多数澳大利亚人的主食来源。）

之后我们将探讨的是："你有没有用过其他的策略来逃避这些感受？你咨询过医生或治疗师吗？读过自助手册吗？尝试过运动、瑜伽、冥想或者改变饮食这类方法吗？自残？自杀？冒险或是做危险的事？找碴打架或是吵架？让自己持续忙碌？规划假期？做家务？祈祷？自责？放弃？咬紧牙关强迫自己继续忍受？扪心自问，我为什么会这样？"

下面是在咨询中如何进行这一过程的示例。

治疗师：大多数人在接受治疗之前，已经尝试过很多不同的方法来让自己感觉好一点或者不那么糟糕，其中一些是有效的，而另一些则无效。我猜你也是这样的。现在我想确保我们不会做更多不起作用的事情，所以我们能不能花点时间回顾一下你所试过的所有试图回避或摆脱这些痛苦的想法和感受的方法。

来访者：老实说，我什么都想不起来。

治疗师：好吧，让我来帮你。人们最常做的事情之一就是试图转移自己的注意力，从而让他们的头脑不再体验痛苦的感受。你曾做过这样的事吗？

来访者：当然！

治疗师：我也是。那么，你会做些什么来分散自己的注意力呢？

来访者：我会看电视、听音乐、读书、吸大麻。

治疗师：用电脑吗？

来访者：会的，玩电子游戏，上网，花很多时间刷 YouTube，看一些无聊的东西。

治疗师：还有别的吗？

来访者：（停顿，摇头。）

治疗师：嗯，人们经常做的另一件事是，他们开始选择退出那些会带来痛苦的事情。你曾避开过任何重要的人、场合或者活动吗？你推迟或远离过什么重要的事情吗？

＊　＊　＊

以这种方式，治疗师只需用 5～15 分钟就能梳理完 DOTS。你可能只是在 DOTS 的每个维度下找到两三种策略，也可能找到来访者曾经使用过的所有不同策略。这实际上取决于：①来访者对情绪控制计划的依赖程度；②你咨询的时长。

问题 2：这些方法的效果如何

在创造性无望干预中，我们要探讨的第二个问题是："从长远来看，它的效果如何？"我们要确认大部分的情绪控制策略在短期内都能减轻来访者的痛苦，然后我们要富有同情心并不失尊重地问他们："从长远来看，它们效果如何？这些想法和感受是永久地消失了，还是又回来了？"

这个问题的目的是帮助来访者按点连线[一]：他一直在努力，很努力、非常努力地试图摆脱这种痛苦，他找了无数方法希望在短期内有效，但从长远来看，痛苦会不断地回来！

[一]　帮助找到规律。——译者注

有两种方法可以完成问题 2。有些人引入问题 2，作为创造性无望的独立的第二阶段。在第一阶段，你列出了来访者所有的情绪控制策略；在第二阶段，你可以这样说：

治疗师：所以这些策略中的大部分在短期内会让你松口气，对吧？（来访者同意。）那这些方法中有没有任何一个能够永久地消除那些感受，让它们不再回来呢？

来访者：我不知道，也许有一些吧。

治疗师：好的，但大部分情况下它们会不断地回来，对吧？否则你就不会出现在这里了，对吧？

来访者：是啊。

其他人更喜欢把问题 1 和问题 2 交织在一起，而不是在不同阶段分别提出。因此，在来访者识别出一个情绪控制策略（或一类情绪控制策略）后，治疗师会问："这在短期内有效吗？这让你松了一口气吗？"来访者通常会回答"是""一开始是""有一点""最初有点帮助"。治疗师接着回应，"从长远来看呢？""它持续了多久？"或者"在那些感受再次造访你之前能维持多久？"

不管怎样，治疗师可以用这样的方式结束问题 2："所以你尝试了很多不同的策略。从短期来看，这些策略大多奏效，它们让你松了一口气；但从长期来看，这些痛苦的想法和感受还是会不断回来。"

这个问题也很值得一问："年复一年，你的疼痛 / 焦虑 / 抑郁状况是保持不变，变得更好，还是越来越差？"几乎所有来访者都会报告情况是越来越差。

问题 3：这些方法让你付出了什么代价

对我们大多数人来说，一点点的经验性回避很少会成为一个问题，但程度深了通常就会伴随巨大的代价。所以我们现在问来访者："我们能不能花点时间探讨一下为回避不适所采用的这些策略会让你付出什么代价？"同样，我们通常需要提示来访者以帮助他们想到这些代价。幸运的是，我们可以再次使用 DOTS 简记法来帮助我们完成这一过程，我们可以查看每种情绪控制策略（转移注意力、临阵脱逃、思考性策略、物质滥用和其他策略），来找出当来访者过度依赖它时所付出的代价。

> ### 实用小贴士
>
> 记住，在 ACT 中，我们并不是"正念法西斯"，并不是反对所有的情绪控制策略。所以请明明白白告诉来访者这一点，你可以这样说："如果这些策略中的任何一个能长期帮助你建立你想要的生活，那么请继续这样做！我不是要你停下来，我想做的是，如果你不介意的话，当你在过度使用这些策略时，看看你需要付出的代价。"

转移注意力的代价

适度而灵活地使用转移注意力这一策略时，几乎完全不是问题，甚至有时会对你很有帮助。但是过度转移注意力的代价是什么呢？我们想问来访者，"你花了多少时间来转移自己的注意力？""看上去有多少时间是合理安排了，又有多少时间被浪费了呢？""你花了多少钱在上面？""这些事情会损害你的健康、工作或人际关系吗？"

临阵脱逃的代价

接下来，我们要探讨过度采用临阵脱逃策略（外显的回避行为）的代价。对大多数人来说，最大的代价就是错失良机。我们越是回避重要且有意义的人、地点、情境、活动和事件，我们的生活范围就越小，我们错过的就越多。如果你的来访者回避向老板要求加薪，这会在个人经济方面付出什么代价？如果他想回避和伴侣间的一场艰难的真心交流，那么他会在亲密关系上付出什么代价？如果他回避去医院看病或去健身房，那么他会在身体健康方面付出什么代价？

思考性策略的代价

思考性策略的最大代价之一是一整天一整天地沉浸在思考中，从而错失生命中的美好，不能投入，用自动导航模式做事，或者迷失在"分析瘫痪"中。当然，当情绪痛苦是轻微的——只有一点点的焦虑、悲伤或内疚时，通常思考性策略可能减轻痛苦；但是，情境越是有挑战，情绪上的痛苦越大，思考性策略就越不起作用。

对大多数来访者来说，另一个代价是浪费时间：所有的时间都花在自己的头脑里，而没有投入到生活中。通常，治疗师需要在这里问一些引导性的问题：“你花了多少时间在你的头脑里，努力想用思考把你的痛苦带走？那你在外部世界又错失了多少东西？”

物质滥用和其他策略的代价

在健康、工作、福利、财务和人际关系上过度地物质滥用，所付出的代价通常是最容易被来访者识别的。“咬紧牙关，咽下痛苦，强迫自己去做”的代价是不满和耗竭。如果有任何其他被提及的策略，我们都应该探讨这些策略所需要付出的代价。

问题 3 的结束

我们要通过确认“来访者已经十分努力了，并且一点都不愚蠢”来完美结束问题 3。例如，我们可以说：“你在这方面真的一直很努力。为了摆脱这些痛苦的想法和感受，很久以来，你一次又一次地努力尝试。没人能说你懒，因为你为此付出了极大的努力。也没有人能说你笨，因为每个人都在做这些事情，我们都会试图转移自己的注意力，或回避困难的任务和情境，或想通过思考把痛苦带走，或通过物质摄入来让自己感觉好一点。我们都是这样做的，我们的文化背景也推崇这些，朋友、家人、健康专家、女性杂志、自助手册等都在广泛推荐这类策略。当然，这些策略在短期内确实起作用：它们给你带来了甜蜜的放松时刻。但从长远来看，这些感受会持续回来找你，对吧？我想知道的是，这些策略真的给了你想要的生活，帮助你成为你想成为的那种人了吗？

实用小贴士

要使这项工作切实有效，我们需要一个关怀、平等和尊重的空间。我们的目的是确认来访者的体验：他在努力尝试，但从长远来看，这并不奏效。显然，如果我们进行批评或评判，那么我们的来访者会感到自己一无是处。

这就是强调这一点是如此重要的原因：在某种程度上，我们所有人都在使用这些策略，并且从短期来看，它们确实经常会让我们感觉更好一些。

问题 4：在你身上浮现出了什么

此时，我们带着极大的慈悲心来询问来访者的感受。例如，我们可以说："你知道，很多人在这个时候会体验到一些强烈的感受……比如悲伤、愤怒或焦虑……我想知道，现在在你身上有什么浮现出来了呢？"

许多来访者会有一种情绪反应，通常是悲伤、愤怒、焦虑或内疚的组合，无论它是什么，我们希望能够对此进行正常化和确认。同时，来访者常常会有一种解脱感，因为我们正在确认他们的体验：他们一直在使用所有这些情绪控制策略，也得到了短期内的解脱，但从长远来看，这是行不通的。

有时候，来访者会与消极的自我评价融合（例如，"我真是个废物"），如果是这样，我们就需要重申，这些是每个人都会使用的常见策略，而且我们的文化也鼓励我们去做这些事情。然后，我们可以转入一些快速的基础性认知解离，如下面案例所示。

治疗师：所以，请观察你的头脑正在做什么，注意它多么迅速地跳出来开始指责你。信不信由你，你的大脑确实是在努力帮助你。它的策略是："如果我能深深自责，并且让自己过一段糟糕透顶的日子，这就能帮助我继续生活下去，不再把事情都搞砸了。"所以你的大脑这样做是相当自然且正常的，只是它并没有带来什么特别的帮助。那么，我们是否可以让你的头脑自说自话，而不要被它左右？我们能回到我们正处理的问题上来吗？

这个回应能够使许多来访者脱钩，如果没有脱钩，我们就可能需要使用第 12～16 章的策略，花更多的时间在认知解离上。与之类似，如果此时的来访者被强烈的情绪满溢，那么我们可以切换到"着陆技术"和"抛锚"（见第10 章）。关键是，无论来访者的反应如何，我们都应该将它确认、正常化，并带着强烈的关怀和理解做出回应。

⊡ 问题 5：你愿意尝试新方法吗

　　一旦我们感到来访者已经意识到，他控制自己情绪的努力是徒劳的，我们就可以问："你愿意尝试新方法吗？"

　　听上去会有点像这样：

治疗师：那么，我能快速回顾一下吗？你已经为了摆脱你不想要的感受努力了很长很长时间。你已经找到了很多能够让你短期内放松的策略，但长期来看它们要么不起作用，要么会使生活变得更糟。你也付出了巨大的代价，以这种方式生活已经产生了负面的影响。所以考虑到这些，我想知道……你是否已经准备好接受一些新东西了？一种可以回应那些痛苦的想法和感受，但与你曾经尝试过的一切截然不同的全新方式？

　　只要我们以开放、好奇和慈悲贯穿这一过程，来访者就会发现这是合理的。这不带评判地确认了他们的体验：他们一直在努力控制自己的感受，虽然从长远来看，这并不管用——他们的生活越来越糟，而不是越来越好。

接下来呢

　　在这一点上，来访者的反应会千差万别。他们可能是冷淡的（"好吧"）、兴奋的（"让我们开始吧"）或焦虑的（"我不知道。都包括什么"）。无论他们的情绪反应如何，我们都需要承认、确认，并做出本能的判断：来访者是否真的意识到了情绪控制计划的无效性。如果没有的话，我们就得再坚持一段时间的创造性无望干预。但如果做到了，大多数治疗师就会切换到一个叫作"放弃挣扎"的系列干预方法中去（见第 9 章）。

> **小附件**
>
> 参见《ACT 就这么简单：小附件》的第 8 章（可从 http://www.actmindfully. com.au 的"免费资料"页面下载）。在这里，你可以找到连点成线工作

表（我创建它是为了帮助自己记住创造性无望中的所有步骤）。你可以和来访者一起填写这个工作表，或者在白板上画出来。你还会找到另外两种有用的表格：活力 / 痛苦日记（vitality vs. suffering diary）和问题 – 价值工作表（problems and values worksheet）。

技能提升

创造性无望有多个步骤，所以它需要练习。我建议你按以下步骤操作。

- 下载连点成线工作表并打印两份。一份基于你自己（毕竟，ACT 最好的练习对象是你自己），另一份基于你当前的来访者，分别填写。
- 之后，与一个想象中的来访者一起大声地（或至少在你的脑海中这样做）排练各个步骤，根据自己的说话方式适当地修改里面的用词。
- 在你排练完之后，尝试用于真正的来访者咨询中。

撷英

创造性无望是 ACT 模型中的一个可选方案，你不需要在每个来访者身上都使用。然而，如果你的来访者有很强的经验性回避，并且兴趣点只在感觉良好或摆脱他的痛苦想法和感受上，那么你绝对要做创造性无望干预；如果你在这类来访者这里跳过了这一步，你就会陷入困境。只要带着慈悲和好奇进行工作，而不是评判、傲慢或说教，那来访者就会发现他们自己的体验被有力地确认了。

放弃挣扎

如果不回避，那能怎么办

如果不去回避自己不想要的想法和感受，那么我们还有什么别的选择吗？就传统的 ACT 术语来说，另一种选择是愿意：也就是愿意保有自己的想法和感受，而不是回避或与之抗争。愿意包括四种核心正念技术中的任何一种或任意组合：认知解离、接纳、灵活注意（接触当下）和以己为景。

艰涩难懂的术语

"愿意"一词在 ACT 中有两种不同的含义：①它是接纳的同义词，即愿意保有你的想法和感受，或为之腾出空间（而不是勉强或违心地这样做，这种情况我们称之为"忍受"）。②它是行动的一种品质：与带着憎恨或厌恶做事情相反，而是你真的愿意去做某事。

当痛苦的想法和感受出现时，我们大多数人默认的是与之对抗：我们与它们抗争，试图压制或征服它们，或逃跑以躲开它们。所以，愿意的第一步就是放弃挣扎：停止抗争与逃避我们自己的想法和感受。

这一阶段的治疗中主要有两种干预措施。

1. 把挣扎命名为问题；

2. 击破情绪控制的幻想。

如果创造性无望干预之后，你的来访者不耐烦地问："那我该怎么办？"你可以回答："好问题。你已经知道我们将在这里学习一些全新的技术来处理痛苦的想法和感受。但这种方法与你尝试过的所有方法都截然不同，如果我们长驱直入的话，可能会适得其反。所以如果你还能再忍一会儿，我现在想为下一步的工作打点基础。也许你可以这样想……"

治疗师现在用他精选的隐喻来表明挣扎才是问题所在（我们很快会讲到这一点）。

挣扎才是问题，而不是解决办法

上面这个短句的意思是，当一个来访者被试图控制自己感觉的策略钩住时，他会待在一个痛苦不断增加的恶性循环中。在大多数的 ACT 教材中，你会发现另一种表述："控制才是问题，而不是解决办法。"我不喜欢这种表述，因为它很容易对控制这一话题造成混淆。让我来解释一下。

如果我们的目标是给人们赋能，我们就需要帮助他们专注于他们能够控制的事情（见表 9-1）。这就是为什么在 ACT 中，我们帮助人们：

1. 区分可控和不可控的事情到底有什么不同；

2. 不再努力去控制无法控制的东西；

3. 积极地将控制用在他们能控制的东西上（如果这样做有用的话）。

表 9-1 澄清了这些差异：

表　9-1

掌控之外	掌控之内（可能地）
我绝大多数的情绪和感受	我如何应对我的情绪和感受
我绝大多数的想法	我如何应对我的想法
我绝大多数的感觉	我如何应对我的感觉
回忆	我如何应对我的回忆
我是否得到了我想要的结果	为了增加获得我想要的东西的机会，我说了什么或做了什么
我在做手头的事情时感受有多好	我在做手头的事情时专注和投入的程度如何

（续）

掌控之外	掌控之内（可能地）
其他人说什么和做什么	我说什么或做什么来影响他人
其他人如何评价或看待我	我是否表现得像我想成为的那种人一样
未来会发生什么	我说什么或做什么来影响未来
过去发生了什么	我如何应对关于过去的想法
痛苦的丧失	在面对丧失时的自我慈悲
生活是否给了我想要的东西	不管生活是否给了我所想要的东西，引领我生活和行动的价值都一直存在
生活中大多数艰难的事情（例如工作问题、疾病、伤痛、所爱的人带来的折磨、自然灾害、经济危机、全球变暖等）	在面对生活中的这些困难事件时引领我生活和行动的价值，以及我的自我慈悲程度

注意右栏顶部的"可能地"一词。如果你已经高度融合、自动化行事或处于离解状态，那么显然你在这些区域的控制能力不会太强，但是随着心理灵活性的发展，你的控制程度也会逐步提升。

希望你能看到，我们在ACT中实际上是在鼓励进行大量的控制。事实上，我经常对来访者说："当生活变得艰难，这些痛苦的感受出现时，我想做的就是帮助你更好地控制你说什么和做什么。"

因此，鉴于术语间可能会混淆，相比于把"控制"作为问题进行讨论，我更愿意用"挣扎"这个词，或"与我们那些痛苦的想法和感受抗争或逃避它们"这个较长的短语。

干预：把挣扎视为问题

放弃挣扎的第一种干预方式是帮助来访者认识到与痛苦的想法和感受苦苦抗争才是问题所在，想法或感受本身并不是问题。我们可以使用很多隐喻来证明为什么挣扎才是问题。在这一章中，我们首先看看我最喜欢的练习——"推开纸"（pushing away paper），然后是两个很常用的备选练习，"在流沙中挣扎"（struggling in quicksand）和"与怪兽拔河"（tug of war with a monster）（both from Hayes et al.，1999）。

推开纸

这个练习是由我之前的"推文件夹"练习（Harris，2009a）演变而来的，是关于接纳和经验性回避的隐喻。下面这个逐字稿是一个几乎适合所有人的通用版本，如果我们把它具体化到每一个独特的来访者身上，它就更有力量了。举例来说，我们不是说"所有你关心的人"，而是说"你的丈夫迈克尔和你十几岁的女儿莎拉"。

当我这样做的时候，我通常会把我的椅子搬到来访者旁边，我们并排坐着，每个人都拿着一张纸。我们将椅子靠墙，面朝房间，我们同时做所有的动作。当然，你不一定非得这样做，你可以自由地修正和调整。如果我们先在纸上写下来访者试图回避或逃离的具体想法、感受、情绪、记忆、欲望、渴望和感觉等，这个练习将会变得更有力量。

当你阅读下面这篇逐字稿时，请把它演示出来：按照指示拿一张纸，把它从你身边推开，并想象你真的是和来访者一起做。

几句警告：这是一个用身体演示的隐喻，所以如果当你或你的来访者有肩颈问题或其他会造成疼痛的问题，建议你不要做这个演示。你可以选用纯粹的语言类隐喻，如我们将很快看到的那些：在流沙中挣扎或与怪兽拔河。

* * *

治疗师：（与来访者并排坐在一起，两个人都面对着房间）想象一下，在你面前的（指着房间里的东西和远处的墙壁）是你内心深处真正看重的一切，是让你的生活有意义的一切（或在过去曾经如此）；是所有你喜欢的人、地方和活动；是所有你喜欢的食物、饮料、音乐、书籍和电影；是所有你喜欢做的事情；是所有你关心并且想与之共度时光的人。

但不止这些。那里还有你今天需要处理的生活中的所有问题和挑战，比如……（治疗师根据来访者的经历给出一些例子，比如"你与儿子的冲突""你的财务问题""你的健康问题""你的诉讼案""你在找的工作""你的癌症化疗"等。）

此外，那里还有所有你需要做的保障生活正常进行的日常工作：购物、烹饪、清洁、开车、报税，等等。

现在，请模仿我来做这个练习。让我们想象一下，这张纸是你想摆脱的所有痛苦的想法、感受、情绪和记忆。现在像这样紧紧地抓住它的边缘，并尽可能地把它推离你。（治疗师用双手紧紧捏住纸的边缘，伸出手臂，将纸尽可能地推远。来访者进行模仿。）这就是你的文化告诉你要去做的事情：让这些想法和感受远离你；朋友这样告诉你，医生这样告诉你，治疗师、咨询师、女性杂志……每个人都这样说，对吗？但是（治疗师以一种幽默的态度来说下一部分的内容），看起来我们现在并没有真正尽全力。让我们再使点劲，把吃奶的劲都用出来去推。把肘部伸直，甚至到肩膀要脱臼，让这些想法和感受有多远就走多远。（治疗师和来访者在接下来的练习中保持这个姿势：紧紧地捏住纸的边缘，手臂伸直，尽可能地远离胸部。）

现在注意三件事。第一，这有多累？我们只做了不到一分钟，已经很累了。想象一下，如果你整天这样做，会消耗多少能量？

第二，注意它是多么分散你的注意力。如果你爱的人就在你面前，你要把全部注意力都集中在爱人身上的难度有多大？如果你最喜欢的电影在那边的屏幕上播放，你又会错过多少精彩剧情呢？如果现在在你面前有一个重要的任务，或是一个需要你解决的问题，或是一个需要你闯过去的难关，那么你集中精力去完成它的难度又有多大？

第三，注意一下，当你所有的努力和精力都投入到这件事上时，要采取行动做那些能让你的生活正常进行的事情是多么困难，比如……（治疗师根据来访者的经历给出一些例子，比如"做饭""开车""拥抱你的宝宝""在电脑上打字"。）所以注意一下，当我们像这样挣扎于自己的想法和感受中时，生活是多么艰难。我们心烦意乱，错失生活中的美好，难以专注，我们精疲力竭，连那些维持日常生活的基本工作都难以完成。

现在，让我们来看看，当我们放弃与想法和感受抗争时会发生什么。（现在治疗师放松手臂，把纸放在膝盖上。来访者也学着他这样做。通常来访者会长吁一口气："啊啊啊，好多了。"）差别很大，对吧？这要轻松多少？你现在的能量增加了多少？投入并持续专注在你当前的事情上变得容易了多少？如果你最喜欢的人现在就在你面前，你会增加多少与他的联结？如果你现在就需要完成一件事或者解决一个问题，又有多容易就能专心去做？现在活动活动你的手臂和手（治疗师轻轻地甩动手臂和手，来访者也跟着做）。现在采取行动是不是容易得多了，如开车、抱孩子、做饭？

现在注意，这些东西（治疗师指着他膝盖上的纸）并没有消失。我们还没有摆脱它们，它们还在这里。但我们有了一种新的应对方式，我们对它们的处理方式不同了。

它们不再能阻止我们，使我们消沉，不再能随意摆布我们。并且如果能用它们做些有用的事，那我们会利用它们。你看即使是那些让我们十分痛苦的想法和感受，也常会包含一些可以帮助我们的有用信息，哪怕它只是把我们引向我们需要解决的问题或我们需要改变的事情，或者只是提醒我们要对自己好一点。并且，如果它们对我们真的没什么用，我们就让它们待在那里好了。

* * *

请注意以上练习的最后一段，在 ACT 中，我们不是消除或忽视痛苦的感受，而是用开放和好奇的态度来看待它们。我们的情绪是智慧的源泉，我们永远接纳它们，并积极地把它们变成盟友。这一点我们将在第 23 章中看到。

实用小贴士

有时来访者会边说"我不能这样做吗"，边把纸扔到地上。治疗师可以通过总结在创造性无望干预过程中发现的一些主要的回避策略来进行回应，就像下面这样："是的，我们已经确定，很多方法可以在短时间内做到这一点，服用一些药物，回避有挑战性的情境，用电脑游戏分散你的注意力，但是多久它们就会又回来呢？用不了多久，对吗？所以这个（模拟把纸扔掉的动作）和这个（模拟把纸推开的动作）基本上是一样的。我们说的是做一些完全不同的事情，像这样（模拟把纸放在他腿上的动作）。"

接下来，我们来看两个更为常用的有关放弃挣扎的隐喻。

在流沙中挣扎的隐喻

治疗师：还记得那些老电影里坏人掉进流沙的桥段吗？他越挣扎，陷得就越快。陷入流沙时，你能做的最糟糕的事情就是挣扎。活下来的唯一方法就是向后仰躺，张开双臂和双腿，漂浮在沙面上。这的确很难做到，因为你的身体本能告诉你要挣扎。但如果你遵循自然本能去做，你就会被掩埋。请注意，平躺和漂浮在心理上都很难做到，因为这不符合人的本能反应，但这比起挣扎消耗的体力要少得多。

与怪兽拔河的隐喻

治疗师：想象一下你和一只巨大的焦虑怪兽在进行一场拔河比赛。（你可以根据来访者的问题改变怪兽的名字，例如抑郁怪兽。）你拉着绳子的一端，而怪兽拉着另一端。在你们之间有一个巨大的无底洞，你用尽全力向后拉，但是怪兽还是不断地把你拉得离洞口越来越近。在这种情况下，你能采取的最好的办法是什么？

来访者：更用力地拉。

治疗师：嗯，这是本能反应，但是你越用力，怪兽就越用力。你就被困住了。你必须做的究竟是什么呢？

来访者：放开绳子？

治疗师：对，就是这样。当你放开绳子时，怪兽仍然在那里，但是你不会困在与它的苦苦抗争中了。现在可以做些更有用的事情了。

有大量的其他隐喻可以用来说明挣扎本身就是问题所在。你基本上可以用任何方式，只要能传递以下信息：在困境中，你越是遵循自然本能去反应，情况就会越糟。众所周知的例子还包括：汽车侧滑时猛踩刹车；逆着潮汐游泳；试图在洞中挖一条生路；使劲挠发痒的皮疹患处；当速度太快时，向后压你的滑雪板。另一个选择是挣扎开关的隐喻（Harris，2007），我们将在第 22 章中介绍。

实用小贴士

在后面的咨询中，当来访者重新陷入自我挫败的情绪控制策略时，你可以回到这些隐喻上。例如，如果你的来访者报告说他进行了三天的疯狂酗酒，你可以慈悲且尊重地回应："再次在流沙中挣扎，这太正常了。我们改掉旧习惯真的太难了。"或者"三天的时间都在做这个（治疗师模仿推开那张纸的动作），你一定已经精疲力竭了吧。"

🔲 干预：击破情绪和认知控制的幻想

在这种干预方式中，我们击破了人类可以控制自己的想法和感受这一神话或幻想。你可以说："所以，我们都在信马由缰，试图控制自己的感受，但这根本不起作用。并不是说我们完全没有控制权，而是我们能做的比我们想要的要少得多。如果你愿意的话，我想带你做一些小练习，这样你就可以自己验证一下这件事情了。"然后，你可以带来访者做以下任何练习或所有练习，以任何组合、任何顺序进行皆可。

删除记忆

治疗师：花点时间回忆一下你今天是怎么过的。想起来了吗？好了，现在请你删除这段记忆。把它抹去。（暂停。）你觉得怎么样？

麻木双腿

治疗师：现在试着让你的左腿麻木到完全失去知觉，直到我用钢锯把它切断时，你也没有一点感觉。（暂停。）你觉得怎么样？

不要去想……

治疗师：在接下来的练习中，你一定不要想我说的东西。哪怕一微秒也不行。不要去想……冰激凌。别去想你最喜欢的口味，别去想炎热的夏天里它是如何在你嘴里融化的。（暂停。）你觉得怎么样？

测谎仪的隐喻

治疗师：请想象我是个疯狂的科学家，绑架了你来做实验。我给你身体上接
　　　　了一个超灵敏的生物检测仪，或者叫测谎仪。这台机器会检测到你
　　　　身体中极其微弱的焦虑，你瞒不过去。即使是极其微弱的焦虑迹象，
　　　　也能触发所有的警铃。在对你做的这个实验中，你绝对不要有任何
　　　　焦虑，因为只要你焦虑了，我就会拉动这个杠杆，你就会被百万伏
　　　　特的电流击死。（暂停。）接下来会发生什么？

来访者：我会被电焦的。

治疗师：没错。即使命悬于此，你依然不能停止焦虑。

坠入爱河

治疗师：现在假设如果你能按我的要求做，我就给你 10 亿美元，10 亿美元
　　　　啊！我要把一个人带进这个房间，一个你从没见过的人，如果你能
　　　　立刻死心塌地地爱上这个人，我就把钱给你。你能做到吗？

来访者：如果是布拉德·皮特，我就可以。

治疗师：这是一个有性别歧视、种族歧视的卡车司机，总是大喊大叫地说着
　　　　最不堪的话，而且他一年没有洗澡刷牙了。

来访者：那样的话，我做不到！

治疗师：即使是 10 亿美元也不行？

来访者：我想我可以试试。

治疗师：当然。你可以表演出拥抱他、亲吻他的样子，并说"我爱你，我爱
　　　　你"。你对自己的行为有很强的控制力，但你能控制自己的感情吗？

来访者：不能。

那么接下来呢

在这个时候，希望你的来访者已经做好学习一些新技术的准备了。如果

此次咨询中你还有足够的时间，你可以马上直接开始。对于大多数来访者来说，在起步阶段，最简单的技术是抛锚或简单的（非冥想型）认知解离，略具挑战性的技术则包括接纳、自我慈悲和以己为景。

然而，如果你们没有足够的时间开始正式的技能学习，那么你就向来访者解释一下，然后这样说："下一次咨询时，如果你准备好了，那么我们将重点学习一些处理这些痛苦的想法和感受的新方法，你觉得怎么样？"在这种情况下，根据你所使用的挣扎隐喻，布置一个简单的家庭作业将会很有用：让你的来访者观察他何时在"使劲推""拉绳子"，或"在流沙里挣扎"，以及如果他停止了推、拉或挣扎，这会带来什么不同。

如果他愿意的话，最好鼓励他每天坚持写日记：挣扎是在何时何地发生的？是由什么触发的？可能带来什么后果？如果做到的话，那么他是在什么时候放弃挣扎的？这会带来什么不同吗？这些作业可以是上一章创造性无望干预作业的替代或补充。

小附件

参见《ACT 就这么简单：小附件》第 9 章（可从 http://www.actmindfully. com.au 上的"免费资料"页面下载）。在这里，你可以找到：①日常挣扎工作表；②如何正常化和确认来访者的情绪挣扎，并帮助他们理解为什么这样做；③如何处理使用推开纸隐喻时不寻常的棘手反应；④我的YouTube 上关于测谎仪隐喻动画的链接。

技能提升

你也许能猜到接下来我要说什么。光看这些东西是不够的，你得练习一下。所以：

- 大声朗读所有的练习和隐喻，就像带着来访者过一遍一样。（或者至少在心里排练。）
- 注意你自己与想法和感受抗争的倾向。每天写日记：挣扎是在何时何地发生的？是由什么触发的？可能带来什么后果？如果做到的话，那么你是在什么时候放弃挣扎的？这会带来什么不同吗？

撷英

放弃挣扎的那些隐喻为正式明确地进入接纳部分的工作提供了一个很好的切入点，它们也为创造性无望与愿意之间提供了一座有用的桥梁。

抛锚

用途广泛的正念工具

抛锚（dropping anchor）是一种让你接触当下的简单而有力的技术。它的目的是帮助来访者"全然存在"，投入到他们正在做的事情中，重新控制他们的行动，并将注意力集中在此时此刻最重要的事情上。对于大多数人来说，它十分有效，而且相对于其他正念技术来说，它教起来容易得多。所以我希望它在 ACT 的治疗程序中得到比目前更广泛的应用。

就我个人而言，我建议你将抛锚作为第一种正式的正念技术教给正在以下方面挣扎的来访者：

- 情绪失调
- 低唤醒状态
- 高唤醒状态
- 离解障碍
- 令人崩溃的情绪
- 冲动行为
- 强迫行为

- 极端融合
- 闪回
- 恐惧症

此外，对于任何来访者来说，它都是可教的极好的入门技术，无论是对正念感兴趣的，还是想通过与痛苦想法和感受脱钩而好起来的人们。将它作为创造性无望和放弃挣扎之后，积极发展"愿意"的第一步，也是一个很棒的选择。（你发现我有多喜欢这种技术了吗？）

介绍抛锚

情绪风暴隐喻（emotional storm metaphor）（Harris，2007）是向来访者介绍抛锚的绝佳方法。

情绪风暴隐喻

在接下来的逐字稿中，来访者已经被焦虑情绪压垮。治疗师刚刚问的是："对于此，你感觉最强烈的地方在哪里？"

来访者：我哪里都不舒服！它就在这里来回搅动！（指着他的胸部和腹部。）

治疗师：所以你的胸部和腹部感觉更强烈。你的头有什么感觉？

来访者：糟透了，所有东西都在转圈。（他用手指在头的侧面画圈。）

治疗师：所以，所有的想法都在你的头脑里飞旋，所有的感受都在你的身体里打转，就像一场情绪风暴在你体内爆发开来。当被风暴袭击时，你无能为力，只能任其摆布，对吗？

来访者：太对了！

治疗师：假设当你的船驶入港口时，正好遇到一场巨大的风暴在肆虐，那么你的首要任务是什么？

来访者：我猜，是把它系牢。

治疗师：是的，尽快系好它或者抛下船锚。我们也一样。当情绪风暴肆虐时，
　　　　我们首先要做的就是抛锚。显然，这不会使风暴消失，船锚不可能
　　　　控制天气，但它会使我们保持稳定，直到风暴过去。

实用小贴士

　　一定要提到的是船正在接近港口或已经在港口。出海的船遇到暴风雨时不会抛锚，它应该试着乘风破浪。

　　在 ACT 中，我们希望能灵活运用我们的隐喻，总是调整或改变它来适应我们的来访者。2016 年，我有幸为世界卫生组织编写了一份供世界各地难民营使用的 ACT 治疗程序[⊖]（Epping-Jordan et al., 2016）。因为我设想难民会有很多与创伤相关的障碍和情绪失调状况，我把抛锚设为方案中的第一个正念练习。可惜，最早应用的两个国家是叙利亚和乌干达，这两个国家的文化与船只和航行的联系都不强。所以我把这个隐喻改成了"着陆"，如下所示：

　　想象一下，当一场风暴突然来临时，你正站在一棵树最顶端的树枝上。狂风撕扯着你，你只能拼命地抓住树枝，不让自己掉下去。现在你必须做的是什么？显然，你不想待在树枝上，你想做的是尽快到地面去。下到地面不会让暴风雨停下来，但对你来说这就是最安全的地方。此外，如果你站在树的高处，你就做不了任何有用的事情。例如，你的孩子在树底下，但你在高高的树枝上，你就不能做任何保护她或安慰她的事情。但只要你到了地上，你就可以抱着她、安慰她，直到暴风雨过去。在这里，我们的目的是学习当情绪风暴在我们内部肆虐时，如何让自己"稳定接地"。无论情绪风暴是由什么造成的，愤怒、悲伤、恐惧、内疚还是绝望，我们都是越早让自己下到地面越好。

抛锚三步走

　　有关抛锚的练习都遵循一个循环往复的三步走结构，你可以用缩写 ACE

　　⊖　WHO 官网 2020 年推荐的《压力之下，择要事为之》绘图本。——译者注

来记住这三步。

A——承认你的内心体验（Acknowledge your inner experience）

C——回到你的身体中来（Come back into your body）

E——融入世界（Engage with the world）

让我们一个一个地看。

承认你的内心体验。在这里，我们的目的仅仅是确认所有的想法、感受、情绪、记忆、感觉和欲望的存在。通常，用语言（无声或大声地）把这些内容表达出来是一种有用的方法，例如，"这是悲伤""我注意到了痛苦的回忆""我现在有一种愤怒的感觉"。

回到你的身体中来。在这里，我们的目的是重新获得自我控制的感觉，在痛苦的想法和感受出现时，把注意力集中在你最有控制力的地方：你的身体行动上。移动，伸展，改变姿势，坐直，站起来，走路，改变你的呼吸，挺直你的脊柱，把你的脚用力踩到地板上，等等。这些能够帮助人们迅速恢复对身体的控制：为任何有效的身体行动迈出了重大的第一步。

融入世界。在这里，我们的目的是扩展你的觉察：注意你在哪里，你在做什么，你能看到、听到、触摸、品尝或闻到什么。这不是为了转移你对想法与感受的关注，而是为了让你注意到除了这些之外还有什么。

抛锚适用于什么状况

以下是三种典型的适用于抛锚的状况。

1. 来访者想学习一种简单的正念技术时（它可以作为接纳、认知解离、接触当下或以己为景的基础）。

2. 当来访者处于过度融合状态，不能投入或参与到咨询中来时。

3. 当来访者被情绪压垮，有冲动或强迫行为，或者有离解障碍症状时。

抛锚：为什么不要拘泥于指导语

当你自己或与来访者一起做这些练习时，请不要拘泥于这份指导语。下面的指导语有成百上千种或成千上万种（甚至可能成万上亿种）可能的变形，所以请保持灵活性和创造性。例如，如果你的来访者患有慢性疼痛，使劲把脚踩在地板上会加重他的疼痛，那么不要让他用力踩地！相反，你可以让他轻轻点头、掰掰脚趾、弹弹手指或者耸耸肩。

抛锚练习

理想状况下，在你开始这个练习之前，来访者已经告诉你有关他情绪风暴的元素：他正在与之抗争的想法、感受、情绪和记忆等。如果这样，你可以特意提到它们，例如，"看起来现在出现的是一段异常痛苦的记忆，还有很多悲伤和愤怒。"但如果来访者由于过于痛苦而说不出话，或者不能或不愿说出现在有什么想法和感受，那么你可以用非特定的词来指它们，比如"痛苦""不适""伤心""困难的东西""痛苦的想法和感受"，甚至"情绪风暴"。（我在整个逐字稿中用**粗体**标识这些短语，我们将稍后再讨论它们。）

在两个指令之间留出 10 秒钟的时间，让你的声音有一种亲切而平静的感觉。你应该向来访者示范所有要做的动作（例如，双脚向下踩，指尖压在一起），以帮助他降低自我意识并建立一种融洽的氛围：我们在一起，我们是一个团队。我强烈建议你事先大声朗读这段指导语并将它表演出来，就好像你在排练剧中角色的台词和动作一样。但如果你不能或不想这样做，那么你至少要在心里积极地排练。

现在你有大量的情绪痛苦浮现出来。我能看出你有多挣扎，这对你有多不容易。我真的很想帮你来处理。所以请你按照我的指示去做好吗？如果你不想说话，你就什么都不用说，你想说的时候就说出来。

好的。首先，我们来花一点时间**确认你这里出现了痛苦的想法和感受**。

与此同时，看看你能否把脚用力踩到地板上。用力地踩下去……（治疗师用力把自己的脚向下踩。）就这样。感受你脚下的土地。

现在坐在你的椅子上，挺直你的背。（治疗师自己要边说边做。）感受你身体下面的椅子，注意你的背部正在支撑着你。

现在慢慢地把你的指尖按在一起，当你这样做的时候，轻轻地移动你的肘部和肩膀。（治疗师在说话的时候，自己也要做这些动作。）

感觉你手臂的移动，从手指一直到肩胛骨的动作。

花一点时间**确认现在确实有很多痛苦**，你正与之抗争……不是你要求它来的……但它的确在这里……这很有挑战性，也很难，你想让它消失，但它就是不走……

默默地厘清它是怎样一种痛苦……例如，你可以对自己说，这是悲伤，这是焦虑，或者这是痛苦的回忆。（如果治疗师知道这种痛苦具体是什么，可以明确点出来。）

现在**注意这里有令你痛苦的想法和感受**，但在所有的痛苦之外，还有身体包围在外面——抱持着它，容纳着它。而且身体是你可以移动和控制的。再次挺直你的背，现在请观察你的整个身体：你的手、脚、胳膊和腿。（治疗师挺直腰背。）轻轻地移动它们，感受它们的移动……好好舒展一下……（治疗师伸出手臂。）注意你肌肉的伸展……双脚向下踩，感受地板。（治疗师将双脚向下踩。）

现在，你还可以环顾一下这个房间——上、下、左、右。（治疗师环顾房间。）然后观察你能看到的 5 件物品。

观察你能听见的 3～4 种声音——来自我、你或房间中的声音。

观察你和我。（治疗师指指自己和来访者。）我们作为一个团队，在这里一起工作。

请你注意，**这里有一些你正在与之抗争的痛苦的想法和感受**，并且与此同时，看看你是否也能注意到你的身体坐在椅子上……并且轻轻地挪动你的身体，伸展一下……（治疗师做出动作，伸展身体。）就这样，控制你的胳膊和腿。

还要观察你周围的房间。（治疗师环顾四周。）

还要观察在这里作为一个团队在一起工作的你和我。（治疗师指指自己和来访者。）

治疗师继续循环进行这些练习——承认内心体验，回到身体上，融入世界，直到来访者稳定下来，这种稳定状态可能会通过非言语反应（如面部表情、身体姿势、眼神接触）或言语反应（如语气轻松、提问或回答问题、表达想法和感受）显示出来。治疗师可以用如下这些简单的解释性问题来结束练习。

你现在注意到什么不同了吗？你被痛苦的想法和感受钩住的程度减轻了一些吗？被它们"卷走"或"摆布"的程度少了一些吗？

在与我交流、感受当下、专注于我所说的和我们在这里做的事等，会更容易一些吗？

你对自己行动的控制力有所提升吗，如对你的手、脚、嘴的控制？检查一下，动动你的胳膊和腿，做一个伸展运动。（治疗师做出动作，伸展身体，并鼓励来访者模仿他。）你现在能更好地控制你正在做的事情了吗？

实用小贴士

请注意在询问所有解释性问题时，治疗师从不询问痛苦是否减轻了，或者来访者是否"感觉好些了"。因为问这样的问题会发出错误的信号：练习的目的是减轻或摆脱情绪上的痛苦。当然，它经常发生，但在 ACT 中，这只是一种红利，而不是主要目的。

你注意到上面指导语中所有加粗的短句了吗？这些都是"观察你的痛苦想法和感受"指令的变体。ACT 和几乎所有其他治疗模型的稳定练习之间存在着巨大（而且非常重要）的差异。事实上，在几乎所有其他的治疗模型中，你都不会找到这些反复要求你去观察并承认痛苦个人体验的指令。那么，为什么这是重要的？因为如果你没有反复确认痛苦的存在，这些练习极有可能变成注意力转移练习，而不是正念练习。来访者几乎总是会使用这样的技术逃离或回避他们痛苦的想法和感受，以便不那么痛苦或焦虑。（事实上，在一些模型中，这是这种稳定技术的主要目的。）记住：转移注意力与正念恰恰相反。如果你忘记了两者的区别，请重温第 3 章。

"抛锚"需要多长时间

这项技术的目的是帮助来访者变得"全然存在"，投入他正在做的事情，重新掌控他的行动，并将注意力重新集中在此时此地最重要的事情上。因此，完成以上这些需要多久，就做多久。通常 1～3 分钟就足够了，但我曾经遇见过一些来访者，他们的情绪太过满溢或太过离解，这时候我们就需要做10～15分钟。在另一个极端上，当来访者只是稍微"走神"时，一个10秒的版本可能就足够了。

　　一句警告：如果用这种方法的目的是让来访者停止哭泣，让来访者的注意力从自己的感受上转移开，或者因为你自己感到不舒服而改变话题，那都是对该方法的严重误用。

　　只要我们认为它有用，我们当然就可以经常重复这些练习。例如，当与离解症状或闪回症状的来访者工作时，我们可能会在一个咨询中多次运用抛锚技术。一方面，随着咨询的进行，我们的练习时间可能变得越来越短，因为来访者会更快、更明确地回应；另一方面，我们可以在这些简单练习的基础上，进一步扩展它们，并引入其他核心过程。例如，我们可以很容易地将它们扩展到自我慈悲的练习中（见第18章）。

我们如何帮助来访者认可这件事带来的好处

　　在结束练习后，最好能帮助来访者发现这样做的好处。以下是一些能够用到的问题。

- 出了这个房间，这种方法可以如何起作用？
- 你会在何时何地经历情绪风暴？在那些情况下，这种方法可以对你起到什么帮助？
- 你可以在何时何地应用这种方法？会和谁在一起，做些什么？
- 在XYZ方面，这将如何帮助你（XYZ＝来访者的问题或行为目标）？

　　一旦来访者发现抛锚在治疗室外依然如此有用，并且与他的行为目标相关（见第6章），我们就可以问："你愿意在每次治疗之间练习它吗？"如果答案是肯定的，我们就可以继续问"你会在什么时间、什么地点进行练习""你会练习多长时间""多久一次"等。

实用小贴士

假设你询问来访者这究竟是如何起到帮助作用的，而他的回答是"它让我放松""它让我不那么焦虑"，或者"它帮助我从感受中转移出来"。如果这样，我们可以说："嗯，如果发生这样的情况，那的确是一个不错的红利。如果出现了，那就享受它就好了。但这实际上不是我们做这个练习的目的。我们能花点时间搞清楚这件事的真正目的吗？"然后重复"推开纸"的练习（见第 9 章）。

我们何时以及如何应用抛锚技术

抛锚是 ACT 中用途最多的技术之一。你有没有注意到 ACE 方法是如何巧妙地与 ACT 灵活三角对应的？在学习如何**开放**时，非常有用的第一步就是承认你的内心体验。为**做重要的事**做准备时，很有用的第一步是回到你的身体。融入世界就是在学习如何**活在当下**。因此，通过这一简单的练习，你已经为 ACT 的所有核心过程奠定了基础。这使得抛锚成了能应用于多种类型问题的一种高明的干预技术。让我们快速地来看看它众多应用中的一部分。

在"天气好时"抛锚

你可以在任何时间、任何地点、任何活动中练习抛锚，即使是在情绪"晴天"时，毕竟即使是在温暖而阳光明媚的日子里，不抛锚的话，船也会漂离港口。而我们所有人一整天中，总在反复"漂离"：当我们被自己的想法困住时，我们的注意力就会从我们正在做的事情上游离开来。所以，在家庭作业中，你要鼓励你的来访者在一整天中都要练习抛锚。你可以这样措辞。

治疗师：在这一整天中，只要你意识到自己开始"漂离"，就是说你已经陷入了你的想法和感受中，不能真正专注或投入你正在做的事情，那就抛锚。做一个我们在这里练习过的 10 秒钟版本的练习：确认任何正在吸引你注意力的想法和感受，然后回到你的身体并掌控身体，观察你周围的世界——你在哪里，你在做什么。接着，把你的注意力重新集中在需要它的地方，这样你就可以做你真正需要做的事情。

（治疗师与来访者简要讨论了这一点，然后提出进一步的建议，如下所示。）

治疗师：当那些虽然困难但并不太具挑战性的情境从早到晚不断出现时，练习抛锚也很棒，例如当你困于排队或交通堵塞时，你约会要迟到时，你的孩子永远都准备不好时，你犯了一个你发誓永不再犯的愚蠢错误时，再或者有人无意间说的话触犯了你时。如果你在轻度焦虑、愤怒或不安时，多次做这个练习，那么当那些巨大的情绪风暴袭来时，你的准备就会充分得多。相反，如果你没有经常练习，在你最需要的时候，你就无法做到了。

要有创造力

抛锚的第一步是承认想法和感受的存在，确认这些想法和感受是极度痛苦的、有所不适的、相对中性的、非常愉悦的，抑或只是一种麻木的感觉。

在这之后，接下来的两步就可以说是没有限制了。为了帮助来访者重新控制自己的身体，你可以邀请他运用正念的方式来喝一杯水，站起来并在房间里走来走去，吃零食，舒展身体，改变姿势，转动拇指，点点头，抓住一个物体（如一本书、一支笔、一种装饰品）并用手指探索表面，触摸他身下的椅子，轻轻地把手放在他的胸口上（这可以转换成一个美好的自我慈悲练习，我们将在第18章中看到它），用舌头舔牙齿，等等。

为了帮助他与这个世界建立联系，你可以让他去观察他能听到、看到、摸到、尝到和闻到的任何东西，他在如何呼吸，如何坐着，他的泪水含在眼中或淌过脸颊的感觉，迎面而来的空气，他脊柱的直立感，他的身体姿势，空调的声音，等等。

要有创造力。随心所欲地即兴发挥，只要你能一次又一次地回到承认现在的想法和感受上去。这为什么如此重要？因为我们希望来访者了解到，即使是对最痛苦的想法与感受，他也能够灵活地应对。他可以正念地承认它们的存在，控制他自己的行动，并把他的注意力集中在最重要的地方。

抛锚后我该做什么

有时候，来访者会问你类似于这样的问题，而我们会这样回答。

治疗师：这是个好问题。我们想的是，一旦你能够锚定自己，那就去做一些有效的事情吧，一些能让你的生活变得更好的事情。问问你自己，我现在是不是在做趋向行为呢？如果答案是否定的，那就停止你正在做的任何事情，转而去做趋向行为；如果答案是肯定的，你正在做的是趋向行为，那么你就全神贯注地投入到你正在做的事情中。

来访者：如果我想不出任何趋向行为呢？

治疗师：好吧，那么在接下来的几次咨询里，我们就会花很多时间在这个问题上，弄清楚你想成为什么样的人，以及你想如何生活，所以想出趋向行为不应该是个问题。如果是，我们也会解决它。

小附件

参见《ACT 就这么简单：小附件》第 10 章（可从 http://www.actmindfully.com.au 上的"免费资料"页面下载），你可以找到下载链接，那里有 4 个免费的抛锚练习录音，练习长度从 1 分钟到 11 分钟不等。你还可以在那里找到"有问有答"板块，是关于：①什么时候去和感受"坐一坐"；②如何在床上练习抛锚；③如果来访者说这不起作用或"我不明白，这有什么意义"，我们该做什么；④在出现离解症状和闪回症状时，如何使用；⑤"ACT Companion"App 如何提供帮助。

技能提升

我鼓励你听一听小附件中提到的抛锚练习，并尽可能经常地主动练习它。如果你努力学习这项技术，你不仅能更好地教授你的来访者，而且在治疗过程中那些你自己陷入融合和满溢的胶着时刻，它也会起到很大的作用。另外，为什么不试试下面这些练习中的一些或全部呢？

- 通读本章中的所有指导语（最好是大声朗读），根据你的需要修改语言，就好像在和来访者一起做练习一样。
- 创建自己的抛锚练习，把它们写下来并排练。
- 在一天当中进行抛锚练习：无论情绪是处于温暖柔和的时刻，还是在狂风暴雨中。
- 尽快在你的咨询中积极地开始这些练习。

撷英

抛锚练习都遵循了重复的三步结构：

A——承认你的内心体验

C——回到你的身体中来

E——融入世界

围绕着这一结构，你可以即兴发挥出数百种不同的练习版本。这种练习会将你转出自动化模式，帮助你与痛苦的想法和感受"脱钩"或为它们腾出空间，提升你的觉察能力，并让你能够有意识地控制自己的行动。这些都让抛锚成了一项非常有用的技术，用于：①"回路切断"，切断你的冲动性、强迫性、攻击性、成瘾性或自我伤害行为的回路；②打断你的焦虑或思维反刍等认知过程；③有效地应对令人崩溃的情绪、极端融合和离解症状。

第 11 章

注意那个想法

大问题

从 ACT 的视角来看，能让来访者挣扎其中的最大的那个问题是什么？（是的，我觉得你已经知道了，写在这里只是因为看上去这个问题很适合用来开篇。）认知融合的确是首要的临床问题。（许多新手总会错误地认为经验性回避才是 ACT 中的头号问题，所以我想提醒你的是：经验性回避常常是一个问题，但并不总是问题，而且它几乎不会成为唯一的问题。）

认知解离概述

通俗表述：融合意味着你的认知支配你的行为。它们支配着你的行动（外显行为）或你的注意力（内隐行为），抑或两者兼而有之。而认知解离则意味着灵活地回应你的认知，这样，它们就只能影响，但无法支配你的行为。

目标：了解认知的真正本质，它们只不过是词语和图片的组合。基于有效性而不是表面效果（即根据这些认知的有用性程度，而不是它们有多么正确或错误，有多么积极或消极），来更灵活地回应认知。

> 同义词：去文字化（deliteralization）（这个词现在很少使用了）；拉开距离（distancing）。
>
> 方法：带着以下心态关注我们的认知。
>
> 好奇心：在词语和图片的组合背后，看到其真正的本质。
>
> 开放性：探索它们是否有帮助。
>
> 灵活性：如果我们的认知有帮助，那就让它们来引导我们；如果没有帮助，那就顺其自然吧。
>
> 何时使用：认知支配我们行为（内隐的和外显的）的程度已经到了妨碍我们有效的、基于价值的生活时。

认知解离包括学着去：

- 跳出认知的内容框架（这不是关于真 / 假 / 积极 / 消极）
- 停止与认知抗争或试图回避认知（它们不是威胁或障碍）
- 停止对认知的盲目遵从（它们不是我们必须遵守的命令或者法律）
- 不要对认知紧抓不放（它们不是我们必须坚守或沉迷的东西）
- 不要把所有的注意力都放在认知上（它们只是你当下体验中的一个方面）

记住认知的两个要点：

1. 当我们在 ACT 中使用"想法"一词时，我们指的是任何类型的认知：信念、态度、假设、图式、幻想、记忆、图像、意义和渴望，以及冲动、欲望、感受、情绪等的认知层面。

2. 认知是所有情绪中必不可少的一个元素，没有认知就没有情绪。（这就是我经常提到"与想法和感受融合的原因"。）

我们该如何开始认知解离

如果想在一次治疗中明确地聚焦于认知解离，我们可以有多种方式引入。例如，假设我们选择通过关注趋向来开始治疗：我们明确价值并设定了一些目标，但来访者却没有采取行动。现在我们就可以问这样的问题："妨碍我们的是什么？""你的头脑是怎么说服你的？""是什么阻止你按照这些价值行动 / 实现这些目标 / 成为你想成为的人 / 建立你想要的关系？""你的头脑告诉了你什么，从而使你止步不前 / 陷入困境 / 左右为难？"

或者，假设我们选择以学习"脱钩技术"为重点开始治疗。然后我们就可以介绍如本章中这样一些简单的认知解离技术，作为我们实际教授的第一项技术。（但是，从我的经验来看，"抛锚"练习对大多数人来说都更容易，所以我会倾向于从抛锚开始。）另一个选择是在创造性无望干预和放弃挣扎之后导入认知解离：发展接受痛苦想法的意愿，而不是与它们战斗或逃离它们。

当我们积极开启认知解离工作时，我们需要知道的第一件事是：

是什么钩住了你

从最初的第一次治疗开始，我们就通过了解来访者经历时提出的那些问题，撒播了认知解离的种子。例如，我的一个标准问题是："如果我能够听到你的头脑说话，那么当它打击你，告诉你你自己或你的生活不够好时，我所能听到的最恶毒、最恶劣或最具批判性的事情会是什么？"

我希望你能看到这种提问中隐含的认知解离：像"倾听"你的头脑、注意"它在说"什么（甚至只是谈到"头脑"或"你的头脑"），这样的说法就能促进一点认知解离。通常，这种说话方式有助于来访者以一种全新的、更具好奇心和开放的态度来关注他们的认知。我们可以任意改变这些问题。例如，如果焦虑是一个问题，我们可能会问："当你的头脑想让你真正焦虑时，它会说什么？"或者当攻击性是一个问题时："你的头脑说了什么让你真的为此生气？"或者抑郁时："如果我能听到你的头脑所说的话，那当它竭尽全力试图让你感到绝望时，我会听到它对你说的最泄气的话是什么？"

这些问题有助于我们明确来访者所融合的认知的主要类别。（还记得六大融合模式吗：过去、未来、自我概念、理由、规则、评判？如果不记得了，请重读第 2 章。）此外，如果仔细倾听的话，我们会在以下情形中听到来访者呈现出的大量的融合：来访者在批评自己（自我概念）时，或告诉你他不想感到焦虑（情绪回避）时，或透露他在担心什么（未来）时，或解释为什么他不能做他想做的事情（找理由）时，或告诉你他对别人的看法（评判）时，或提出一些完美主义的想法（规则）时，或细数他失败的所有细节（过去）时，等等。

当然，如果你的来访者已经完成了例如第 7 章结尾提到的那种家庭作业，他主动去注意钩住他的那些想法和感受，以及这些想法和感受引发的"避开行为"，那么你就会获得大量可工作的有价值的信息。

除上述提问外，在所有治疗的任意时间点上，我们都可以提出如下问题：

- "你的头脑现在正在告诉你什么？"
- "你的头脑必须对此发表的意见是什么？"
- "你能注意到你现在正在想什么吗？"
- "如果我现在能听到你的头脑在说什么，那我会听到什么呢？"

到目前为止，我们讨论的所有问题都有助于识别认知的内容。但更重要的其实是下一步：明确这些认知的功能，即它们对内隐行为和外显行为的影响。我戏谑地把下一步叫作……

▭ 建立联结

我们希望帮助来访者在认知融合与认知融合改变他们行为的方式之间"建立联结"。换句话说，我们想明确那些有问题的认知在支配行为时到底发生了什么：这导致（外显和内隐）行为上有哪些有问题的改变？如果你跳过这一步，你几乎肯定会被卡住。为什么？因为如果你的来访者没有看到融合是如何对他的行为产生负面影响的，那他就不太可能对学习认知解离技术感兴趣。

在融合和外显行为（行动）之间建立联结的提问可以包括：

- 当你被那些想法钩住时，后面会发生什么？（你会做什么或停止做什么？你的行为是如何改变的？你有什么不同的看法和做法吗？）
- 如果一个摄制组一周 7 天、一天 24 小时都在跟拍你，而我后来有机会看到这个视频的脚本，我会看到或听到你在做的什么事说明这些想法已经钩住你了？

- 当这些想法摆布你、耍弄你、左右你、操纵你时，你会有一些什么不同的表现？你开始做什么、停止做什么、多做什么或少做什么？
- 当你陷入、纠结于、迷失在这些想法里时，接下来会发生什么？你会做什么？你会停止做什么或者推迟做什么？
- 当你遵从这些想法行动，让这些想法来指挥你说什么和做什么时，你倾向于做什么？在视频里，看上去或听起来会是什么样子？
- 当你被这些想法钩住时，你和你的伴侣/孩子/朋友/父母/雇主/员工/同事有什么不同？你会说和做哪些不同的事？

通常内隐行为的变化更难识别（例如，不投入，注意力放在你的想法和感受上而不是你正在做的事情上，与所爱的人相处时漫不经心或心不在焉，或自动导航式做事），所以我们经常需要问"引导性问题"，比如：

当你被这些想法和感受钩住时……

- 你与谁（或什么）切断了联系/分离了/脱开了关系？
- 很难专注于什么（或谁）？
- 很难与谁共度时光/在一起？
- 在哪些重要的事情上，你往往会做得很差或者很容易分心？

请注意，上面所有的问题都很容易呈现在选择点图上。困难认知放在下面，而当一个人与它们融合时（被钩住的箭头），外显行为和内隐行为都会出现有问题的改变（避开）。

实用小贴士

上述所有问题提到的都是"想法"，但你可以代之以担忧、自我评判、恐惧、预测、"不够好"的故事、复仇幻想、"黯淡与无望"的场景、愤怒的想法、焦虑的念头等。你也可以用同样的提问方式问关于感受、欲望、冲动、渴望、情绪、图像和记忆等相关的问题。

在我们已经发现"钩住你的是什么"并"建立联结"之后，我们就可以继续……

▢ 提供新技术

ACT 新手总是一次又一次地用各种方式来问我这个问题："我该如何向来访者力荐正念 / 认知解离 / 接纳 / 自我慈悲？"我的回答总是："别这么做。"不要试图给你的来访者"力荐"这些东西，而是"提供它"。首先，找出你的来访者的问题所在，然后在 ACT 的框架下重构。接着，给来访者提供一些技术，使他能清晰地看到这些技术与他的特定问题直接相关，并且有用。如果我们这样做，我们根本不需要"力荐"。

例如，如果一个来访者"抑郁"了，然后治疗师说"正念可以帮助你"，问题（抑郁）和解决方案（正念）之间的适切性显得如此模糊，就不太可能会引起来访者的兴趣。但假设治疗师这样说：

治疗师：我可以这样总结吗？你的抑郁症有几个不同的方面，我们想解决所有的问题，但我在想也许最好是从这一点开始：你的头脑在不断地打击你——告诉你，你是多么没用，生活是多么绝望，每个人都多么恨你，努力多么毫无意义，基本上没有未来。看起来，当你被那些想法钩住时，你倾向于去做那些不会把你的生活带向你想要的方向的事情，如喝酒、吸大麻、把自己关在卧室里、回避他人、放弃你曾经喜欢做的事情，我说的对吗？

来访者：是的，差不多。

治疗师：（慈悲地）这听起来真的很难。这么久以来，你已经承受很多痛苦了。

来访者：所以我现在来这里了。

治疗师：嗯，只要你被这些想法钩住，痛苦就会持续下去。所以我在想你是否有兴趣学习一些新技术，如学习如何与这些痛苦的想法脱钩，学习如何卸去它们的力量，让它们不再能摆布你、打倒你或阻止你。

* * *

请再次阅读这份逐字稿并注意治疗师是如何：

1. 简要地总结融合的主要内容（"是什么钩住了你？"）
2. 明确融合与问题行为之间的关系（"建立联结"）

3. 为学习一项特定的技术提供可能性，以作为融合的解药（从未使用"正念"这一概念）

如果不进行这样的澄清，我们就会在许多来访者那里看到困惑、怀疑、兴致索然，甚至是完全抵触。

在下一段逐字稿中，治疗师还是会运用同样的三个步骤，但这次行为的改变主要是针对内隐行为。

治疗师：我能试试对此进行总结吗？显然，对你来说焦虑是个大问题。

来访者：你说得对。

治疗师：当你被那些焦虑的想法钩住时，你就很难投入到你正在做的事情上，或难以专注于手头的任务，或难以领会正在发生的事情，或难以与你所爱的人真正在一起。并且这对你造成了极大的影响，你因此而痛苦。

来访者：对，是这样。

治疗师：当然。并且只要你继续被那些焦虑的想法钩住，这些就还会持续发生。所以我想知道你是否愿意在这里学习一种新的技术。

来访者：什么意思？

治疗师：我的意思是，学习如何不被那些焦虑的想法钩住，你可以不再紧抓着它们不放，而是学习放开它们、投入生活、更好地集中注意力，并与你所爱的人真正在一起。这听起来怎么样？

* * *

你注意到治疗师是如何把担忧重构为"被焦虑想法钩住"的了吗？这种重构对于担忧、灾难化想法、糟糕至极等想法十分有用。毕竟焦虑和担忧不是一回事：焦虑是一种情绪，而"担忧"则是与"糟糕的事情可能发生"这一认知的融合。我们不能阻止焦虑的产生，但我们可以学着与焦虑的想法解离，为焦虑的感受腾出空间，并把注意力集中在我们正在做的事情上，这就是担忧的解药。

此时，希望来访者愿意并有兴趣去学习认知解离技术。但如果他不呢？如果他说，这行不通，或他以前尝试过但失败了，或他只是想摆脱这些想法，或他因为太抑郁而无法学习新技术，或他来这里不是为了学习新技术，或他只想积极地看待问题，或他所希望的只是停止糟糕的感受，那又会怎么样？我们将在第14章中回答所有这些问题。但是，现在，让我们假设来访者已经准备好并愿意这样做。通常情况下，接下来的阶段将包括：

    1. 一个认知解离的隐喻

    2. 练习认知解离的技术

    3. 布置认知解离的作业

我们将在接下来的两章中讨论2和3，在这一章中我们先简要地看一下1，首先让我们看一个非常重要的练习。它在第一次治疗中就已经开始应用，在随后的所有治疗中都会延续，而且还在促进认知解离方面发挥着巨大的"幕后英雄"作用。

▣ 正常化并确认想法

当我们将痛苦的想法正常化并加以确认时，就会促进接纳和认知解离。来访者会变得更愿意抱持自己的想法，更少有摆脱它们的意图。当他们知道自己很"正常"时，他们常常会有一种巨大的解脱感。我们可以运用很多种方式，在任何一次治疗中做到这一点，我自己最喜欢的方式之一就是说一些真实的事情，比如：

你的头脑和我的头脑太像了

治疗师：你知道吗？听起来，你的头脑和我的头脑太像了。

来访者：（惊讶）真的吗？

治疗师：是的，你的头脑告诉你的这些事情——你如何如何不够好，你如何如何搞砸了，别人如何如何不喜欢你……我的头脑也总在告诉我这些。

来访者：这让我很惊讶。

治疗师：为什么？

来访者：嗯，我只是在想，你看你是治疗师，你受过这方面的训练……

治疗师：当然，但是我的头脑和你的头脑走过的进化之路完全一样。

　　如果治疗师已经与来访者探讨过人类大脑的进化之路，那么他可能会再次简要地回顾重点。如果还没有介绍过这个话题，那么现在正是个好时机。在 ACT 中，你会发现许多种不同的进化论话术，我统一将其称为……

"穴居人头脑"隐喻

　　（对不起，我知道这稍微有点政治不正确。我应该称它们为"穴居男人和穴居女人"隐喻，或"穴居人们"隐喻，但总觉得那些术语都不如这个顺口，希望你们原谅我。）我们可以使用下面这个叙述版本将任何困难的认知模式正常化。举例如下。

治疗师：你告诉了我一些令你痛苦的想法，当这些想法钩住你时，往往会阻碍你前进，或者让生活变得更艰难。如果你的头脑和我的头脑一样，那么它绝对不缺少这些东西，它们总是滔滔不绝。

来访者：（点头）是的！

治疗师：事实上，头脑这样做是很有道理的。我们花点时间讨论一下可以吗？

来访者：当然可以。

治疗师：嗯，这和人类头脑的进化方式有关系。你看，我们的原始人祖先生活在一个危机四伏的世界里，长着锋利牙齿的大型动物潜伏在每一个角落里。所以在那时候，你的大脑必须时刻对危险保持警惕，以防任何有可能伤害你的事情发生：小心！那个洞里可能有头熊，这个灌木丛里可能有只狼，远处那个人是朋友还是敌人？如果你是一个穴居人，而你的头脑不能很好地完成这项工作的话，你很快就会死掉。这就是我们从祖先那里继承而来的东西，我们这现代的头脑基本上就是一个"不要受伤害呀"的报警机器。它总是因为任何可能伤害你的事情而试图向你发出警报：你会发胖，你会搞砸考试，他可能会拒绝你。这很正常。每个人的头脑都会这样做。这只是我们的大脑在努力完成它的首要任务：保护我们，让我们活着。

* * *

我们正在用这个隐喻来传递一个强有力的信息："你的头脑并没有功能失调，它只是在做所有人类头脑都会做的事情。我们的头脑进化的就是评判和评估、沉湎于过去、担心未来、发现问题、把我们和其他人比较。你的头脑没有缺陷，它只是在尽自己的职责。"

实用小贴士

不是每个人都相信"进化论"。如果你的来访者不相信，那么你可以修改这个隐喻，撇开进化 / 穴居人 / 史前的部分，只需这样说："大脑的首要任务是保证你的安全、保护你、防止你受伤。"

另一个版本的"穴居人大脑"话术则着眼于比较的必然性。我们可以按如下内容讲给来访者听，但是在实际使用时，要不时地停下来和来访者确认："这跟你的头脑是不是有点像？"

你的头脑是如何进化到把你跟别人做比较的

治疗师：关于我们的头脑是如何进化的，我们已经探讨过一点了，但还有更多未曾提及。在史前时代，生存的一个必要条件就是归属于某一群体。如果你被群体驱逐出去，你很快就会被狼吃掉。那么，我们的大脑如何预防这种情况发生呢？大脑把你和这个部落里的每个人进行比较："我能融入吗？我做得对吗？我做得足够好吗？我是否做了一些可能被驱逐出去的事？"由此产生的结果是，我们现代人的头脑也总是会将我们与其他人进行比较。但是现在，我们不只是在一个小团体或部落中了。我们可以把自己跟地球上的每个人进行比较，包括有钱的、有名的、漂亮的，电影明星，顶尖的运动员，甚至是虚构的超级英雄。我们无须费力就能遇到在某一方面比自己更好的人，例如更富有、个子更高、更成熟、更年轻、头发更多、皮肤更好、地位更高、衣品更好、车更大等。所有这些比较的结果就是，我们被各种版本的"我不够好"的故事包围。对我们大部分人而言，这在童年时代就开始了，而有些人直到青春期才开始。这是地球上保守得最好的秘密。每个人都有很多个版本的这类故事："我太老/胖/蠢/无聊/虚伪/不可爱/懒/无能，等等"或"我不够聪明/不够富有/不够苗条，等等。"我们都有这样的故事，但是几乎没有人会提及它。

介绍一个认知解离隐喻

在我们开始积极练习认知解离技术之前，引入一个能传达融合的代价和认知解离益处的隐喻，会很有帮助。这有助于来访者了解认知解离的目的以及弄清楚认知解离技术是如何帮助他的。我最喜欢的能达到此目的的隐喻就是把手比作想法和感受的练习。我在第 2 章中介绍了一个非常简短的版本，下面是一个更长、更详细的版本。通常情况下，与来访者进行这个练习大概需要 4 分钟。我鼓励你大声朗读下面的文字，并像正在与来访者工作一样排演出来。

把手比作想法和感受——扩展版

这个练习主要是关于融合和认知解离的一个隐喻。它是从我早期的"把手比作想法"练习（Harris，2009a）演变而来的，并且与第 9 章中的"推开纸"练习在指导语方面有很多重叠的部分。下面的逐字稿是一个通用的版本，几乎适用于任何人。如果我们能针对每一位独特的来访者量身定制，那么它的力量就会强大得多。所以我们可以将"所有你关心的人"替换为"你的丈夫迈克尔和你十几岁的女儿莎拉"，诸如此类。

当我做这个练习时，我通常会把我的椅子拉到来访者旁边，我们并排坐着，背对着墙，面朝房间，我们同步做所有的动作。当然，你也可以不这样做，就像 ACT 中的任何一个练习一样，你可以自由地修正和调整它，使之适用于你自己。我发现这样做会让练习更有力量。

我自己就喜欢对这个练习做两种有趣的改变。一个选择是把一些相关的想法和感受写在一张纸上，用这个来代替你的手；另一个选择是用一支适用所有物体表面的不可擦除的记号笔，把它们写在一些薄的、柔软的、透明的东西上，比如泡泡膜、透明塑胶片、玻璃纸或透明塑料保护膜等。

治疗师：（与来访者并排坐在一起，两个人都面对着房间）想象一下，在你面前的（指着房间里的东西和远处的墙壁）是你内心深处真正看重的一切，是让你的生活有意义的一切（或在过去曾经如此）；所有你爱的人、地方和活动；所有你最喜欢的食物、饮料、音乐、书籍和电影；所有你喜欢做的事情；所有你关心并且想与之共度时光的人。

但不止这些，那里还有你今天需要处理的生活中的所有问题和挑战，比如……（治疗师根据来访者的经历给出一些例子，比如"你与儿子的冲突""你的财务问题""你的健康问题""你的诉讼案""你在找的工作""你的癌症化疗"等。）

此外，还有所有你需要做的能让你的生活正常进行的日常事务：购物、烹饪、清洁、驾驶、退税，等等。

现在，请模仿我来做这个练习。让我们把自己的手想象成我们的想法和感受，这样把它们放在一起。（治疗师双手并拢，手掌向上，像一本摊开的书一样。来访者也这样做。）现在，让我们看看当我们被自己的想法钩住时会发生什么。（治疗师慢慢地将双手举向自己的脸，直到双手遮住他的眼睛。来访者模仿他。在开展下一部分练习时，两人都已经把手放在眼睛上。）

现在，注意三件事。第一，你现在正在错过多少东西？对于你在意的人和物，你已经断开了多少联结，多么不能投入？如果你爱的人就在你面前，你与她断开了多少联结？如果那边的屏幕上正在播放你最喜欢的电影，你又会错过多少精彩剧情呢？

第二，请注意把注意力集中在你需要做的事情上是多么困难。如果现在有一项重要的任务摆在你面前，专注于任务的难度有多大？如果你面前有一个需要你解决的问题，或是一个需要你应对的挑战，全神贯注的难度又有多大？

第三，请你注意，如果这样去采取行动、去做那些能让你的生活正常进行的事情是多么困难，比如……（治疗师根据来访者的经历给出了一些例子，比如"做晚餐""开车""抱孩子""在电脑上打字""拥抱你爱的人"。）所以当我们被钩住时，生活是多么艰难。我们错失美好，我们断开联结，难以专注，也难以去做那些让生活维持下去的事情。

现在，让我们看看当我们与自己的想法和感受脱钩时会发生什么。（治疗师慢慢地把他的手从脸上向下移，直到手掌落到膝盖上。来访者模仿他做同样的事情。）现在你看这个房间时视野如何？投入和联结是否容易多了？如果你最喜欢的人现在就在你面前，你与之的联结多了多少？如果有一项任务需要你去完成，或者有一个问题需要你去解决，那么像这样专注是否容易得多？现在晃动你的手臂和手掌。（治疗师轻轻地摇晃手臂和手掌，来访者模仿。）现在要采取行动，如开车、抱孩子、做晚餐、在电脑上打字、拥抱你爱的人等，是否更加容易？（治疗师边说边模拟这些活动，来访者通常不会跟着做这一部分，这没关系。）

现在请你注意这些东西（治疗师指着自己的手，并再一次平放在他的膝盖上）并没有消失。我们还没有砍掉它们，没有摆脱它们，它们还在这里。所以如果它们能派上用场的话，我们就利用它们。你看，即使是真正令我们痛苦的想法和感受，也常会包含一些对我们有帮助的、有用的信息，即使它只是把我们引向我们需要解决的问题，或我们需要改变的行为，或者只是提醒我们要对自己好一点。并且，如果它们对我们真的没什么用，我们就让它们待在那里好了。

小附件

参见《ACT 就这么简单：小附件》第 11 章（可从 http://www.actmindfully. com.au 的"免费资料"页面下载）。在这里，你会找到：①来访者对"把手当作想法和感受"这一隐喻的奇怪反应，以及应对方式；②当你看到你的来访者在治疗过程中表现出融合时，如何"建立联结"；③如何打破我们受想法控制这一错觉。

技能提升

现在你了解了认知解离的来龙去脉、高低优劣以及方式方法，已经可以真正全力以赴进行认知解离工作了。那么，你的任务有：

- 练习本章中的所有指导语和话术，修正和调整语言。
- 将"把手当作想法和感受"的隐喻至少过两遍，它有很多小细节，需要多练习才能掌握。
- 从"建立联结"部分选择两三个你真正喜欢的问题，记住它们或者想出你自己的版本。大声或默默地在脑海里排练几次，然后尽快在你的治疗中应用。
- 想出两三位你的来访者。想象一下你如何：①简要总结他们是与什么融合的；②描述融合导致的有问题的行为改变（外显和内隐）；③向他们介绍一种对他们有所帮助的特定的新技术。你排练（大声或默默地在脑海中）几次之后，就和你的来访者一起真正地尝试一下。

撷英

为认知解离"铺平道路"需要 5 个基本步骤：①找出"是什么钩住了你"（识别来访者正在融合的认知内容）；②建立联结（将融合与问题行为联系起来）；③提供一种新技术（提供认知解离作为上述问题的解决方法）；④正常化和确认令人痛苦的想法；⑤引入一个隐喻来概括融合的问题和认知解离的益处。

深入认知解离

宝藏在眼前

一旦你的来访者同意进行体验式练习，那么你就拥有了可供选择的认知解离技术宝库。（事实上，太多了，甚至会让人应接不暇，具体见第 16 章。）下一章我们会看到治疗过程的逐字稿，但在本章，我希望你能在自己身上练习认知解离，自己永远是练习 ACT 的最佳人选。

当你继续阅读并进行这些练习时，请记住：在将来访者的想法称为"故事"或在使用有趣的认知解离技术如歌唱想法时，可能会有潜在风险。如果我们在处理时不够小心，那么他们就可能产生没有效果、不关心、不重视或羞辱贬低的印象。

所以我们对来访者保持慈悲之心是很重要的：我们对他的痛苦感同身受，并确认他经历了多么大的痛苦。从共情、友善、平等和尊重的立场出发，我们与来访者结盟。我们作为一个团队共同工作，共同寻找回应这些想法的新方法，并发展出一种能实现正念和有价值的生活的新态度。

认知解离初尝试

我现在将带你感受几种认知解离技术，这些技术通常是完成前面章节提到的工作内容之后接下来要与来访者学习的。所以请拿出一张纸，写下两三个你的头脑时不时抛出来的给予你重创的想法，即那些消极的、自我评判的想法。在练习中，你将需要使用它们。

你写完了吗？好，那现在选出最困扰你的那个想法，用它来完成下面的练习。（每次练习开始之前，我会给你10秒钟，让你与你的想法融合。通常你并不需要让来访者这样做，因为他们早已经与自己的想法融合了！）

把练习当作实验

当我们和来访者一起做这类练习时，这样说会很有用："我们能不能把这当作一个实验？我希望它会有帮助，但我永远也不能确切地知道接下来会发生什么。"这有助于为来访者和治疗师引入一种开放和好奇的态度。同样的道理也适用于你接下来的尝试练习。把它们当作实验，同时接纳意想不到的结果。有些练习一点效果都没有，你的融合程度不变。有些可能只带来一点点的认知解离，而另一些则会成效显著。有些可能还会增加一点融合，甚至使之上升一个等级。所以请保持好奇心，看看究竟会发生什么。

现在来点技术吧

让我们从第一种认知解离技术开始，这种技术通常是我在前面章节打好基础后，正式教授的。

我现在有这样一个想法……

这是一个快速而简单的练习（adapted from Hayes et al., 1999），几乎每个人都能从中体验到认知解离的感觉。它是这样的：

把你的消极自我评价缩短为一句话，以"我是X"的形式。例如，我是一个没用的人或我不够聪明。

现在用10秒钟的时间与这个想法融合，即完全陷入其中，并尽可能地相信你就是这样的。

现在以这个句式开头来重复这个想法："我现在有这样一个想法……"例如，"我现在有这样一个想法——我是个没用的人。"

现在，再次重复这个想法，但是这次在前面加上这句话："我注意到我现在有这样一个想法……"例如，"我注意到我现在有这样一个想法——我是个没用的人。"

* * *

发生了什么？你是否注意到一种与想法分离或拉开距离的感觉？如果没有，那么请换一个想法，重复上面的练习。

在治疗过程中，你可以按以下步骤操作：

治疗师：所以这个想法让你有什么感觉吗？

来访者：它似乎没那么刺痛我了。

治疗师：你是否有与它分离或拉开一段距离的感觉？

来访者：是的，它似乎后退了一点点。

治疗师：你能用手掌和手臂向我展示一下想法可能去哪儿了吗？

来访者：在这外面。（来访者边说边在胸前伸开手。）

治疗师：这部分就表达了我们在讲的脱钩——你开始与你的想法分离，并留给它们一些活动的空间。

你也可以使用其他的方式。例如，你可以问来访者："我在想，你是否愿意在我们的治疗中尝试用这样的方式说话。假设你有一些悲伤、痛苦或无助的想法，比如'这实在太难了'。当你有这样的想法时，你是否可以这样跟我说'我现在有这样一个想法，这实在太难了'？"

一旦建立了这样的对话模式，你就能一次又一次地回来，并将之作为一个简短的干预方法。下面是两个例子。

来访者：我做不到。

治疗师：所以你现在的想法是——你做不到？

＊　＊　＊

治疗师：你能否再说一遍？但是这一次在前面加上："我现在有这样一个想法……"

来访者：我现在有这样一个想法——我是一个愚蠢的白痴。

治疗师：你是否注意到有什么不同了吗？

来访者：是的，第二种让我不那么难受。

实用小贴士

你可以将"我现在有一个……"技术用于情绪、欲望、记忆、感觉等的表达："我现在有一种焦虑的感觉"或者"我现在有一种逃跑的冲动"。另一个不错的句式为："我注意到……"例如，"我正在注意一段不好的记忆"或者"我正在注意我胸口的紧绷"。

唱歌和滑稽的声音

在做这两个练习时（Hayes et al.，1999），你可以继续用上面用过的消极的自我评判，如果这个想法已经失效，那也可以另外选一个新的：

把你消极的自我评判缩短为一句话——以"我是 X"的形式，并与之融合 10 秒钟。

现在，在你的脑海里，用"祝你生日快乐"的调子来默唱这个想法。

现在，在你的脑海里，将你的想法用某个卡通人物、电影人物或体育解说员的声音说出来。

＊　＊　＊

这次发生了什么？你是否感觉到与你的想法分离或拉开距离了？如果没有，换一个想法再试一次。

这个方法有很多种操作方式，包括将想法大声唱出来，用滑稽的声音大声说出来，或用极度夸张的慢调子说出来（如"我……很……蠢……"）。请一定记住，如果语境合适，类似这样的滑稽技术效果强大，但在错误的语境中，它们可能是无效的或羞辱贬低的。例如，你不能要求一位癌症晚期的来访者用"生日快乐"的曲调来把他快死了的想法歌唱出来。

电脑显示器

这个练习（Harris，2006）对那些擅长视像化（visualizing）的人来说尤其有用。这个练习要求使用一台想象中的电脑显示器，但你也可以在一台真正的电脑上练习（在笔记本电脑、平板电脑或 iPad 上的 PPT 或 Keynote 软件中输入）、用彩色笔写在纸上，或使用智能手机上的任意一个可以速写、画图或绘画的应用程序。以下是具体步骤：

与你的消极自我评判融合 10 秒钟。

现在想象有一台电脑显示器，而你的想法以黑色纯文本形式写在这块屏幕上。

现在在你的心灵之眼中，变换它们的排版方式。拉开字间距，让字与字之间有极大间隔；然后把它们紧缩在一起，所有字都挤在一起，没有任何间距；然后把它们在屏幕上垂直竖排。

现在在你的想象中，变换它们的颜色。看着它们变成绿色，变成蓝色，然后变成黄色。

现在来变换字体。把它们变成斜体，然后变成时尚字体，之后变成你在儿童读物中常常看到的大号童趣体。

现在把它们变回黑色纯文本形式，这一次，给这些字添加动画效果，让它们像《芝麻街》（Sesame Street）里的卡通人物一样。让这些字上蹿下跳，像毛毛虫那样蠕动，或者绕圈旋转。

现在再次把它们变回黑色纯文本形式，这次想象有一个 KTV 里的旋转球灯，一个字一个字地照过去。（如果你喜欢的话，还可以听它对你唱《生日快乐歌》。）

* * *

发生了什么？你是否觉得你与这些想法之间的距离拉远了或者与它们分开了一些？它们是否失去了一些影响力？

认知解离拉近瞧

你已经初步品尝了一点认知解离的滋味，接下来让我们研究一些常见的反应、误解和差别吧。

无效

这些练习中会不会有一些让人觉得轻视、蔑视或嘲弄的内容？如果有的话，我真诚地道歉。这绝非我的本意。世界上有很多人会轻易忽略或轻视你的问题，但我绝非其中一员。所以，如果你在做练习时有这样的反应，那么我真诚地道歉，同时这也意味着这项练习不适合你。

对于对这些练习有负面反应的来访者来说，上面这段话基本上就是我对他们所做出的回应。让我们赶快道歉，澄清真正的意图，并放弃这种会适得其反的某种技术（至少现在先放弃）。

但这是真的

当你做这些练习时，你的大脑这样抗议过吗，"但这是真的！我真的是×××"？有时，你的来访者会基于这些理由抗拒或批评认知解离的某些技术。我通常会根据有效性来回答这个问题："事实上，这种方法关注的并不是你想法的真假，而是如果你任由这些想法掌控你的生活，会发生什么。如果你紧紧抓住这个想法，或是听它指挥，那就能帮助你过上想要的生活吗？它能帮助你实现你的目标，改善你的人际关系，让你像你想成为的人那样行动吗？"

下面是一个治疗对话案例。

来访者：但这是真的。我是一个坏妈妈。

治疗师：嗯，在这里我永远不会做的一件事，就是与你争论什么是真的、什么是假的。我们感兴趣的是，让这个想法引导你、对你有帮助。你懂的，我们关注的是当你深陷其中时，它能否帮助你成为你最想成为的那种妈妈。

来访者：有时候它会鞭策我行动。

治疗师：有时候，的确会这样。然而，大部分时间，它只会拖你的后腿，对吗？

来访者：对。

治疗师：而一旦它把你拖入深渊，这时你就很可能忽略了孩子们，对吗？所以大部分时间，被这个想法钩住并不能帮你成为你想成为的那种妈妈。

来访者：是的。

治疗师：所以，我们能否先抛开这件事的对错，转而来努力学习如何与之脱钩，这样你就能把精力投入到成为你真正想成为的那种妈妈上？

▣ 融合与相信

融合与相信并不相同。你可以与你不相信的想法融合（例如，你可以陷入一种强烈的报复幻想之中，虽然你并不认为你真的会这么做），你也可以与你确信无疑的想法进行认知解离。在我曾经举办的一个工作坊中，其中一位学员（我们叫她娜奥米）在上午茶歇时走过来，告诉我她患有恶性脑部肿瘤，这种肿瘤无法治愈。娜奥米已经经历了传统的药物和手术治疗，以及一些难以想象的非传统药物及替代治疗，然而无一起效。娜奥米最多只剩下几个月，也许只有几周的时间了。她出于个人原因来参加工作坊：帮助她应对恐惧，并且接受即将到来的死亡。娜奥米告诉我她很难在工作坊中保持专注。她一直会想到她即将死去：失去她最爱的人，肿瘤在脑部扩散，不可避免地恶化，直至瘫痪、昏迷以及死亡。

现在，很明显，如果你身患绝症，想想自己时日无多在某些时间点或情境下是有用的，比如当你写遗嘱、计划葬礼、制订医护方案或与爱人分享你的恐惧时。但如果你是为了个人成长而参加工作坊，那么沉浸于自己即将死去的相关想法，以致错过体验工作坊，这是毫无用处的。所以在慈悲地倾听并确认了她的恐惧后，我向娜奥米介绍了给故事命名的技术，她选了这个标题："可怕的死亡"的故事。

我请她在整个工作坊期间，进行"可怕的死亡"的故事命名练习。到第二天中午，她明显与那些关于死亡与即将死去的想法解离了。她对那些想法的相信程度并没有发生哪怕一点点的改变，我们也并不期待它们会发生改变，因为它们是千真万确的，但她现在能够让那些想法在她脑海中自由来去，而不是陷入其中。

　　当我们与想法进行认知解离时，通常想法的可信度确实会有所降低，但从 ACT 的角度来说，这真的不重要。毕竟，相信一个想法仅仅意味着把它当成真的。在 ACT 里，我们对想法的真假不感兴趣，我们在意的是它能否指引我们进行有效的行动或建立我们想要的生活。

灵活思考的力量

　　请记住，我们不仅要帮助来访者与无用的认知体验进行认知解离，还要帮助他们学会如何更灵活地思考。这就是所谓的认知灵活性（cognitive flexibility）。最常见的是，我们通过问题解决、行动计划、战略制定、重构、思维实验和观点采择来帮助来访者发展他们的认知灵活性。在许多章节中，我们会涉及认知灵活性的不同方面，并且在本书的最后，第 27 章将专门讲述这一主题。

常见误解

　　和许多 ACT 新手治疗师一样，来访者常常对认知解离抱有误解。他们可能会认为认知解离的意义是要摆脱痛苦的想法、意象、记忆，或者减少与之相关的痛苦感受。但是请记住：

- 认知解离的目的不是让感受更好或摆脱不想要的想法。
- 认知解离的目的是减少认知对行为的问题性支配，并促进精神上的活在当下，投入到体验中。
- 换言之，认知解离的目的是能够过上正念的、基于价值的生活。

　　来访者通常会发现当他们与一种痛苦的想法解离时，痛苦的想法消失了，或者他们感觉更好了，或者两者兼而有之。当这种情况发生时，治疗师需要澄清：①这只是认知解离带来的红利，并不是其主要目的；②它不会总是发生，所以不要对它抱有期望。如果治疗师不这样做，来访者将会开始试图使用认知解离去控制他们的想法和感受。然后，理所当然地，它的功能就不再是一种正念技术，而是变成了一种情绪控制技术。之后，来访者变得沮丧或失望就只是时间早晚的问题了，并且"它不起作用"。这里有两个例子，看看治疗师可以如何应对这种情况。

来访者：太棒了，那个想法消失了。

治疗师：有意思。你知道，这种情况有时候会发生，而有时候不会。有时想法会一直在那里徘徊。我们的目的不是试图让它消失，而是不再沉迷其中，给它腾出一些空间，允许它在那里，而不是苦苦挣扎。这样的话即便它还在那里纠缠不休，也不会阻止你做重要的事情以及全情投入到生活中。

* * *

来访者：不错，我现在觉得没那么焦虑了。

治疗师：有意思。这种情况经常发生，但并不总是这样。请不要认为这是一种可以控制你情绪的方法。它的目的是让你从自己的想法中抽离出来，因此你能活在当下，并做你认为重要的事情。所以如果你感觉好些了，请尽情享受这种感觉。但是请将其作为红利，而不是主要目的。如果你开始用这些技术来控制你的感受，我敢保证你很快就会失望的。

* * *

如果听到你这么说，来访者看起来很失望或很惊讶，这意味着他已经误解了认知解离的目的，这样的话，那么你需要再次重申，同时你可能需要去回顾（或再次回顾）创造性无望技术。一种快速进行重申的方法是再次使用第11章中的"把手比作想法和感受"的隐喻，并强调最后那个关于想法和感受仍然存在的部分。

认知解离不是不予理会

我们希望以开放和好奇的态度回应我们的认知，而不是不理会它们。即使是最令我们痛苦的认知和认知过程，通常也能为我们提供一些有用的东西。例如，我们焦虑的想法常常指向需要我们解决的重要问题，而自我评判的想法常常指向被我们忽略的价值方向。在后面的章节中，我们将研究如何从无益的想法中"提取好东西"。

有时，治疗师会认为在 ACT 中我们对想法的内容并不感兴趣。再说一遍，这是一个重大误解。我们不会直接挑战或质疑这些内容，也不会去评价这些内容是正面的还是负面的，但我们对它们是感兴趣的。毕竟，为了依照有效性来评估一个想法，我们确实首先需要知道的就是其内容。

当认知解离适得其反时

偶尔，我们带领某一来访者体验一种认知解离技术时，会产生与我们的预期背道而驰的效果：我们来访者的融合程度会变得比以前更严重。幸运的是，这种情况不会经常发生，但就算发生，也不是什么大问题。首先，让我们把 ACT 用在自己身上：抛锚，与"我是一个差劲的治疗师"的故事脱钩，为我们的焦虑腾出空间，并重新专注在来访者身上。然后我们道歉，并把它变成一个帮助我们的来访者区分融合和认知解离的机会。例如：

治疗师：我很抱歉，它并没有像我预期的那样发展。通常这种练习能帮助人们后退一步，与他们的想法保持一定距离，但现在看上去好像适得其反了。然而，既然这种情况已经发生了，就让我们看看能从中学到点什么吧。注意你是如何比之前更加深陷其中的，注意它对你的影响，这就是我们所说的"钩住"。

小附件

参见《ACT 就这么简单：小附件》第 12 章（可从 http://www.actmindfully.com.au 的"免费资料"页面下载），你会找到：①如何判断你的来访者何时处于认知解离状态；②一种广受欢迎的名为"铁钦纳式重复"的认知解离技术。

技能提升

这就是认知解离的结束吗？不可能。下一章我们将奉上认知解离的"盛宴"，之后的一章里，我们会学习认知解离的常见障碍。但是在你继续阅读之前，先看看这些能帮助你提升技能的建议。

- 返回并尝试以上你跳过的任何一种认知解离技术。
- 大声读出所有的练习，就像你在带着来访者体验它们一样（或者至少生动地想象这个过程）。
- 选出你最喜欢的技术，并在接下来的一周里使用它。当你意识到自己被钩住时，抛锚，然后注意那个钩住你的想法。如果你在抛锚后仍然被它死缠不放，那么就用你选出的技术来与它过过招，注意会发生什么。

撷英

认知解离技术数不胜数，这一章里学习的只是其中的一小部分。当你向来访者介绍它们时，一定要带着极大的共情和尊重，并确保你事先已经清晰地阐述过其工作原理（见第 11 章），以免带来困惑或无效的风险。

把每件事都当作实验来做，因为你永远不确定接下来会发生什么。还要警惕常见的误解，比如认为这样做的目的是让自己感觉良好或摆脱不想要的想法。

认知解离自助餐

这么多选择

俗话说：给猫剥皮的方法有很多[⊖]。我个人无法保证这句话的真实性，因为我从来没有剥过猫的皮，我也不打算这样做。但不管这句话的真实性如何，这都是个实用的观点，即我们在一次治疗中有数百种不同的方式来示范、促成与加强认知解离。因此，许多 ACT 新手会被各种各样可用的技术所淹没也就毫不奇怪了。下面来看看我能不能把这弄得简单一点。

认知解离的三个 "N"

认知解离并没有固定的步骤顺序。然而，所有的认知解离技术都是从"去注意"一种认知开始的，而且其中大多数都会与给认知"命名"结合起来。除此之外，许多认知解离技术还包括"中和"认知。下面让我们更仔细地来看一看"认知解离的三个 N"。

⊖ 俚语，意思是达到目的的方法很多。——译者注

▢ 注意（Notice）

对于任何类型的认知解离干预，最基本的一步是要注意到某种认知的存在。为了帮助来访者注意到他们的认知，治疗师可以说，"请注意你在想什么""请注意你的头脑在做什么""请注意有哪些突然冒出来的想法""你的头脑在对你说什么""是什么钩住了你""你的头脑在做什么"等。

▢ 命名（Name）

给认知或认知过程命名通常是认知解离的第二步。命名可以很简单（例如，"思考""担心""自我评判""非黑即白的想法""最坏预期"）。它也可以很有趣（例如，"不够好的那个故事""凄惨与无望的广播""头脑碎碎念""内心的批评家又在喋喋不休了"）。它可以是以自我为参考的（例如，"我现在有一个想法……"或"我的头脑里出现了……"）。它还可以包含一些确认它重复出现的单词或短语，比如"啊哈""又来了""我认识这个"。

▢ 中和（Neutralizing）

大多数认知解离技术都包括一个我称之为"中和"的步骤。（这不是一个正式的 ACT 术语，但我发现在治疗师培训时，这是一个很有用的词。）这个术语意味着你把你的认知放在一个新的语境中来中和它们的影响，解除它们的武装。中和一种认知的最简单的方法就是从有效性的角度来看待它："如果你按照这个想法行动 / 让它指引你或给你建议 / 沉迷于它 / 相信它 / 深陷其中 / 服从它 / 紧紧地抓住它 / 让它支配你的选择……它就会带你走向或远离你想要的生活 / 帮助你成为你想成为的那种人 / 帮助你有效地行动吗？"

除有效性外，中和还可涵盖以下策略的任意组合（其中许多策略是相互重叠的）。

像观察一个客观物体一样去观察想法。注意组成想法的文字或图像；注意它的大小和位置；注意它是如何来去的——它的运动、速度和方向。

描述这个想法。描述承载着想法的字词或图像的性质或特性，它的大小、位置、移动、速度或方向，以及其他符号属性（例如，"炽热的想法""沉重的想法""黏稠的想法""浑身是刺的想法")。

与想法的特性进行游戏。

- 视觉特性——形状、尺寸、颜色、材质、硬度、亮度
- 听觉特性——音量、语速、音色、音调、音高；歌唱它，缓慢或快速地，抑或用不同声音说出来，添加音乐
- 运动觉特性——位置、移动、方向、速度、地点

描绘这个想法。把它写出来、画出来、绘出来、打印出来、雕刻出来、舞动出来、表演出来、唱出来，用哑剧动作呈现它，用文档形式记录它，或者以摄影或拼贴的方式重现它。

转移这个想法。在想象中，把你的想法放在其他想象出来的物体上（例如，溪流中的树叶、传送带上的手提箱、天空中飘过的云彩、商店橱窗里的商品标签），把它们放在房间里的物品上（例如，把它们放在椅子或书柜上，或者把它们投射到墙上），或者把它们转换成另一种媒体形式（例如，把它们作为电视上的字幕或智能手机上的文字信息来查看，或把它们作为广播来收听）。

为这个认知过程赋予一个角色。例如，赋予严苛的自我评判模式这样的角色："内心的批评家"，或者赋予一种担忧的、灾难化的、预测最坏情况的模式"凄惨与无望的广播"的角色。

认知解离：一份治疗过程的逐字稿

下面的逐字稿展示了帮助来访者进行认知解离的众多方法中的一小部分。来访者是一位 24 岁的单身女性按摩师。现在，她和治疗师的第二次治疗开始了大约 20 分钟，已经完成了以下内容：①开启本次治疗的一次简短的抛锚练习；②对上一次的治疗内容进行简短回顾（探讨来访者练习了多少次抛锚及由此带来的益处）；③快速地讨论了人类大脑是如何进化的。

⬚ 介绍认知解离：第一部分

治疗师：我们上周明确了一件事：主要问题是你常常被自己毫无价值或没用的想法钩住。

来访者：是的，是这样。我觉得我就是个废物，我甚至不知道你为什么要在我身上浪费时间。

治疗师：我注意到当你说这些时，你的身体在往下滑，几乎陷到椅子里了。我有种感觉，这些想法真的在把你往下拽。（来访者点头。）这肯定很痛苦。（来访者再次点头，眼含泪水。）你现在有什么感觉？

来访者：（摇头）这太蠢了。

治疗师：什么太蠢了？

来访者：我自己。我这样做太蠢（擦眼泪）。我认为你帮不了我。

治疗师：嗯，这是一个非常自然的想法。很多人都有这样的想法，尤其是在治疗刚刚开始时。事实上，我并不能保证治疗一定会有所帮助，但是我能保证，我会尽全力帮助你打造更好的生活。所以，哪怕你现在有这种毫无希望的想法，我们也不妨来试一试，来看看接下来会发生什么，可以吗？

来访者：好的。

治疗师：好，我们上次治疗时一致认为，你的目标之一就是学会新方法来处理痛苦的想法和感受，让它们不能再这般戏耍你。这对你来说是否仍然很重要？

来访者：是的。

治疗师：好的。（抽出一张白色的便签纸。）那么，如果你觉得可以的话，我想把你的一些想法写在这张纸上，以便我们进行后续的工作。你觉得这样可以吗？

来访者：当然可以。

治疗师：谢谢。当你的头脑真的正在打击你，使你深陷"我有问题"或"我的生活有问题"这样的想法时，如果那时我正在偷听，就好像我能进入你的大脑并能偷听到它在说什么、在告诉你什么一样，我会听到什么？

来访者：噢……嗯……就是一些相当消极的东西，像是，嗯……你很蠢，你真懒，没人喜欢你。

治疗师：好的。那我把它们记下来。(治疗师在便签纸上写下这些想法。)你的头脑说："我很蠢……我真懒……没人喜欢我。"还有别的吗？

来访者：我不知道。

治疗师：嗯，你今天提到"蠢"和"废物"，还有上周提到"毫无价值"和"没用"。你的头脑是否常常这样骂你？

来访者：是啊。

治疗师：(记下这些词语)好的。所以你的头脑告诉你："我很蠢……我毫无价值……我没用……我是个废物。"还有吗？

来访者：(轻笑)这还不够吗？

治疗师：不，够了。但我只是有些好奇，你的头脑是否跟你讲了一些关于未来的真正黑暗或者恐怖的故事？想一想，当它真正想让你绝望时，它对你讲的最恐怖的事情是什么？

来访者：嗯……就是："我 ×× 完蛋了，根本没有未来。生活 ××× 糟透了，去死吧！"

治疗师：好的，看来你的头脑有点喜欢讲脏话。让我们记下来。(一边把这些词记下来，一边大声念出来。)"我 ×× 完蛋了……根本没有未来……生活 ××× 糟透了，去死吧！"嗯，我知道我们上一次治疗时已经提到这个部分，不过请提醒我一下：当你被这些想法钩住时，你会采取哪些避开行动？

　　现在让我们来解读一下。在继续阅读本章之前，请再一次阅读上面的逐字稿，并辨认治疗师巧妙地建立认知解离语境时所使用的各种方法：允许想法存在并把想法正常化，像对待"实物"一样对待头脑，倾听头脑，把想法写下来，大声读出想法，把想法形容为"故事"以及"建立联结"。让我们快速地逐项浏览一下。

允许想法存在并把想法正常化。请注意，治疗师是如何通过说"这是一个非常自然的想法"来回应"我认为你帮不了我"的。我们通过把想法描述为正常的、自然的、典型的或常见的，而不去试图评判它、辩驳它、修正它或者消除它来促进认知解离。

像对待"实物"一样对待头脑。认知解离是要与你的想法拉开距离，所以我们发现，在 ACT 里以戏谑或隐喻的方式，把头脑当作一个独立的实物来进行谈论，是很有用的。例如，治疗师说头脑"困住你""打击你""咒骂你"，同时也幽默地指出"你的头脑有点喜欢讲脏话"。

倾听头脑。许多认知解离技术都包括注意想法，或扮演为想法的听众。在这个谈话里，治疗师谈及的是"偷听你的头脑""听听它在说什么""它听起来怎么样"。

把想法写下来。与想法拉开距离的最简单方法之一就是把它们写下来。这能帮助你后退一步，看到想法本来的样子：一串字词罢了。可以由治疗师来记录，之后再拿给来访者看，也可以由来访者自己来记。

大声读出想法。治疗师大声读出来访者的想法（一直以"我是"而不是"你是"开头）。这通常会增加一种分离感，就好像治疗师在读的是他自己的想法一样。

把想法形容为"故事"。在 ACT 里，我们常常把想法作为"故事"谈论。这能与把头脑看作故事家这个隐喻以及被故事所吸引或者迷失在故事里等说法很好地呼应。治疗师特意问了来访者是否有任何关于未来的"黑暗的或恐怖的故事"。

建立联结。在最后，治疗师开始引导你"建立联结"，提出一个有用的问题："当你被这些想法钩住时，你会采取哪些避开行为？"

▣ 介绍认知解离：第二部分

现在治疗师用 3 分钟左右来快速地"建立联结"（见第 11 章）。治疗师发现，当来访者被钩住时，他就会退出社交活动，疯狂追剧，吸食大麻，变得对家人暴躁易怒，极度赖床，请病假而不是去工作，拖着不去寻找更好的工作，吃大量的垃圾食品。

在收集这些信息后，治疗师提供了一项新技术，如下所示。

治疗师：所以当你被这些想法钩住时，它们拉着你去做各种只会增加你的问题、让生活变得更糟的事情，是吗？

来访者：是的。我告诉你了，我完蛋了！

治疗师：我听到你说的了，并且我已经记下来了，就在这里。所以你有没有兴趣学习一下如何与这些东西脱钩（指着卡片）？

来访者：有兴趣，但我不知道我能不能做到。

治疗师：好吧，我们很快就会知道的。所以这些就是你的头脑在打击你时所说的话（把卡片交给来访者）？

来访者：（低头看着卡片）是的。

现在，治疗师带着来访者体验把手当作想法和感受的隐喻，但是做的时候与第 11 章中的版本有一个很大的不同：治疗师让来访者以卡片替代手来完成这个练习。

来访者将卡片举到眼前（代表融合），然后将其放下，放在膝盖上（代表认知解离）。

介绍认知解离：第三部分

这段逐字稿从把手当作想法和感受的隐喻的结尾开始继续。卡片现在正放在来访者的膝上，书写面朝上，这样来访者和治疗师都能清楚地看到记录下来的想法。

治疗师：好的，这就是认知解离的基本思想。我现在要你去做几个实验，以便你学习如何真正做到这一点。我之所以称为"实验"是因为尽管我希望这对你有帮助，但我永远不确定它到底会走到哪一步。所以重要的是带着一丝好奇心来参与，看看事情如何发展。

来访者：可以。

治疗师：好的，（指着卡片）注意那些想法并没有消失。它们还在那里，在你腿上。并且如果你想的话，你可以让它们钩住你。你自己体验一下。请低头全神贯注地看着卡片，看看你是否会被那些想法卷进去。（来访者低头看着他膝盖上的卡片。）注意，当你被拉入这些想法时，你是如何与我隔绝的，又是如何与周围的世界失去联系的。（来访者点头。）你能感觉到它们在吞噬你的生命吗？（来访者点头。）现在回来看我。（来访者抬头看着治疗师。）注意，你和我都在这里，一起完成任务。现在回到你的身体，把你的脚踩在地板上，伸展一下，挺直你的背。注意你周围的房间，注意你所能看到和听到的东西。（来访者环顾四周。）所以，有一堆令你痛苦的想法，并且你的身体环绕着这些想法，但还有一个房间在环绕着你的身体，还有我和你都在这里，在完成这个任务。现在，你更愿意困在那里的想法里（指着他腿上的想法）还是跳出来到这里，在能与我互动的这个世界里？

来访者：（微笑）我更喜欢这样。

治疗师：我也是。

来访者：但我还是不断地想要回到那些想法里。

治疗师：你当然会想。大脑让我们相信，它所说的一切都是非常重要的，我们必须对它全神贯注。而事实是，那张卡片上没写什么新东西，对吧？我是说，你的脑海里已经浮现过这些想法了，有多少次了？数百次？成千上万次？

来访者：成万上亿次。

治疗师：所以请注意，现在你就可以选择了。你可以选择向下看，并且被这些东西钩住，也可以选择就让它们静静地待在那里，同时你全身心地投入到周围的世界里。这是你自己的选择。你想要选哪个？

来访者：嗯……（他似乎不太确定。低头看着卡片。）

治疗师：（热情地、幽默地）噢，咱俩已经联结不上了。（来访者再次抬头看向
　　　　治疗师。）啊哈，你又回来了。看，那些想法要钩住你是多么容易。

来访者：对啊，我知道，一直都这样。

治疗师：是的。对于你、我以及地球上的每一个人都是这样，这是我们所有
　　　　人都在遭遇的。这就是头脑的运作方式，它们会钩住你。脱钩的一
　　　　种方法是抛锚，但是还有很多其他方法可以让你脱钩。所以，如果
　　　　你愿意的话，我现在想带你体验一些其他的技术。我再强调一次，
　　　　它们只是实验，看看它们对你的效果如何。可以吗？

来访者：可以。

　　现在让我们再仔细分析一下。当我们把想法写在卡片上，然后将这张卡
片变成一个物理的隐喻时，这本身就是一种认知解离技术。这也包含了一些
心理教育：这个练习帮助来访者体验到认知解离是如何使他活在当下，投入
与治疗师的互动的，而融合是如何阻碍他做这些的。（当然，这个练习是抛锚
的变体。）

　　在逐字稿的最后，治疗师问来访者是否愿意尝试一些其他技术，来访者
回答："可以。"治疗师现在就能让来访者体验任何自己喜欢的认知解离技术
了。一般来说，最好从一些快速和简单的技术开始，而不是从那些更耗费时
间、更偏重冥想的技术开始。

　　假设来访者并不愿意；假设他说他不愿意让那些想法待在那里，他想摆
脱它们；或者假设他愿意，但是他的语音语调和身体语言表明他实际上并不
想这样做。治疗师该如何进行很好的回应呢？

　　在这两种情况下，治疗师很可能会做一个快速的创造性无望的干预：回
顾一下他为了摆脱这些想法而尝试过的方法，评估这些方法的长期效果，以
及这让他付出的代价。然后从这里开始，接着问这样的问题："既然你已经努
力了很多年，想要摆脱这些想法，并且很明显这不起作用，那么现在你是否
愿意探索一种不同的方法？"

▣　介绍认知解离：第四部分

这份逐字稿的第四部分，也是最后一部分，大约要花费 15 分钟时间。在此期间，治疗师要带着来访者练习上一章中尝试过的几种简短的认知解离技术，以便工作于写在卡片上的那些具体的想法。在整个过程中，来访者都把卡片放在腿上，这是一个持续的认知解离和接纳的隐喻。偶尔他会低头看卡片，治疗师会问："被钩住了？"来访者会立即再次抬起头，这时治疗师会轻松地说："啊，你又回来了。"

现在，在第四部分中，治疗师将整个治疗过程与另一种叫作"给故事命名"（Harris，2007）的认知解离技术紧密相连，该技术亦可巧妙地嵌入作业中。

治疗师：让我们回到卡片上的这些想法上来。我要问你一些事，可能会有点奇怪。

来访者：我正在习惯这一点。

治疗师：这个问题与很多令人痛苦的想法、感受、情绪和回忆相连，甚至可以一直追溯到你的童年，追溯到你妈妈第一次离开家的时候。假设我们能拿走所有这些想法、感受和回忆，并且我们还能把它们都放在一起制作成一部你的人生纪录片或一本自传，即我们将做成一部包含它们所有内容的录像或者一本书，你可能永远不会和任何人分享，或者你可能只和一些你真正信任的人分享它。然后，我们假设你现在要给它起个名字，一个能够总结所有内容的标题。最好短一点。那么，你看，能概括全部的标题是"不够好"的故事。总是有些人或有些事或生活中某些方面现在不够好，或曾经不够好，或将来不够好。所以我们可以称之为"不够好"的故事，或者你可以想出你自己的标题，比如"毫无价值"的故事或者"我 ×× 完蛋了"的故事。

来访者：（思考）呃……

治疗师：慢慢来。如果你愿意，它可以是一个幽默的标题，只要不会低估或轻视了它。

来访者：嗯，"无用的简"的故事如何？

治疗师：可以，我觉得挺好。你是否十分确定这个题目可以反映你的痛苦，而没有低估它？

来访者：是。

治疗师：好的。我能把卡片拿回来一会儿吗？（来访者把卡片递过来。）我将在后面写几个字。（治疗师翻过卡片开始书写，一边写一边慢慢地念出来。）那我在这里写："啊哈！它又来了！'无用的简'的故事！我知道这个故事！"

来访者：好吧。

治疗师：接下来是下一个实验。如果你愿意这样做，我会请你通读这一面写着的所有令人痛苦的想法，并真的让它们把你钩住。当你感觉到真的被紧紧地钩住时，就把卡片翻过来，读一下背面写的东西。然后用力把脚踩向地板，练习抛锚，然后跟我报告，告诉我发生了什么，它有没有用。可以吗？

来访者：你是说大声读出来吗？

治疗师：不，脑子里默读就行。坦白地讲，我并不知道会发生什么。我希望它会有用，但请记住，我们是把它作为一个实验来做的，好吗？

来访者：当然。（治疗师将卡片递给来访者。他默默地读着所有的消极想法，眉头紧锁。然后他把卡片翻过来，静静地读着背面的字："啊哈！又来了！'无用的简'的故事！我知道这个故事！"然后他咧嘴一笑，抬头看着治疗师。）

治疗师：你在笑。为什么？

来访者：就像你说的那样，我可以把它看作一个故事，它就是这样的，它是"无用的简"的故事。

治疗师：你被故事钩住了吗？

来访者：没有。这张卡片好像把它控制在纸上了。

治疗师：那请你告诉我这次实验中发生了什么。如果这是（治疗师用手捂住眼睛）完全被钩住，而这是（治疗师将手放在膝盖上）完全脱钩了，那么开始的时候是什么样子，而现在是什么样子？

来访者：我猜，我一开始是真的被钩住了，就像这样（把卡片放在眼前），而现在就像这样（把卡片放低，大概在脸和膝盖中间的位置，大约和胸腔下端齐平）。

治疗师：真棒，这个实验成功了。不管怎样，只要不做脑部手术改变你的大脑，你就无法摆脱这个故事，但你可以学着与之脱钩。

来访者：好吧，在这里我能做到，但我不知道出去后还能不能。

治疗师：我很高兴听到你这么说。因为这是一项技术，它需要练习。就像我上次说的，如果你想成为一个好的吉他手，在你的两节吉他课之间，你也是需要练习的。所以如果你想做得更好，你愿意在这次与下次咨询之间做几个练习吗？

来访者：什么样的？

治疗师：嗯，第一个是练习给故事命名。不管任何时候，当你注意到一个与这个故事有关的想法、感受或记忆出现时，就对自己说"啊哈！这是'无用的简'的故事"这类的话。你只需要这么做，只是给它命名。有时，它会在你还没有意识到的时候就把你钩住。这很正常，在意料之中。一旦你意识到这件事发生了，就对自己说："哦，又被'无用的简'的故事钩住了。"然后抛锚，投入到你周围的世界里。这听起来可行吗？

来访者：是的，我会试试看。

治疗师：还有另外一件事。这件事可能看起来会有点奇怪，所以如果你不想这么做，请不要有任何心理负担，拒绝就可以了。

来访者：好的。

治疗师：好。我能把卡片拿回来吗？（拿回卡片，折成 1/4 大小。）你愿意把这张卡片放进你的钱包里，随身携带，无论你去哪里，无论你做什么，让我们设定为放到下个月，怎么样？每天至少将它拿出来三四次，展开，并且把所有这些痛苦的想法通读一遍，然后把卡片翻过来，再读读背面写的是什么。

来访者：我希望没人翻我的钱包。

治疗师：（笑）我只想跟你把这件事情的目的说得明明白白。第一，能够提醒你，你可以把这些想法和感受带在身边，但这并不妨碍你过你的生活和做重要的事情。第二，通过把卡片拿出来并阅读所有这些想法，能够提醒你，你可能现在会而且将来还会反复地被它们钩住，但是当你把它折叠起来的时候，它会提醒你，你可以与之脱钩。当你把它放回钱包时，它会提醒你，脱钩其实并不是一种摆脱痛苦想法和感受的方法，而是一种从它们身上夺走力量的方法。你愿意这么做吗？如果你不愿意的话，完全没问题。我还有很多其他的建议。

来访者：我愿意做。

治疗师：太棒了。

现在，在我们完满结束之前，让我们再次拆解分析一下。有几件事需要考虑：

1. 事情并不总是那么顺利。这位来访者欣然接受了认知解离，但有些人可能会觉得很难，或者抓不住重点。还有些人可能会回到试图摆脱这些想法的计划中去，如果这样的话，你最好的选择就是重新回到创造性无望干预中去。

2. 像上面这样，治疗师可以在一次治疗中使用任何数量的认知解离技术。把想法写在卡片上或给故事命名，都不是必不可少的。不过，正如你可能已经猜到的那样，这位治疗师是我自己，而这个组合是我个人的最爱。我特别喜欢使用索引卡（或者是一张纸），因为：①它提供了一个可以在咨询过程中使用的很好的物理隐喻；②当你的来访者拿走它时，它会让他想起这次咨询，并唤起他有关家庭作业的记忆；③把卡片（或纸张）放在钱包或票夹里，就是一个持续的关于接纳和认知解离的隐喻。

　　3. 假设来访者不愿意把卡拿走。假设来访者说："不，我不想要它。它可能会使情况变得更糟。"这可能意味着融合和经验性回避。这时你可以说："好的，我想这种情况下，对你来说这么做不是件好事，所以让我们试试其他方法。"然后你可以布置一个不同的家庭作业任务，把卡片放进其档案里，在下一次治疗时再拿出来。

技术集锦

　　在 ACT 教材和自助书中，记录了超过 100 种不同的认知解离技术，并且你和你的来访者还有很多机会创造新的认知解离技术。你可以做任何帮助你把想法放入一个全新的语境中的事，只要能让你看清它究竟是什么：一连串的文字和图片，而不是什么你必须要与之抗争、从中逃离、紧紧抓住或必须服从的事情。

　　例如，你可以把这个想法想象成贺卡上的一个寄语，或者是写在生日蛋糕上的糖霜，或者是出现在漫画人物的对话泡泡里。你也可以想象这个想法来自收音机或手机，或者是你听到的一个著名政治家或体育评论员的声音。你也可以想象自己和这个想法一起跳舞，手牵手地走在街上，或者是像拍球那样上下拍动它。你可以把这个想法画出来或是涂出来，用不同颜色的笔写出来，或者是用黏土把它捏出来。你可以把它想象成慢跑者 T 恤上的文字，想象成手机里的一条短信，或者把它想象成电脑上的一个弹出窗口。你可以用不同的音乐风格（例如歌剧、爵士乐、摇滚乐）把它唱出来，用不同寻常的异国口音说出来，或者让一个手偶大声喊出来。选择无穷无尽。所以在继续阅读之前，看看你能否想出一些属于自己的技术，然后与之一起玩得开心点。（你会经常在教材里听到这样的话吗？）

　　以下是许多（但远远不是所有）常见认知解离技术的总结。在本书中，我们将会介绍其中大部分技术（见图 13-1），剩下的你都可以在小附件中找到。

实用主义

如果你赞同那个想法，深信它，并任其控制，它会把你带到哪里？深信它，会给你带来什么？你将从这里去向何处？即使你的大脑说这不会奏效，但是无论如何，你能否试一试呢？

感兴趣

这是一个很有趣的想法。

冥想

让你的想法自由来去，就像飘动的云朵，路过你家门前的汽车，等等。

你的头脑就像……
- 一台"杀不死的"机器
- 一台文字机器
- "失望与悲观"电台
- 出色的推销员
- 世界上最出色的故事家
- 法西斯独裁者
- 评判工厂

重构霸凌

被这种想法／信念／主意左右是什么感觉？你想让它一直掌控你的生活，时时刻刻都提醒你要做什么？

问题解决

这只是你的头脑解决问题的方法。你感到痛苦，所以你的头脑试图找到一种停止痛苦的方法。你的头脑进化为问题解决者，这是它的工作。这不是缺陷，它只是在施展它进化而来的本领，但有些解决方案并不太有效。你的工作是评估你的头脑给出的解决方案是否有效：从长远来看，它们是否能给你带来丰富而充实的生活？

有效性

如果你放任这种想法指挥你做事情以及被它钩住，它会把你带向何处：趋向还是避开你想要的生活？如果你让这个想法指引你或为你提供建议，它会帮助你像你想成为的人那样行动吗？

想法

经典

我正有这样的想法……
用搞笑的声音把它说出来。
把它唱出来。
用极慢的速度把它念出来。
一遍又一遍地快速重复。
把想法写在卡片上。
公交车上乘客的引喻。
感谢你的大脑有那个想法。
谁在说话：你还是你的头脑？
随溪漂流的树叶练习。
那个故事已经持续多久了？

次级获益

当这个想法出现时，如果你只看它的字面意思／跟随它／任由它告诉你该做什么，那么它可能会在短期内帮助你回避或逃离什么样的感受、想法或情境呢？

形式和位置

那个想法看上去是什么样子的？它有多大？它听起来像什么？是你的声音还是别人的声音？闭上你的眼睛并告诉我，它在什么空间位置上？它是移动着的还是静止的？如果它在移动，那么它是以什么速度朝什么方向移动？

电脑显示器

想象这些想法都呈现在电脑显示器上。改变字体、颜色和格式，给字词加个动画模式。加上一个跳跳球。

洞察

当你深信这个想法，或者全神贯注于它时，你的行为会有什么样的变化？当这个想法出现时，你会开始或停止做什么呢？

给故事命名

如果所有这些想法和感受都被写进一本书或一部电影里，并且把它命名为"哈哈哈故事"，你会叫它什么呢？要当这个故事浮现在你脑海中时，给它命名："啊哈，xyz 故事又来了！"

注意

注意你的头脑现在正在跟你说什么。注意你正在想什么。

观察性自我

退后一步，从观察性自我的角度来看看这个想法。

图 13-1 常见认知解离技术综览

隐喻层出不穷

我们也可以使用各种隐喻来帮助认知解离。我们可以把自己的头脑比作：

- 一台文字机器：它永无止息地输出文字流。
- "失望与悲观"电台：它热衷于播报大量对过去的失望、对未来的悲观和对现在的不满。
- 被宠坏的小鬼：它提出各种要求，如果没有得到满足就大发脾气。
- 一台找理由机器：它列出无穷无尽的关于你为什么不能或不应该改变的理由清单。
- 法西斯独裁者：它总是命令你，告诉你能做什么和不能做什么。
- 评判工厂：它整日都在进行评判。

诸如此类，各种各样。一旦你在来访者身上使用了这些隐喻，你就可以在随后的治疗中反复将它们作为简短的认知解离干预来使用。例如，当一个来访者提出一连串负面的自我评价时，你可以回应说："评判工厂又来了，今天它真的在井喷呀。"或者当一个来访者不断地说"我应该做 X，我必须做 Y"时，你就可以回应说："哇！看来你头脑里那个小法西斯独裁者今天确确实实在立法。"

你可能已经知道了很多关于头脑的隐喻："喋喋不休的箱子""内心的批评家"都是常见的用法。在继续阅读之前，为什么不花点时间看看你是否能想出一两个属于你自己的隐喻呢？

🔲 保持认知解离的简单性

正如我们所看到的，解离技术多种多样，你当然可以开心地发明属于自己的技术，让你的来访者参与其中。然而绝大多数情况下，出于这样或那样的原因，我还是喜欢让一切都保持非常简单的状态。那么，下面就是我所知道的一些最简单的认知解离干预。

"请注意你的头脑正在对你说什么。"这个简单的短语或者更短的版本"注意那个想法"，通常立即就会带来认知解离。这会让你的来访者立即注意到自己的想法，而不是陷入其中。当然，这带给他的认知解离幅度可能不会很大，但它很快就能让来访者和他的想法拉开一些距离。增加任意数量的、简短的认知解离技术都可以促进认知解离。例如，你可以问这样的问题："如果你任由这个想法指引你，它会带你去哪里？它会对你有帮助吗？""这个故事已经持续多久了？""如果你任由自己陷入这种想法，会发生什么？这样做是很好地在利用你的时间和精力吗？"

注意形式。你可以让你的来访者注意想法的形式："它是由文字、声音还是图像组成的？你是看到了它，还是听到了它，或者只是感觉到了它？"你也可以选择专注于声音："在你的头脑里，这个想法听上去是什么样的？它是你自己的声音还是别人的声音？响亮的还是轻柔的？你能从那些声音中听到什么情绪吗？"或者你可以专注于位置或运动："你现在闭一会儿眼睛，感觉一下这个想法大概是在哪里——它是在你的前面、你的上面、你的身后、你的脑海里，还是在你的身体里？它是移动着的还是静止的？如果它在移动，那么它是朝什么方向以什么速度在移动？"

"那是个有趣的想法。"当我有点受冲击或吃惊时，我就会这样说。当来访者说的话使我震惊，引发我的强烈反应，或者让我的大脑抓狂般地试图想出该如何回应时，我发现是这个短句阻止了我匆匆忙忙陷入他所说的内容中。这是一个简单的短句，提醒着我和来访者，无论他刚刚说了什么，我们正在处理的都只是一个想法。同时，它邀请我俩一起停下来，看一看这个想法，而不是直接跳进这个想法的内容里去。我通常会在这句话之后停顿很长时间（至少10秒），这让我可以集中精神，从而有效且专注地做出回应。

感谢你的头脑。鼓励你的来访者去感谢他的头脑给他输入信息（Hayes et al., 1999）。这需要以戏谑的方式进行，带着一丝幽默感。你可以说："无论你的头脑对你说了什么，无论它多么恶毒或可怕，看看你能否简简单单地带着幽默感回应：'哦，谢谢，我的头脑！感谢你的分享。'"（如果你是和来访者一起使用这种方法，一定要强调游戏性和幽默感的重要性。特别是要详尽说明："这是为了帮助你不把这个想法看得那么严重。"）

短句。当你的来访者传达出一种特别消极的、指责的或无益的想法时，你可以带着一种若无其事的、幽默和开放的语气说"真不错"。或者你也可以使用其他的词，比如"很可爱""很巧妙""漂亮"或者"很有创意"。一旦来访者"理解"了认知解离的概念和目的，得以体验认知解离，并且在建立了良好的咨访关系条件下，来访者就不会感到不被认可或被看不起，那么你就可以用这些短句来回应各种尖锐的指责、评判、灾难性的想法，或其他"恶毒的故事"。带着慈悲的表情，说"哎哟"也能够起到不错的效果。

⬚ 不要忘记来访者

当我还是 ACT 新人时，好几次当我摆弄所有这些精彩的新的认知解离技术时，我都深陷其中，以致忘记了坐在我面前的人。所以我们需要记住：我们是和来访者一起来运用技术，而不是在他身上运用。ACT 并不是为了输送技术，而是为了创建重要的、有意义的生活。

因此，在所有的工作中，与来访者保持一种专注而协调的关系是必不可少的。我们需要对我们的来访者保持关切，尊重他们所处的位置，并对他们的反应持开放态度。如果我们沉迷于输送技术以致忽略了关系，那么一旦我们注意到这一点，我们就应该道歉："啊！我真抱歉，我才意识到我刚才做了什么。我太激动了，和你失去了联结。我们能不能停下来倒一下带，回到我还没有开始用所有这些东西轰炸你的时候？"

这种互动不仅建立了一种信任和开放的关系，而且还允许我们示范自我觉察和自我接纳。它们证实了我们和来访者是处于同一条船上的：我们也会陷入自己的头脑之中，失去与当下的联系，但我们可以带自己回到当下，并采取有效的行动！

家庭作业以及下一次治疗

家庭作业是必不可少的。与所有技术一样，认知解离也需要练习。这可以是一种快捷的技巧，在一天内进行间歇性练习，比如给故事命名。也可以这样，如果你带来访者进行了随溪漂流的树叶（见第 15 章）或类似的冥想练习，你就可以要求他每天练习，或每周练习几次。还有另一种类型的家庭作业则是要求来访者填写表格，如"被钩住记录表"（见小附件）。

还有另一种不那么正式的家庭作业，可以这样说：

治疗师：我想知道你是否愿意做一些练习。第一，更进一步体会你的头脑是如何钩住你的。这会发生在什么情境下？它会对你说些什么样的事情？一旦你意识到你被钩住了，那就痛快承认："啊哈！又被钩住了！"第二，你愿意尝试我们之前练习过的某个认知解离技术吗？（你选一个或者让来访者选一个。）一旦你意识到自己被钩住了，识别出钩住你的那个想法，然后试试这个技术。第三，随时关注"你的头脑试图钩住你，但你却没上钩"的时刻。

在下一次治疗中，我们要回顾家庭作业，看看发生了什么。我们可能需要围绕认知解离开展更多工作，抑或来访者又陷入了情绪控制程式，我们可能需要回到创造性无望部分。对于我的大多数来访者而言，如果他们已经完成了抛锚，并且在认知解离方面取得了良好的进展，那么我倾向于接下来转向价值。不过，你也可以转向灵活六边形的任意一部分。

小附件

参见《ACT 就这么简单：小附件》第 13 章（可从 http://www.actmindfully. com.au 的"免费资料"页面下载）。在这里，你会找到：①"常见认知解离技术综览"的可打印版，其中包括我们在主流教材中没有涉及的几种方法的描述；②对认知解离的通俗描述；③被钩住记录表；④如何使用 ACT 陪伴 App 进行认知解离。

技能提升

为了让你自己快速掌握认知解离技术：

- 想出两三个当前的来访者，并思考本章中的哪些技术可以用于他们。
- 大声朗读所有练习和隐喻，或者如果不能，那么至少在心里排练。
- 与一个想象中的来访者过一遍"卡片上的想法"这种干预技术（详见本章前面的逐字稿），将它表演出来或生动地想象出来，然后在真实咨询中尝试着去使用它。

撷英

在你已经（使用第 11 章中所讲的原则）为与来访者开始明确地练习认

知解离技术铺平道路之后，接下来的步骤就是：①在咨询中积极地练习这些技术；②对每个练习进行解释说明，并询问练习对来访者可能有什么帮助；③把进一步的练习作为作业布置下去。

这里有几个学习认知解离技术的经验法则：

- 在进行更具挑战性的冥想练习（如第 15 章中的练习）之前，先从简单快速的技术开始。
- 对无效的可能性保持警惕，对你运用的技术力求谨慎。
- 谨记认知解离是一个过程，而不是一种技术。有无数的技术可以激发并加强这个过程，但要着眼于找到适合你自己和你的来访者的那些技术。

ACT Made Simple

第 14 章

认知解离的障碍

任何事情都有可能会出错

ACT 新手治疗师经常会问我类似这样的问题，比如："当你使用认知解离技术时，来访者有没有可能感到被冒犯/感到羞愧/开始生气/觉得很傻/感到不安/觉得不被认可？"我的回答始终是一个响亮的"有可能"。对于一切"来访者可能会想到、感到、说出或是做出……吗"之类的问题，这是唯一有效的回答。俗话说："一件事只要有出错的可能，就会出错！"你要相信，即使是你有史以来最情有独钟、最百试不爽的认知解离干预，迟早也会以你意想不到的方式失败或弄巧成拙。

所以在本章中，我们将学习认知解离中的常见障碍。（当然，你可能已经从标题中猜出来了，但是，重复要点从来都不会有坏处，对吧？）当你阅读这一章时，请记住，许多认知解离过程中的障碍也会对其他的核心过程产生阻滞作用，不过我们在这里介绍的大多数策略均可用在那些情境中。下面我们将从一个非常重要的主题开始：无效。

无效

正如我们在第 5 章所讨论（并将在第 30 章进一步探讨）的一样，强大且坚实的咨访关系是做好 ACT 的基础。因此，一旦治疗师说了抑或做了什么让来访者感到无效，那就会妨碍有效的治疗工作（任何种类的治疗，不仅仅是认知解离这一个步骤）。这就是为什么接下来讲的方法是一个好办法……

▢ 先学会在黑暗中起舞，然后才能走向光明

在《ACT 问答》（*ACT Questions and Answers*，Harris, 2018）中，我创造了"先学会在黑暗中起舞，然后才能走向光明"这个短句，来证明在帮助高度融合的来访者进行温和的认知解离时，冷静、耐心以及共情的重要性。当我们的来访者跌跌撞撞地行走在由融合带来的厚重、黑暗、难以穿透的迷雾中时，我们自然会有种强烈的冲动，要打开认知解离的光柱，穿透黑暗，照亮道路。问题是，如果我们急于使用认知解离技术，而没有事先花时间真正地去共情，没有从来访者的角度看问题，没有确认他的痛苦和挣扎，那么这个过程就不太可能顺利进行。相反，它可能会使来访者的努力无效，甚至加剧融合。尤其是如果我们还使用了一些在这种情况下并不恰当的趣味性技术（比如唱出想法或者感谢你的头脑），这种情况就更有可能发生了。

例如，假设你的来访者说："我再也受不了了！我的老板总是对我百般挑剔，她总是监视我、检查我，她对我没有一丝一毫的信任，她甚至剽窃了我的灵感，告诉大家这是她想的！任何时间我出了一点小差错，任何事做得不够 T×× 完美，她就会疯狂地抨击我。我 T×× 受够了。我一直盼着有什么祸事能降临到她身上，如一场车祸或癌症或其他什么的。我知道这听起来很糟糕，但我就是恨她！"

想象一下，如果治疗师现在微笑着欢快地说"啊哈，这就是你的'坏老板'的故事"，或者"为这些想法而感谢你的头脑"，或者"让我们试着用生日快乐歌的旋律来唱'我的工作真糟糕'"，你不可能得到好的回应，对吧？

所以如果你的来访者正深陷融合的泥潭，那我们就暂时让他"先学会在黑暗中起舞"，然后才温柔而尊重地"引导他走向光明"。换句话说，让我们

承认并允许融合持续一段时间，让我们充满慈悲地与它并肩而坐，而不是贸然冲进去驱散它。让我们花点时间来感受一下来访者的体验，从他的角度看问题，理解他的困境，承认他现在的痛苦。在黑暗中起舞包括：

1. 带着开放和好奇去倾听
2. 从来访者的角度看待问题
3. 共情、正常化和确认

例如，我们可以这样说："那真的很难，我也对此感到愤怒。尤其是你已经那么努力，付出那么多，这真的太痛苦了。还有窃取你的灵感，如果有人这样对我，我也会暴跳如雷！你知道，如果有人让我的生活变得艰难，我也会有希望他们能受到某种伤害的想法，得到他们应得的报应。几乎每个人都会这样。这是我们的头脑的工作方式，默认设定就是这样，如果有人伤害了我们，我们就会想让他们也受伤。"

毫无疑问，当我们这样做时，我们并不想重复一些共情性套话。我们想真诚地去回应，用我们自己真实的声音，发自内心地与来访者真正交流，花费必要的时间来帮助来访者感到被倾听、被理解和被确认。这要花多少时间？不会很长。如果我们用心倾听，用慈悲的态度去给予确认，这通常不会超过几分钟。（所以如果你发现你的治疗中大部分时间都在做这类工作，那么你就处于远离 ACT 而转向支持性咨询的危险之中，而这可能带来的是强化来访者融合的风险。）

一旦我们在黑暗中起舞的时间足够长，长到让来访者已经感到自己被理解和确认了，并将我们当作可以信任的舞伴，我们就希望能温柔地引导他走向光明。换句话说，我们要做的是温柔地向他介绍六个核心过程中的任何一个，帮助他走向心理更加灵活的地方。

例如，一方面，我们经常能够在融合分崩离析之处挖掘出掩埋其中的重要价值。例如，在这个来访者的愤怒、暴躁和不公平感之下，我们可能会发现一些重要的价值，比如公平、公正和尊重。

另一方面，我们还可以舞向承诺行动。我们可能会探索来访者究竟想采取的是怎样的行动：变得更加自信，提出正式投诉，或去找一份别的工作。

然后，我们也可以探索接纳和自我慈悲：帮助他注意并命名他的情绪，承认他的痛苦，然后友善回应自己。

或者我们也可能会转向抛锚：当强烈的情绪升起时，练习稳定技术。

最后且绝对重要的一点是，我们也可以直接进入认知解离。例如，一开始我们可以慈悲地确认我们的头脑正在做的事情："你知道，你的头脑跟我的很像。当生活很艰难以及我们正挣扎于真的很难受的情绪时，我们的头脑经常告诉我们的方式，实际上并不能帮助我们很好地应对。你知道的，这些方式往往只会让事态比原来变得更加糟糕。所以，让我们一起来看看你的头脑究竟就所有这些事情告诉了你什么，看看它所说的这些中，哪些真的有帮助，哪些不那么有帮助，可以吗？"

任何时候，如果你与一位高度融合的来访者工作，而你发现他的融合程度是在增强而不是减弱，那么你就应该花点时间反思一下：认知解离这个光柱是不是打开得太快了？如果是的话，就先关掉。与你的来访者一起慢慢地退回到黑暗中去，在那里跳一会儿舞。然后，友善地、平静地、耐心地引导他，一步一步地走向光明。

条条大路通无效

治疗师无意间就否认了来访者的体验，这样的方式不计其数。对无意否认的最佳解药就是在治疗中体现 ACT，践行你的价值：慈悲、尊重、开放、真诚，以及专注地欣赏你的来访者——把他看作一道彩虹，而不是一个路障。你也要警惕以下几个常见的陷阱。

"故事"

"故事"这个词，如果使用得聪明得当，带着慈悲、共情和尊重，那对大多数来访者的认知解离来说就是很有用的。然而，如果我们轻率地使用了它，或者没有伴随真诚的共情或慈悲，那它就会给人一种蔑视或轻视的感觉。如果你怀疑你的来访者可能会对这个词产生不良反应，那么就不要使用它，坚持使用类似"想法""认知""担忧"等词语。

但如果你真的使用了"故事"这个词，而你的来访者确实对此不安或觉得被冒犯（"这不是个故事"），那么你要立即道歉。你可以这样说："我很抱歉，我不是有意冒犯你。我用'故事'一词，并不是想说它是虚构的或者不真实的。我只是想表达它是一串组合在一起用来传递信息或讲述故事的单词。

我使用这个词语仅仅是因为大多数人发现它能够帮助他们脱钩。如果你愿意，我可以采用'认知'或'想法'来代替这个词。这样是不是好一点？"

趣味化的解离技术

在适当的语境中，趣味化的解离技术，比如"唱出你的想法""感谢你的头脑""用滑稽的声音说出你的想法"，都是非常强效的（并且会很有趣）。不过在错误的语境中，它们会毫无效果。例如，想象一个来访者最爱的人刚刚去世，她怀着无法承受的巨大悲伤来到这里，而治疗师让她用"祝你生日快乐"的调子来唱出她的想法；或者想象你的一位来访者向你诉说了童年时期遭受性虐待的可怕记忆，而你说："你要感谢你的头脑有那些想法。"我们可以看到这些干预是多么不近人情和不合时宜，尽管出发点是好的，我们所有人都会在某些时候，不经意地说出一些让来访者感到不被认可的话。当这种情况发生时，ACT 提倡的是立即承担责任：承认错误、道歉并进行修复。（我们将在第 16 章对此进行更深入的探讨。）

缺乏共情

融合会造成巨大的痛苦。如果治疗师不能对融合所造成的大量痛苦、纠结和挣扎产生共情，那么认知解离干预可能会被认为是蔑视或轻视的。这常常会引起来访者类似"你不明白"或"你不知道我的感受"的反应。通常在治疗师说"这只是一个想法而已"时，会出现这种情况。这往往会让人觉得你看不起这个想法。对治疗师来说，这的确可能只是"一个想法"，但对于此时的来访者来说却并不是这样，所以治疗师的这种评论传递出的是缺乏共情。（另外，当一位来访者在谈论他自己的认知时，主动说道"这只是一个想法"，这通常意味着认知解离。）

忽视感受

假设你开始认知解离工作，但是来访者的痛苦情绪升起。通常，你要搁置认知解离，去处理情绪：抛锚、接纳、自我慈悲。如果你继续对准认知解离工作并忽视来访者身上出现的巨大的情绪痛苦，那就不仅可能会让工作无效，而且会很轻易地给人留下不关心或不认可的感觉。

不够清晰

为积极学习认知解离技术奠定基础的关键要素有：①建立融合和无效行为之间的联结；②澄清认知解离的目的；③梳理这种技术是如何与来访者的治疗目标紧密相连，以及如何发挥作用的。治疗师往往在转向积极的认知解离工作之前并没有做到以上的某些或全部，所以来访者自然会感到困惑或烦躁。有时，这种失败实际上是由治疗师自己的融合导致的，我们将在后面探讨这一点。

治疗师的认知解离障碍

让我们先从我们自己的融合开始。（记住：练习 ACT 的最佳人选就是你自己。）

▢ 与自我怀疑和害怕失败的融合

当我们刚接触 ACT 时，几乎我们所有人都会被我们自己的"无助故事"钩住：我做不到、我会把事情搞砸、会出错、会失败、会惹恼来访者、会弄巧成拙、会破坏治疗关系，等等。当然，这些想法是完全正常和自然的，这是我们的"穴居人头脑"在帮倒忙，它其实在试图保护我们免受伤害。而且我们并不想完全忽视这些想法：它们是有益的提醒——我们需要积极练习新的治疗技术，才能真正胜任自己的工作；我们需要与我们的来访者协调一致，慈悲且尊重，而不是在他们还没有做好准备时就急匆匆地逼迫他们进入 ACT 中；我们需要始终清楚我们引入技术的目的，以及它们如何具体地帮助来访者解决问题。

但是，如果我们确实想从自己的害怕和怀疑中"汲取智慧"，我们就不要与之融合。因为如果我们融合了，我们就会待在自己的舒适区里，并且沉迷于那些让我们感到安全的事情：共情性倾听、富有支持性、慈悲地谈论来访者的问题和感受，并主动回避培养新技术的体验环节。换句话说，我们将终结于……

▣ 谈论 ACT 而不是实践 ACT

这是 ACT 新手最常犯的一个错误，我自己也犯过很多次。谈论 ACT 很容易，因为我们使用过很多非常酷的隐喻和有趣的心理教育。而主动地去实践 ACT 则要难得多：在治疗中尝试并练习新的 ACT 技术。我知道何时我督导的治疗师是在谈论 ACT 而不是实践 ACT，因为他们会说"我们讨论了认知解离"或"我们做了把手当作想法和感受的隐喻"。讨论什么是认知解离和它如何起作用，以及用隐喻的方式来展现它的内容，这都是可以的，但这绝对不能等同于积极地练习认知解离技术，如"我有这样的想法……"、随溪漂流的树叶、为故事命名、唱出你的想法，或者感谢你的头脑。

隐喻太多

当治疗师陷入"谈论 ACT"模式时，他们经常会做一些被我们幽默地称为"隐喻滥用"的事情。这是指当一个来访者来治疗时，被自我怀疑、焦虑和不确定钩住的治疗师就会走到他的书架前，并取下一大盒隐喻。他打开盒盖，开始一把一把地掏出隐喻，一个接一个地扔向来访者，希望其中一两个能够粘上。等到治疗结束后，来访者离开治疗室时，身上挂满了隐喻。

我们在 ACT 中使用隐喻的主要原因是：①它们在短时间内传达了大量信息；②来访者会因为它们不言而喻的道理，而更倾向于接受它们；③来访者在治疗后比较容易记住它们。然而，我们很容易就会过度使用它们，当我们不完全理解它们的目的，或者想要回避主动地练习技术时，就很可能会这样做。

所以……脱钩，少说，多做！

要牢记的信息是：识别你被自己的害怕和怀疑钩住的时刻（我们和来访者在同一条船上，对吧），并自己进行认知解离。注意那个拖你后腿的可怕故事并为其命名，与之脱钩。在治疗中，减少"谈论"认知解离，增加积极的认知解离练习。

来访者的认知解离障碍

学会识别自己的障碍，并与之脱钩，这只是成功的一半；另一半则是寻找并轻柔地消除来访者的障碍。

我必须摆脱这些想法

　　来访者常常会努力回避或摆脱他们的想法，尤其是不愉快的想法，如苛刻的自我评判、受伤和失败的痛苦记忆以及对未来的担忧。这种经验性回避的倾向通常是因为他们认为这些想法是坏的（例如，精神疾病的迹象、性格缺陷、意志薄弱或是个坏人）、危险的（例如，对健康或心智的威胁）、不正常的（别人都没有这些想法）。此外，他们可能认为想法控制了他们的行为，所以为了改变行为（例如，戒掉某种瘾，改掉一个坏习惯），他们必须摆脱这些想法。（快速提醒：过度的经验性回避是由于与评判融合——这些想法和感受是坏的，以及与规则融合——我必须摆脱它们；只有它们消失了，我才能有好的生活。）

　　正如你在第 11 章中所读到的，我们会通过让来访者痛苦的想法进行大量的正常化和确认工作（例如，自我表露、穴居人头脑的隐喻），以及粉碎"想法控制行动"这一错觉，来解决这些问题。但是，如果你的来访者仍然专注于回避他的想法，他就不太可能对真正的认知解离感兴趣。他可能做的是"假解离"。

　　"假解离"（pseudo-defusion，不是 ACT 的官方术语）指的是这样一种常见的情况：来访者错误使用某种认知解离技术来试图回避或摆脱他不想要的想法（通常带有让自己感觉更好的希望）。如果发生了这种情况，你很快就会知道，因为你的来访者会说："这没有用！"然后你就可以问："你说它没有用是什么意思？"他会这样回答："我并没有感觉好一些"或者"这些想法没有消失"。

　　当来访者试图回避或摆脱不想要的想法时，你需要做些创造性无望干预（见第 8 章），无论是首次介绍，还是你之前做过再次去回顾。把他为了摆脱这些想法尝试过的所有方法都回顾一遍，探讨这样做的效果如何，以及让他付出了什么代价，要极其慈悲地对待他的任何反应，然后看看他是否有兴趣学习一种新方法。如果他愿意，再次进行"把手作为想法和感受"的隐喻，并着重强调结束的部分——手仍然在那里，静静地待在膝盖上。

⊡ 但我有真实的问题

有时候，当我们引入认知解离时，来访者可能会有所误解。他可能认为你说的全部都是他头脑中的东西。然后他可能就会抗议："这不仅仅是我的想法！我有真实的问题！"绝大多数时候，这是因为治疗师并没有：①确认来访者所面对的非常真实的问题和困难；②澄清融合是如何使这些问题变得更糟而不是更好。"把手作为想法和感受"的隐喻（扩展版）是我所知道的预防这种误解产生的最好方法，因为它：

- 明明白白地承认并说出了来访者的问题和挑战："在你面前的是你需要解决的所有问题和你需要面对的所有挑战，比如……（治疗师说出来访者最大的问题，如健康、人际关系、社交、工作、财务问题。）"
- 将来访者的问题与他对问题的想法和感受分开。
- 让来访者清楚，在面对这些问题时，他可以与自己的想法和感受融合或解离。
- 对此做出澄清：进行认知解离后，有效处理这些问题会更容易。

（在这里，我强烈建议你停止阅读，回到第 11 章，再次排练"把手作为想法和感受"的隐喻，确保你囊括了所有的关键元素。如果你不喜欢这个练习，那你可以用你自己的方法排练，囊括所有要点即可。）

如果你已经做了最大的努力，来访者还是产生这种反应（即"但我有真实的问题"），那你最好的办法通常还是直接道歉并阐明你的意图："我很抱歉，我并不是这个意思。你确实有真实的问题，比如……（说出来访者的主要问题，并且如果已经把它们写在选择点上，那就同时指向它们。）我在这里希望做的是帮助你采取行动来解决这些问题。我们大多数人在被痛苦想法钩住时都很难做到这一点，因此我认为学习一些脱钩的技术会很有用。但我们也不是一定要做这件事。如果你愿意的话，我们可以做一些解决问题并采取行动的工作来处理这些问题。"如果来访者倾向于此，那么你就可以转向"做重要的事"——价值、目标、行动计划和技术培训，然后在融合成为价值或承诺行动的障碍时，再回到认知解离上来。

▢ 我还没有完全脱钩

来访者和治疗师经常会这样理解：你必须完全脱钩，百分之百地认知解离，才能采取趋向行动。不是这样的！只要一点点的脱钩就足够帮助你动起来了。如果你能关掉"自动导航仪"，对于你在哪里、你在做什么和到现在为止是什么在紧紧钩住你，多了一点点的觉察，通常就已经足够你开始行动了。随着这种觉察的增强，你可以选择趋向行动，并全身心地投入其中，当你更专注于新的价值引领活动时，你将逐步与痛苦的想法和感受脱钩。

有时候来访者会认为（治疗师也一样），只有当你不再相信某个想法，或者不再为它烦恼时，你才会与这个想法解离。这两个观点都不对。通常，认知解离确实会降低一种想法的可信度或它所带来的情感上的不适感，但并不总是如此。这种结果是红利或副产品，当它们发生时，我们一定要感激它们，但不要去追求或期盼它们。认知解离的目的是减少认知对外显行为和内隐行为的控制，即使你仍然相信这个想法或仍然对它感到不安，解离也可能发生。

应对绝望和找理由的 7 个策略

许多来访者，尤其是那些患有抑郁症的人，是感到绝望才进入治疗的。通常，他们与各种各样的为什么治疗不起作用的理由融合在一起。这种找理由经常与许多其他类型的融合重合：过去（我曾经尝试过，但失败了），未来（它永远不会成功），自我概念（我是一个没有希望的个案，我不配变得更好，我一直都是这样的，这就是我，我太抑郁了，我太焦虑了，我是个瘾君子，我没有意志力／自制力／动力，我被诊断出患有 W，我已经被 X 永久地伤害了），评判（这太难了，这是胡说，我的生活是 Y，其他人是 Z，我太 A 了，我不够 B，治疗是无用的），规则（我无法在我感觉如此糟糕时做任何困难的事情，在采取行动之前我必须感觉良好，我理应能够自己做这件事）。

在治疗一开始就出现这种融合时，常常会让治疗师感到困惑。毕竟你只是在了解成长史并和来访者建立融洽的关系，那你要怎么帮他与此解离呢？不过，最美妙的事情是，你可以在这个早期阶段就引入认知解离，而不需要明确地谈到它。这里有一些我们如何做到这一点的办法。你可以基于任意组

合、任意顺序使用以下 7 个策略中的一部分或全部，并且以多种不同的方式
修改它们，来满足你的需要。

▣ 策略 1：注意并命名

幸运的是，在 ACT 中，我们不需要去挑战认知的内容或认知的效度（即
评估它们是真或假、有效或无效、积极或消极、正确或错误、恰当或不恰当、
有根据或无根据）。如果我们必须努力说服来访者相信他们对治疗的怀疑是错
误的、无效的或无根据的，那么我们就有麻烦了！

对治疗有疑虑是非常自然的，也是意料之中的。然而，如果来访者（或
他们的治疗师）与这些疑虑融合的话，就会妨碍我们有效地工作。因此，一
开始时，对于认知解离来说，这样的认知是极好的候选者。我们的目标是尽
可能快地创造一种认知解离的语境：在这里，我们允许无用的认知出现，并
看到它们的本来面目。我们也想促成一个接纳的语境：在那里，没有与想法
的斗争或挑战，不会去尝试使它们无效或摆脱它们。

良好的第一步就是注意和命名这两个简单而有效的策略：注意到认知的
存在和不评判地给它们命名。例如，你可以说："我看得出你现在有大量想法
正在不断浮现，都是关于为什么这对你不起作用的。"（记住需要调整所有的词
句，以适应你自己和来访者的需要。除了"想法"，你还可以谈谈担心、焦虑、
怀疑、恐惧、反对，等等。）

▣ 策略 2：确认和正常化

作为治疗师，对这样的认知给予确认是至关重要的。无论是对于刚开始
接受治疗的来访者，还是有多次治疗经历的来访者，这些认知都很常见。这
些都是完全正常且自然的想法，所以我倾向于这样说："这些想法（或担忧、
焦虑、怀疑、恐惧、反对等）是十分常见的。我的很多来访者在我们刚开始
工作时都会有类似的想法。这是完全自然的，并且说实话，我已经预料到它
们会一次又一次地出现。"

在 ACT 中，认知解离和接纳的一个重要部分就是帮助来访者理解他们的
头脑并不是毫无理智的、怪异的或有缺陷的，它只是想帮忙而已。对来访者
来说，这需要被正常化和确认。你可以这样说："这些想法的出现只是因为你

的头脑想照顾你，它想帮助你。它基本上是在试图把你从可能的失败、错误或不愉快的事情中拯救出来。你的头脑在说的是，嘿，你确定要这么做吗？你可能只是在浪费你的时间、金钱和精力啊。这也许会让你的情况变得更糟。事实上，对此，我基本上说不出什么能阻止你的头脑这样做的话语来。它只是在做它的工作，它只是想保护你。"

请注意这段话术是如何为后来可能出现的穴居人头脑的隐喻播下种子的。

▢ 策略 3：声明"无法保证"

你可以继续这样说：

"你知道，某个部分的我的确很想给你保证，想对你说'嘿！这对你会有用的'，但事实是，我并不能保证它能够起作用。如果你曾经去拜访过任何向你保证'这会有用'的健康专家，我的建议是你最好不要再去了，他们不是在说谎就是在哄骗你。因为从来没人能保证这一点。

我的意思是，当然，我可以给你看所有的研究。已经有上千篇与 ACT 模型有关的学术论文帮助了世界各地成千上万的人，但这并不能保证它对你也有效。我可以告诉你，它在我其他来访者那里都是有用的，但同样这也并不能保证它对你有效。有两件事我可以保证：我保证我会尽力帮助你；同时，我保证，如果我们因为你的头脑有疑虑就放弃，那我们将一无所获。所以，即使你的头脑不断地浮现为什么这个方法不能或不会对你起作用，无论如何我们也都要进行下去，好吗？"

这个时候，许多来访者就会从他们的疑虑、担忧、反对或者其他治疗障碍中脱钩。但如果没脱钩呢？如果来访者继续坚称治疗不能或不会有帮助，怎么办？我们稍后就会对此进行探讨，但首先请你将以下两个重要警告牢记于心。

- 首先，无论任何治疗模型中的任何类型的干预，治疗师都必须慈悲地、尊重地、彻底地确认来访者的体验。如果接下来的技术是以一种轻视的、不耐烦的、漠不关心的或其他不认可的方式进行传递，显而易见，这会冒犯或惹恼来访者。
- 其次，没有任何一种治疗模型的任何一种干预方式能对所有来访者都产生可预期的和最有利的效果。因此，如果你应用了本书（或任何其他 ACT 教材及培训）中的任何东西，但没有达到预期的效果，那请保持灵活。思考一下：你是需要改变现在做事的某些方式，还是你最好停下来，转而去做别的事情？

策略 4：把想法写下来

如果前面提到的策略不能帮助来访者从她的反对、怀疑、担忧或其他阻碍治疗的认知中脱钩，那么下一步最好把这些想法写下来。这样做通常会让我们所有人都更容易"退后一步"，"审视"自己的想法，而不是"陷入其中"。

我建议你先就"把想法写下来"这件事情征求对方的同意，"现在你对于这是否能够对你起效有一些真实合理的顾虑，所以我认为我们现在需要处理这些顾虑，否则我们将寸步难行。首先我应该把它们都快速地记下来，这样才能确保我们能处理全部的想法，可以吗？"

现在，治疗师把这些想法写下来，记录下来访者关于这为什么无效的每一个意见或顾虑：我以前试过，我做不到，等等。

当治疗师这样做的时候，理想状况下，他会重复他之前的一些意见："我只是想重申一下，这些都很常见……我的许多来访者在我们刚开始工作的时候都有类似的想法……这是完全自然的，你的头脑试图帮助你，把你从可能不愉快的事情中拯救出来……所以，我们已经可以预见这种想法会一次又一次地不断出现。"

策略 5：拒绝去说服

通常情况下，你这样说会很有效："你知道，我不认为我有能力说服你或者让你相信这个方法适合你。事实上，我的猜想是，我越努力地想要说服你，那些想法就会涌现得越多。你认为呢？"

此时，大多数来访者会这样回答："是的，我想你是对的。"这个回答中通常会有一丝幸灾乐祸的意味，也通常暗示着某种认知解离的出现。现在，允许有效性这一概念进入的大门已经完全敞开了：来访者可以选择如何来回应这些想法，并且其中的一些选择比其他选择更加可行。

策略 6："三个选择"策略

治疗师现在可以这样说：

"事情就是这样。在我们一起工作的时候，这些想法（指着写在纸上的想法）将会一次又一次地出现。我不知道如何阻止这种事情发生。每一次这些想法冒出来的时候，我们都可以选择如何去回应它们。第一种选择是：我们放弃。我们让你的头脑做主。你的头脑会说这是行不通的，所以我们服从它，我们就到此为止，选择放弃。

"第二种选择是我们进行一场辩论。我努力说服你的头脑停止这样想，我努力证明你的想法是错误的，并让你相信这种方法是有效的。问题是，这样的辩论会耗尽我们宝贵的治疗时间，并且我可以保证无论如何你的头脑都会赢得这场辩论，所以我们的情况根本不会变得更好。

"第三种选择是我们可以放任你的头脑继续说这些东西，但是我们可以继续……我们继续作为一个团队一起工作……在这里不停地继续工作，帮助你建立更好的生活……即使你的头脑会一直说这些（指着纸上的想法），我们还是要继续工作下去。"

最后，治疗师问："所以你更喜欢哪种选择呢？"

如果来访者现在同意第三种选择，那么这就是认知解离，就是这样：想法是存在的，但它们不再以自我挫败的方式支配来访者的行为。来访者也有意识地允许想法的存在：温和地迈出走向接纳的第一步。如果随后我们的来访者冒出了更多的反对意见，我们可以将它们添加到列表中，然后重复这三个选择。

如果我们的来访者试图辩论，我们就可以对其注意并命名："所以看起来你想让我和你辩论，但是这没有意义。我不会赢，我不可能说服你的头脑，我也无法消除你的疑虑或担忧。我们实际上只有两种选择：我们放弃并不再继续，因为你的头脑说它不会有效；或者我们放任你的头脑去说所有这些事情，而我们继续工作。"如果来访者现在同意第三种选择，那么就是再一次认知解离，就是那样！

我只遇到过两次来访者选择了选项一。在这两次里，我都回答说："好的。我知道你想做的选择，但考虑到你已经在这里了，现在放弃貌似有点丢人。既然已经你来了，我们能不能至少结束这次治疗？在这一次治疗中，我们能不能不去争论这些想法？我们能不能放任你的头脑去说这些话，然后我们继续？"这两次的来访者都同意了。（显然，这种策略可能不适用于被强制治疗的来访者，但这是另一回事了，并且它已经超出了本书的范围。我在我的高级教材《在 ACT 中畅行》（Harris，2013）中讨论了如何与被强制治疗的来访者共事。）

策略 7：承认反复出现的想法

现在以及整个治疗过程中，治疗师都可以使用上述方法进行持续的认知解离和接纳。例如，当新的反对意见出现时，治疗师可以把它们写下来，再让来访者选择如何回应。但当之前已经提过的反对意见再次提出时，治疗师要尊重地、慈悲地承认它，并指着那张纸说："我们已经把它写下来了。所以，我们还是要再次做出选择……"

另一个选项是（在我看来，更有能量），你把这张纸和一支笔一起交给来访者，让他在每一个想法重现时做记号。治疗师每次都要尊重并慈悲地承认它："它不断出现。那么，我们是放弃，浪费时间去争论，还是承认这个想法会不断闪现，然后继续下去？"

如果你正在使用这个策略，那么保留这张纸，并在下次治疗时把它呈现给来访者，通常会对你有帮助："我预计它们今天会再次出现。它们中有没有任何一个现在已经出现了，还是大多数都已经出现了？酷。我们能不能让它们就在那儿，然后我们继续？太棒了。那么，让我们来看看今天你的头脑是否会给你浮现出什么新的想法。"

请注意，这里已经涵盖了多少关于认知解离的信息。我们现在已经有了大量的可被反复利用并可在以后的治疗进程中进一步发展的策略。所有这些策略都涉及对"三个 N"的组合：注意、命名和中和。（记住，最简单的中和步骤是从有效性的角度来看待想法：如果你让这种想法支配你的行为，它会把你带向何方？）同时，还请你注意，如有必要，所有这些都可以在第一次治疗中完成，甚至在我们刚开始接触来访者，登记初始成长史时就可以。

治疗师常常把与绝望和找理由的融合视为治疗的障碍。我希望你现在能重新定义它：它不是治疗的障碍，而是一个积极进行治疗的黄金机会。它让我们有机会在治疗中主动打造认知解离技术，而不仅仅是去谈论。

使这些策略适应其他认知过程

带着一点想象力，你就可以轻松采用上面列出的策略 1、2、4 和 7 来处理任何会干扰治疗的有问题的认知过程，包括：责备、思维反刍、沉迷、复仇幻想、担忧、灾难化，等等。

例如，假设一个来访者不断地将他的问题归咎于其他人。策略 1 是注意和命名，那我们就可以说："你注意到你的头脑正在做什么了吗？在你的生活中，有很多人没有按照你想要的方式行事，这让你真的很烦躁，而你的头脑一直在提醒你这一点。"（请注意在这种方式中避免使用"责备"一词，因为这可能会导致来访者感受到不被认可。）

策略 2 是确认和正常化，那我们就可以说："这是再自然不过的事了。当生活中有些事情让我们烦恼时，我们的头脑就会不断地提醒我们这些事情的存在，因为它想让我们去做点什么。你的头脑的工作是照顾你，让你的生活更美好，所以它会提醒所有需要你去处理的问题。"

在这之后，我们会建立或重建行为目标（见第 6 章）。我们可能会说："鉴于你的头脑想让你对此做些什么，我们能花一些时间来弄清楚你想从我们的治疗中得到什么吗？你是想看看当别人那样做的时候，你该如何处理你的感受吗？或者你是想看看如何以一种建设性的方式来影响他人的行为，从而构建健康的人际关系吗？还是你想学习在你的头脑推着你不停地思考这些事情时，让自己脱钩并重新聚焦？"

如果来访者想学习如何更好地处理他的想法和感受，我们可以看看当他的头脑开始责备他时会发生什么，并帮助他学习如何脱钩。作为这项工作的一部分，引入策略 4（把想法写下来）会非常有用。我们可以写下来访者所有的"责备"想法（当然不要用"责备"这个词），并探究："当你被这些想法钩住时，会发生什么？你会说什么？你会做什么？你的注意力在哪里？这是否有助于你成为你想成为的人，或让你有效地影响他人？"

如果来访者想学习如何更有效地影响他人，我们现在就可以看看如何做到这一点——通过坚定自信技术、沟通技术、正强化和行为塑造（见第 29 章）。我们还可以引入策略 7：承认反复出现的想法。在治疗中，每当责备的念头再次出现，我们都可以说："这是你的头脑又一次在提醒你生活中所有这些艰难的人际关系。"想法标记策略在这里通常会很有效。在标记了一个反复出现的想法后，治疗师可以问："那么我们是继续 XYZ（这里的 XYZ＝刚刚建立的行为目标），还是让这个想法把我们带离轨道？"

实用小贴士

为了使策略 7 起作用，你必须清楚地为治疗建立行为目标。如果你不这样做，来访者就没有动力去脱钩。只有当来访者发现被钩住已经干扰了他的行为目标时，他才会对脱钩感兴趣。

技能提升

是时候再次提醒你练习、练习、再练习了。你能在融合和问题行为之间清晰地"建立联结"吗？你能澄清认知解离的目的吗？请通读前面相关文字表述，并排练以下 7 种应对绝望和找理由的策略：

- 注意并命名
- 确认和正常化
- 声明"无法保证"
- 把想法写下来
- 拒绝去说服
- "三个选择"策略
- 承认反复出现的想法

为了提高你的技术水平，你可以在脑海中练习，或与假想的来访者、有意愿的朋友、同事、同行、ACT 兴趣小组的其他成员一起大声练习。

撷英

我希望并且相信你现在已经有了很多主意，能去克服认知解离的障碍。那么这里有四个核心建议：第一，在你自己身上练习认知解离，从你自己的害怕和怀疑中脱钩，开始积极地践行 ACT，而不仅仅是说说而已。第二，为你的来访者做 ACT 示范。活出你的价值，在每一次治疗中保持专注。为你的工作注入共情、尊重和慈悲。把你的来访者视为彩虹，而不是路障。第三，在你走向光明之前，先要在黑暗中舞蹈。第四，确认、确认、确认！如果你认为某项干预会令人感觉不被认可，那就不要去做，我们总是有很多选择。如果你不小心确实没有认可某位来访者，那么立即道歉并澄清你的真实意图。

树叶、溪流、云彩、天空

冥想性认知解离

"别拿嬉皮士那一套废话来糊弄我！"你有没有遇到过对你说这种话的来访者？反正我肯定遇到过，在某些场合下，而且总是在回应"冥想"这个词的时候。问题是，"冥想"其实是一个被滥用了的词；它让人联想到嬉皮士们吟诵"嗯～"、焚香与点燃蜡烛；它与其他一些诸如"无聊"和"难受"之类的词紧密相连，这就是为什么我现在谈论的是脱钩技术而不是正念冥想。

正如我们在第3章所讨论的那样，从ACT的角度来看，正式的冥想只是学习核心正念技术数百种方法中的一种，核心正念技术包括认知解离、接纳、灵活注意和以己为景。如果来访者想进行冥想或其他正式的正念练习，如瑜伽或太极，这很棒。对于学习新技术来说，熟才能生巧，但这绝对不是我们要去期待或强求的。

话虽如此，但显然某些认知解离技术具有明显的冥想性质。它们花费的时间更长，需要我们以开放和好奇的态度来注意自己的想法，我们注意到它们以自己的时机出现、停留和离去，无须评判、无须依附、无须驱赶。对于大多数人来说，冥想式的认知解离技术要比目前为止我们所讨论过的简单干预难得多，所以如果我们想让来访者练习这一技术，我们就真的需要澄清……

它会如何提供帮助

这些花费时间更长、更具挑战性的冥想练习如何帮助来访者处理那些使他进入治疗的问题？我会倾向于这样解释：

治疗师：你花费了很多时间，迷失于你脑海中的担忧情绪（或者思维反刍、痴迷、沉湎于过去，或者其他任何来访者正在与之抗争的认知过程）。看起来好像只要这些想法一出现，它们就能立刻把你钩住。你会迷失其中。你被它们紧紧抓住，以致你再也无法关注 GHI，无法投入 JKL，更无法聚焦于 MNO。（GHI、JKL、MNO 是来访者在担忧、思维反刍、痴迷等情况下难以投入或专注的具体活动，例如陪伴孩子或专注于工作中的某项任务。）如果你了解这些想法会在哪里浮现，并任由它们自由来去，而不是被它们拖入其中，或是对它们紧抓不放，这样你就可以全神贯注于 GHI、JKL 了，那会怎么样呢？

来访者：那很好啊。

治疗师：好，那么这个练习的目的就是帮助你做到这一点：学习如何后退一步，注意你的想法，看着它们来来去去，但不被它们拖入其中，也不对它们紧抓不放。

来访者：好的，听起来有点道理。

治疗师：这也同时加强了我们一直在练习的其他脱钩技术，使得它们更加有效，更加容易。这就有点像在健身房锻炼，到目前为止我们所做的练习就像是用来热身的，推举的重量很轻，而从这个练习开始就要举起很重的分量啦。

▣ 种下以己为景的种子

以己为景，更经常被称为观察性自我或觉察性自我，也与认知解离密切相关。认知解离的第一步总是注意你的想法，你正在注意的那个部分是什么呢？不仅仅是认知解离，"注意的那个部分"其实隐含在所有的正念练习里面，因为它们的核心都涉及注意。这样我们就可以早早地在治疗中种下以己为景（self-as-context，SAC）的种子，而不用大费周章。如果想让这些种子发芽，我们就在后续的治疗中给它们浇水。

一种在早期种下这些种子的方法就是一带而过地提及 SAC，将其作为其他干预措施的一部分。例如，当我和一个来访者做第一次抛锚练习时，当我让他"注意 X、注意 Y、注意 Z"之后，我就会很随意地提到，"所以你有一个部分能够注意到一切"。

我也经常会补充说："并且我们将要在整个合作过程中利用你的这个部分……它能够用不同的方式帮助你。"

来访者通常会点头或说"嗯嗯"。有时，他也可能看起来很茫然或困惑，但我并不介意；此时，我并不想去探讨 SAC，我只是在为以后的工作播种。所以除非来访者抗议说"我不懂这是什么意思"或者其他类似的话，否则我都不会试图去澄清。无论我们正在做的是什么练习，我都会继续进行下去。

在做任意一种正念练习时，无论是认知解离、接纳，还是接触当下，我们都可以通过下面这样的语句，轻而易举地种下 SAC 的种子：

- "当你注意 X 时，觉察你在注意它。"
- "这是 X，而你的某个部分正在注意 X。"

关于这个话题，在本书后面的章节里，我还会涉及更多。现在，我只要求你们留意这些"SAC 的种子"，因为在本章和随后的章节里，你们都会遇到它们被"植入"许多脚本中的情况。

▣ 为随溪漂流的树叶进行设置

随溪漂流的树叶这个练习乍一看感觉很简单。请你想象一条缓缓流淌的小溪，水面上漂浮着片片树叶，你把你的想法放在树叶上，允许它们随着树叶漂走。这个练习很容易出现问题，所以我想给你提供一些要点，从而让它变得更有效。

提供非视觉想象的选择

首先，考虑到这个练习涉及视觉化想象，所以最好问问你的来访者，他们是否能够轻易做到这一点。大约 1/10 的人会觉得视觉化极其困难，如果无法做到（我自己就是其中的一员），在这种情况下，我们就需要提供一种非视觉想象的选择。其中一个不错的选择是仅仅需要闭上眼睛，无须试图去想象一条小溪和树叶，只需要借助闭眼之后眼皮下的黑色空间。（另一个选择是进行"倾听你的想法"练习，稍后本章将讨论。）

任它到来、停留、离去

"随它去"（let it go）这个短语经常被来访者和治疗师误解为"让它消失"（let it go away）。总有一种假设认为想法会路过，然后消失。没错，这种情况的确经常发生，大多数想法来得快去得也快。不过有时候，想法会停留徘徊一段时间。认知解离并不意味着它们消失了，而是我们不被它们支配。出于这个原因，我建议你不要用"随它去"这个词，而是说："任由你的想法到来、停留、离去，按它们自己合适的时机，如它们所愿。"

记住，练习的目的是学习如何后退一步，观察你想法的流动，而不是让它们消失。因此，如果来访者开始加快溪流的速度，试图把想法冲刷走，这个练习就从正念变成了经验性回避。这就是为什么我喜欢添加这样的评论："如果树叶在那儿徘徊、堆积，或者溪水停止了流动，没关系，继续看着就好了。"

囊括积极的和消极的

你需要强调的是在这个练习中，我们的目的是把我们所有的想法都放在树叶上或黑色的空间里：积极的和消极的、乐观的和悲观的、快乐的和悲伤的。你可能会对来访者说："我们正在学习的技术是如何观察我们想法的溪流而不被拉进去，如何看着它们来来去去而不紧抓不放。所以，如果一个积极的或快乐的想法出现时，你说'哦，我不要把它放在叶子上，我不想让它漂走'，那你就不是真正学会了观察自己的想法这个技术。"

激发创造力

邀请来访者创造性地修改练习：他们可能更喜欢使用传送带上的行李箱、天空中的云彩、寿司回转轨道上的盘子或火车的车厢。我的一位来访者是《星球大战》的影迷，你知道那些电影片头字幕中字母浮上银幕的方式吗？他就是这样对待他的想法的。我的另一位来访者因为脑子里闪过的想法实在太多，树叶已经无法承受，所以他把它换成了顺流而下的树干！

不要在商务会议上做此练习

对于任何冥想式的练习，这样告知来访者都是明智的："当然，这个练习在商务会议上、社交活动中、工作或生活中遇到挑战等情景中通常都不能顺利进行。它是你身处令你痛苦的环境之外时，为了加强脱钩技术而进行的一些练习。当你处于那些情境下时，合适的方式是你迅速脱钩，稳定自己，并重新专注于手头的任务。在这些情况之外练习这类技术，会容易得多。"

考虑将抛锚和播种一起进行

我们可以轻易地在抛锚练习的开头和结尾添加任意一个正式的冥想练习，同时播下以己为景的种子。这当然是自由选择的，但我鼓励你去试试，看看会发生什么。下面你将看到的是一个关于如何去做的例子，然后我们就进入主练习。你看到的有省略号（……）的地方，表示暂停3～5秒；较长的暂停则用括号中的时间表示。（注：所有的计时都只是粗略的指示。我们的宗旨就是灵活，根据需要缩短或延长暂停的时间。）

治疗师：请你坐直……让肩膀自然下垂……挺直你的脊柱……稍微向前一点，坐在椅子的前部，支撑起你的背部……可以闭上你的眼睛，也可以将视线固定在你前面的某一点上……然后带着一点好奇心……就好像你是一个好奇宝宝，正要做一些你从未做过的事情，要开始冒险了，想弄明白你究竟会发现什么……

请你带着这种好奇心，花点时间去注意你现在的想法和感受是什么……只需承认它们的存在，不用试图去以任何方式改变它们……再一次，带着好奇心，注意你是如何坐着的……与你的身体建立联结……注意你的脚在哪里……你的手……你的肩膀……你的脖子……

注意你的脊柱，它是否挺直了……不论你的眼睛是睁着的还是闭着的，注意你能看到什么……注意你能听到什么……请注意你能尝到什么或是闻到什么，又或者是你鼻子和嘴里的感觉……注意你的手现在在哪里，以及它们现在触碰着什么……注意你的头脑在做什么……它是沉默的还是在喋喋不休……注意你的感受是什么……注意你正在做什么……

（播下以己为景的种子）所以你的某个部分在注意这一切……在任何时刻所看到的、听到的、触摸到的、尝到的、闻到的、想到的、感觉到的、做的一切……所以你要在这个练习中利用你的这个部分，后退一步，旁观你的头脑运转……看着你的想法到来、停留、离去……为了帮助你做到这一点，请你想象一条缓缓流淌的小溪……

＊　＊　＊

如果你不想为SAC播种，那么你就可以省去一些"注意……"的部分。

⊡ 现在有请练习本尊登场……（以及另一个备选版本）

无论你是否使用上述的介绍，主体练习都如下所示。

"随溪漂流的树叶"练习

1. 找一个舒服的姿势，闭上眼睛或者把视线固定在某个点上。

2. 想象你正坐在一条缓缓流淌的小溪边，水面上漂浮着片片树叶。请按照你的喜好尽情发挥，这是属于你的想象。（暂停10秒。）

3. 现在，在接下来的几分钟里，注意每一个你脑海里冒出来的想法……然后把它放在一片叶子上，允许它按自己的时间到来、停留、离去……不要试图让它漂走，只需要注意它做什么……它可能很快就漂过去了，也可能漂得很慢很慢，甚至可能会徘徊不前……不管这些想法是积极的还是消极的、愉快的还是痛苦的，都放在叶子上……即使它们是最美好的想法，也把它们放在一片叶子上……让它们按自己的时间到来、停留、离去……它们可能漂得很快，也可能很慢，甚至可能徘徊不前……只是去注意发生了什么，而不是试图去改变它。（暂停 10 秒。）

4. 如果你的思绪停止了，那么就看着小溪。迟早，你的想法会重新开始。（暂停 20 秒。）

5. 让水流以自己的速度流动。不要加速。你不是在试图把树叶冲走，而是允许它们按自己的时间自由来去。（暂停 20 秒。）

6. 如果你的头脑说，这太傻了或者我做不到，那么就把这些想法也放在一片叶子上。（暂停 20 秒。）

7. 如果某片叶子困在这里了，任它徘徊好了。不要强迫它漂走。（暂停 20 秒。）

8. （一个可选的插件：引入接纳）如果一种痛苦的感觉出现，比如无聊或是不耐烦，你要做的只是承认它。对自己说，"这是一种无聊的感觉"或者"这是一种不耐烦的感觉"，然后把这些话放在叶子上。

9. 有时，你的想法会把你钩住，并把你从练习中拽出来，以致你忘记了你在做什么。这很正常，也很自然，并且它还会持续发生。一旦你意识到它发生了，那么就温和地承认它，然后再次开始练习。

在第 9 条指令之后，继续练习几分钟，周期性地用这个提示来打破静寂："一次又一次，你的想法会把你钩住。这很正常。一旦你意识到这一点，重新开始练习就好。"

你也可以用另一轮抛锚练习或是这样一个简单的指令来结束练习："现在，练习即将结束……端坐在你的椅子上……睁开眼睛。环顾房间……注意你能看到和听到什么……然后伸展一下。欢迎回来！"

在做了练习"随溪漂流的树叶"之后，与来访者一起进行练习汇报：哪种想法钩住了他？放任想法到来、停留、离去，而不是抓住想法不放，到底是一种什么样的感觉？与某种特别的想法脱钩很困难吗？他有没有加快溪流速度，试图冲走他的想法？（如果有的话，我们就需要澄清：我们并不是试图让这些想法消失，我们只是在观察它们做什么。）他是否明白这与思维反刍、担忧、痴迷是多么不同，以及正因为如此它是如何有助于打破这些习惯的？

"随溪漂流的树叶"练习的更短、更简单的版本，只需简单地……

观察你的想法

这个练习从一个简短的抛锚练习和好奇宝宝隐喻开始，如上文所述（如果需要，与"播种"类似的指导语同样可以加上）。一旦来访者稳定下来并以好奇的心态集中注意力，接下来的指导语就是：

1. 现在带着这种好奇的心态将注意力集中在你的想法上，看看你是否能注意到：你的想法在哪里？……它们大概在空间中的什么位置？（暂停10秒。）如果你的想法就像一个声音，这个声音在哪里？……它是在你的头顶正中、上方、底部，还是一侧？（暂停10秒。）

2. 观察你想法的形式：它们更像图像、文字，还是声音？（暂停10秒。）

3. 你的想法是移动的还是静止的？……如果它们在移动的话，它们是以什么速度，朝着什么方向移动的？……如果是静止的，它们徘徊在哪里？

4. 在你想法的上面和下面分别是什么？……它们之间有什么空隙吗？

5. 在接下来的几分钟里，注意你的想法的来来去去，就好像你是一个从来没有遇到过类似事情的好奇宝宝那样。

* * *

剩下部分的指导语以及随后的练习汇报，就与"随溪漂流的树叶"基本上一样了。

▢ 练习中的创造性

在任何冥想练习或实践中，我们都可以着重于我们想强调的核心正念过程：认知解离、接纳、接触当下或观察性自我。在任何正念练习中，我们都可以这样来强调认知解离：①添加类似于"注意你的头脑是如何钩住你的"或"一旦你意识到你已经被钩住，承认这一点，然后让自己脱钩，并重新聚焦回来"这样的意见；②添加一些如下文所示的关于"让你的想法到来、停留、离去"的隐喻。

允许你的想法自由到来、停留、离去，就如：

- 路过的汽车在你家门外开过；
- 在天空中飘动的云彩；
- 在街对面走过的人；
- 轻轻地冲刷着海滩的波浪；

- 在天空中飞翔的小鸟；
- 进出车站的列车。

▣ 冥想练习该持续多长时间

在 ACT 中，按需要调整练习时间的长短，只要：①满足情境的要求；②适应来访者的能力。如果你对来访者能否适应没有头绪的话，那么可以从一个 4～5 分钟的版本开始进行测试，然后根据来访者的反馈来调整时长。但如果你怀疑你的来访者会对这么长的练习时间感到吃力，就缩短练习时间；如果你认为他可以应付更长时间的练习，那就延长。ACT 中所有的冥想练习都可以缩短到两三分钟或扩展到二三十分钟。

小附件

如果你或你的来访者很难"视觉化想象"或"看到"想法，那么另一种方法就是练习"倾听"它们：你就像在听别人的声音一样观察它们，带着好奇的心态将注意力集中到诸如音量、音高、音调以及情绪等听觉品质上面。参见《ACT 就这么简单：小附件》（http://www.actmindfully.com.au）第 15 章，在这里你可以找到下载练习"倾听你的想法"的免费音频链接。

技能提升

又到你的家庭作业时间了。在你和来访者做这些练习之前，你必须先了解它们。因此，如果你选择接受，你的任务就是：

- 排练这些脚本（至少在脑海中，但最理想的情况还是大声说出来），这样你就能感受到你的用词，并根据你的风格对它们进行修正；
- 在自己身上进行这些练习，这样你就会知道其中究竟涉及哪些内容，因为无论你在这些练习中遇到了什么困难，都可能和来访者遇到的类似。

撷英

　　将包含"看到想法"（或"倾听想法"）的冥想练习作为思维反刍、担忧等的解决方案，对来访者来说通常都会很有用。但我们必须始终明白这样做的目的，即它们能如何具体地帮助解决来访者的问题。我们应该不断地调整练习以适应来访者的需要：缩短或延长练习时间，改变隐喻，或将重点从看到想法调整为倾听想法。我们永远需要在练习后进行细致说明，确保来访者能够将其与自身的问题联系起来。最后，假设来访者看到了练习的潜在益处，那么我们就要鼓励他在两次治疗间隙进行练习。（我们将在下一章中讨论如何做到这一点。）

第 16 章

"技术过载"及其他风险

过犹不及

你经历过"技术过载"吗？那简直充盈到令人窒息。你在治疗过程中感觉到脑子里浮现出不计其数的技术，却不知道该用哪个。你的治疗变得越来越笨拙沉重，你的头脑开始说，我是一个糟糕的治疗师，我不知道我在做什么，我搞砸了。这个时候，许多治疗师放弃了 ACT，转回到支持性咨询或其他他们认为更容易的治疗模式之中。

本章的开篇我们先来看一种避免技术过载的绝佳方法。然后，我们将浏览大量能够应用于所有体验性练习和正念练习的实用小贴士。如果我把这些小贴士加到每一章中，这本书就会变得非常重复乏味，而且相当厚，所以我把它们集中在这一章来讲。

首先，让我们来解决技术过载的问题。这里有一个我从 ACT 的先驱之一柯克·斯特罗萨尔那里学来的很好的小贴士。对于六大核心过程中的每一个，你都可以选出三种主要技术（如工具、工作表、练习、隐喻、实操、提问等），并反复使用直到你真正熟悉它们。这就能够为你建立一整套包括 18 种核心技术的干预体系，在混合、搭配、调整、相互借鉴之后，适用于无数不同的问

题。(加上一点想象力,大多数技术就都可以被用于几个不同的过程。)这 18
种干预将成为属于你的个性化 ACT 工具包。

下面,我会给你展示我的个人工具包,我并不是为了宣称它是"正确"
的或比其他人"更好"的,纯粹只是为了提供一个参考。(本书到目前为止,
我们只涉及了其中某些技术,但是不用担心,本书结束前,你对所有的技术
都会有所了解。)

我鼓励你根据表 16-1 创建一个自己的版本,并随着你通读本书把它填
完:找到六个核心过程中你最喜欢的隐喻、工作表和练习。鉴于你可能多次
更改主意,我建议你在电脑上完成它,而不是在纸上。(小附件中有一个可打
印版本。)要花至少几周的时间,来看看你是否能最大程度地把练习控制在这
18 种干预内,直到你能够得心应手、挥洒自如。

表 16-1

核心过程	技　术		
认知解离	给故事命名	把手当作想法和感受	"我有这样的想法……"
接纳	推开纸	观察、呼吸、扩展和允许	慈悲之手
接触当下	注意 X	手的正念	抛锚
以己为景	生活舞台秀	天空与天气	注意你正在注意
价值	调味和品味	靶心图	价值卡片
承诺行动	SMART 目标	选择点	趋向

在你完成后,请随意向你的技术列表中添加新的,一次一个,看看它们
是如何起效的,以及你究竟有多喜欢它们。ACT 的可爱之处就在于,你不必
对任何特定的工具或技术感到厌烦,因为总有无数的选择可替换。

体验式练习的实用小贴士

接下来是与你所做的每一个体验性练习相关的实用小贴士。我希望你在
进行体验性练习时,遇到问题就不断地来复习本章。

与来访者核对

如果你和来访者在做一对一的练习,那么定期和他们进行核对(尤其是在时

间较长的练习中)："做这个时，你感觉怎样？有什么浮现出来了吗？你的头脑是否保持注意或是受到了干扰？我们还可以继续吗？"如果你的来访者正处于挣扎之中，那么就暂停练习并探索他的反应，如下文"当事情出差错时"所述。

🔲 慢慢来

你带着来访者进行练习时，练习进行太快是很容易的，太慢则几乎不太可能。所以推进时，要比你设想的速度再慢一点。如果你不确定，就问问你的来访者："对你来说，我现在的速度是太快还是太慢，又或是刚刚好？"

🔲 玩耍、适应、创造

当你学习所有这些新的 ACT 技术时，我是真心希望你能从中得到乐趣。我的想法就是你来与这些技术"玩耍"，你适应、修正、再创造它们。换种说法、换个意象、换个物体来用。如果你不喜欢专注地聚焦于呼吸，那么你还有其他上万件东西可以替代聚焦对象。我很快就爱上了 ACT 模型，但我对大多数"经典"技术（例如，最早的 ACT 治疗流程中使用的一些技术）并没有感觉。例如，作为一个 ACT 新手，我很快就停止使用像"洞穴人"和"公交车上的乘客"这样的经典技术，原因很简单，就是我发现这些隐喻太长、太复杂，不符合我的喜好。但那只是对我而言，ACT 的世界里到处都是热爱这些经典技术的人，你也会在绝大多数教材和治疗程序中看到它们，所以我们每个人都需要找到适合自己的技术。因此，我开始创造自己的技术，修正已有的技术，从其他模型中取材，并加以调整，使它们能够适用于 ACT。我调整一切来让它们符合我自己的说话方式和工作风格，我真的鼓励你也和我做同样的事情。

（顺便说一句，在我的第一本书《幸福的陷阱》的第 1 版中，我确实使用了"公交车上的乘客"这个隐喻。这是因为当我把它拆成零星小块后，平均分布在整本书中时，感觉就不那么长和复杂了。但即便如此，我还是把它改成了"船上的恶魔"，只是为了享受创造的乐趣。同样，把来访者看作"彩虹而不是路障"的理念也是我的改编版本，来自心理学家凯利·威尔逊把我们的来访者看作"日落而不是数学题"这个经典隐喻。因此，请随心所欲地进行调整和修改。）

▢ 即兴发挥

所有的 ACT 教材中都会有练习的逐字稿，但请不要逐字逐句地朗读稿件，听起来会显得很生硬、古怪或做作。要围绕稿件进行即兴创作，将它作为参考，但要用你自己的话来表达一切。如果你的短语、术语、意象或隐喻比逐字稿中的更好或更自然，那就用你自己的。

▢ 混合与搭配

你可以将某个练习或技术中的一部分摘出来，添加到另一个中。例如，在抛锚练习中，你可以在"注意 A、B、C、D、E"等指令之后，把"所以你的某个部分在注意这一切"加进去，为将来以己为景的工作播下种子。类似地，在长时间的正念练习末尾，加一点抛锚练习或一个简短的与价值联结的练习通常也会很有用。

▢ 录制练习

你可以轻松找到一堆事先录制好的正念和价值练习来与你的来访者分享。（比如我就有很多免费的练习录音，你可以在智能手机 App "ACT Companion"上收听它们，也可在 http://www.actmindfully.com.au 上购买 MP3。）然而，对你来说，录下属于你自己的练习并把它们交给你的来访者要好得多，因为对于从未谋面的人来说，他们通常会和你的声音保有更深层的联系。你可以在治疗之外预先录制练习，也可以在治疗时现场录制。这很容易，你几乎可以在任何一台智能手机或笔记本电脑上操作。只需在谷歌上搜索"录制音频"和你所使用的设备名称，你就能够获悉操作方式了。然后你就可以通过电子邮件、短信或 U 盘等媒介将其交给你的来访者。（请随意使用本书或《ACT 就这么简单：小附件》中的任何逐字稿作为录音的基础。）

▢ 确保澄清

你可能已经注意到我一直在反复唠叨澄清的重要性。我这么做是因为无论是对于 ACT 的新手还是老手来说，这都是一个很重要的问题。很多时候，治疗师会在没有清晰说明的情况下，要求来访者进行不寻常的练习（这些练习往往是有难度和挑战性的）。为了确保来访者理解这个练习与解决他自己的问题和实现他的治疗目标之间的关系以及如何能够有帮助，花时间将这些干预与来访者的具体问题明确地联系起来还是很值得的。

对于任何你打算使用的技术，请检查：你明白它的目的吗？这可能有助于来访者的哪些具体目标和如何进行帮助？如果来访者问你的话，你能回答这些问题吗？如果不能，那么你就需要做一些作业了。在你自己完全明晰它们之前，你都不应该去使用这些技术。

同样的警示也适用于隐喻：你希望来访者从中获得哪些明确的启发，这与他的治疗目标又有什么联系呢？注意一个常见的被戏称为"隐喻滥用"的治疗师陷阱。这是指当心理治疗师对他所要达到的目标并不是很清楚时，向他的来访者一个接一个地抛出隐喻，祈求它们中的某个能够起效。这基本不会有任何用处。请根据来访者的治疗目标，谨慎且准确地使用隐喻。

▣ 对练习进行总结

在体验性练习结束后，进行总结是非常重要的。有用的问题包括：

- 它对你来说是什么感觉？
- 发生了什么？
- 有什么样的感受浮现了出来？你挣扎过吗？它们把你钩住了吗？
- 你的头脑做了什么？它说了什么？它是帮助还是阻碍了你？
- 你有没有那么一瞬间被钩住了？是因为什么？接下来发生了什么？你设法脱钩了吗？你是如何做到的？
- 这种方式对你而言有什么用或是产生了什么帮助吗？
- 你看到这和 ABC 之间的联系了吗？（ABC= 先前明确过的来访者的担忧、问题或治疗目标。）
- 这能怎样帮到你的 ABC？

上面的最后一问"这能怎样帮到你的……（具体的担忧、问题或治疗目标）"非常重要。如果来访者说"我不知道"，那么你就需要花点时间把它弄清楚。

▣ 把练习变成"家庭作业"

提醒：不要对来访者使用"家庭作业"这个词，几乎不会有人喜欢它。请使用诸如"练习""尝试""实验""玩玩"或"试一试"之类的词。现在，如你所知，在我们完成治疗中的体验性练习后，我们会要求他们汇报情况，我们会问："这对你的 ABC 有什么帮助吗？"如果来访者给出了一个完善的答案，表明他已经理解了这个练习的目的以及它在帮助实现治疗目标方面的潜力，那么通常我们就可以将这个练习或类似的东西设置为回家后的任务。例如，如果练习是正念呼吸、身体扫描或随溪漂流的树叶，我们就可以问：

"既然这能帮助你的 ABC，你愿意在治疗之外练习吗？"如果答案是肯定的，我们就可以继续探究："那么你将在什么时候做？你会在哪里做？做多长时间？多长时间做一次？"等等。并且如果来访者愿意的话，最好让他在工作表或日记本上记录自己的练习。

▣ 为实验和好奇心创造语境

在介绍体验性练习时，使用"实验"这一说法是个好主意。事实就是，我们永远不可能确定任何练习、技术或实践的结果，所以请让我们对来访者保持开放。我们可以在练习之前说："我让你试试这个，是因为我认为它对 ABC 有帮助。然而我没办法确切地知道究竟会发生什么，它永远是一个实验过程。所以我们能试试看可能会发生什么吗？"这有助于形成开放、好奇的心态，对于来访者和治疗师来说都是一样的。如果我们大量使用"实验"的说法，那么对于那些不幸的情况处理起来就容易多了。

当事情出差错时

或早或晚，在你进行认知解离、接纳或灵活注意的工作时，你的来访者会抱怨某项练习不起作用；或者更糟的是，你的干预会完全弄巧成拙。不要烦恼，你可以利用这些时刻，让它们成为学习的机会，从而迅速回到正轨。让我们仔细地看看这每一个场景。

▣ 当它不管用时

当来访者抱怨"这不管用"时，我们要以开放和好奇的态度来回应（这通常意味着我们需要抛锚，为自己的焦虑腾出空间，并与毫无帮助的想法脱钩）。我们可以说类似这样的话："哦，听到这个我很遗憾。你能告诉我发生了什么事吗？"

通常，来访者给出的答案能清晰地揭示他的情绪控制计划："我感觉不太好""那些想法没有消失""我的焦虑越来越严重了""我仍然感到愤怒""那些记忆仍然存在""我没有得到放松""我仍然很不安"。

治疗师就可以轻柔地问："所以我觉得，你是希望这个练习能够消除这种记忆/想法/感受/感觉，对吗？"来访者通常会回答"是的"（通常会伴有一些恼怒或沮丧）。这时，治疗师就可以说："我真的很抱歉。我显然没有讲明白这件事情的目的，这并不是一种摆脱不想要的想法和感受/控制你的感觉/让你放松/让你感觉良好的方法。"接下来，治疗师要重新阐述练习的目的。对于认知解离和灵活注意的技术，我所知道的最佳方法是把手当作想法和感受的隐喻（见第 11 章），而对于接纳和自我慈悲，则是推开纸的练习（见第 9 章）或挣扎开关的隐喻（我们将在第 22 章中讨论它）。当我们概括描述这些隐喻时，我们要特别强调那些想法/感受/记忆并没有消失；相对地，我们是在学习一种新的应对方式，使我们能够自由地投入生活，并将精力投入到有意义的事情上去。

我们也可以说："你做这些练习时，的确会有这样一些时候，那些想法/感受会迅速改变、减少或消失。当这种情况发生时，一定去享受，但是请不要期盼它。它只不过是一种令人愉快的红利，而绝不是主要目的。如果你把这项技术变成一种方法，用以控制自己如何去感受或摆脱不想要的想法和感受，那么你就会马上回来，告诉我'它不起作用'。"

显然，如果来访者对此的反应比较消极，那么我们就需要再次回到创造性无望。（如果我们之前跳过了，那就现在来引入它。）

▢ 当事情变得非常糟糕时

如果练习失败了或弄巧成拙了，我们该怎么办？当然，我们能通过澄清练习的目的（将其与治疗目标联系起来）以及将其设定为一项实验来降低这种风险。但无论我们是多么地经验丰富、技巧娴熟，迟早有一天，我们的干预都会有出岔子的时候。

此时此刻，我有几句忠告：当治疗过程中的任何一个环节失败、出岔子或弄巧成拙时，保持冷静！当然，我们不可能感到平静，但我们可以冷静行事。我们可能会感到焦虑、悲伤、沮丧、内疚、害怕或愤怒，我们可能会对自己、来访者、练习甚至 ACT 模型本身产生各种毫无帮助的想法。但即使伴随着所有这些想法和感受，我们仍然可以冷静地行动。

换言之，在这些情况下，让我们对自己使用 ACT：从我们搞砸了的想法中解离出来，为我们的焦虑情绪腾出空间（见第 22 章）、抛锚，以及全身心投入当下。即使我们无法感到平静，我们也可以通过我们的声音、语言、身体姿势和行为来模拟冷静的特质。

在为自己抛锚的同时，我们也要帮助我们的来访者做同样的事情。来访者以悲伤、愤怒、恐惧、震惊、失望、沮丧、离解、崩溃等任何一种方式，表现烦躁、融合或挣扎时，我们可以帮助他抛锚。（如果我们还没有介绍过抛锚，那么现在就是一个好时机。）在来访者稳定下来后，我们可以在探讨刚刚发生的事情时，示范开放和好奇。如果我们已经将它设定为了一个实验，我们现在就可以说："好吧，那个实验的进展并没有如我所愿。我很抱歉，看来你的反应并不太好，而这不是我的预期。"

在这之后，我们就要带着从实验中找出一些有用的东西这样的目的，来探索到底发生了什么：要么是与来访者的治疗目标直接相关的内容，要么是更适用于发展心理灵活性的内容。可用到的提问可以包括：

- 刚才发生了什么？
- 出现了什么想法、感受、记忆？
- 你的头脑是用什么钩住了你？
- 你现在有什么感受？
- 你的头脑正在说什么？

我们还要考虑是否有必要道歉。如果有必要的话，我们要迅速而真诚地道歉。例如，我们可以说："对不起，我没想到会这样。我看得出你很烦躁不安，我希望这不会阻止你继续进行接下来的工作。"

在这个时候，提醒来访者练习的基本原理通常会很有用。例如，我们可以说："对不起。不过正如我们开始练习前我对你说过的，我希望它能帮助你与令你痛苦的想法脱钩，但不幸的是，看起来结果是，相比之前，你被钩得更紧了。"或者"我很抱歉。我本来希望这个练习能帮助你停止在痛苦感受中挣扎，但看起来结果是你实际上挣扎得更厉害了。"

在这之后，我们可以说类似这样的话："我不想也没料到这件事的发生，但鉴于它已经发生了，我们能否把它看作一个学习的机会？"

此外，我们还可以学到：

- 你的头脑钩住你的更多方式。
- 更多的让你与想法和感受斗争的途径。
- 我们的头脑是如何轻易地让我们的生活变得艰难的，并如何干扰我们试图去做的任何事情的。

让我们来看一个将以上内容用于实践的例子。

马克，34岁，退伍军人，患有与战争相关的创伤后应激障碍（PTSD）。他经常被严厉的自我批评钩住，在第二次咨询中进行认知解离工作时，他给这种思维模式贴上了"独裁者"的标签。在前三次治疗中，他反复进行抛锚练习，效果很好，并且他也在两次治疗的间隙进行了练习。下面的逐字稿记录的是第四次咨询开始不久的情况。治疗师刚刚完成了一个3分钟的抛锚练习，现在是总结汇报的时间。

治疗师：那么，你觉得怎么样？

来访者：（长时间的停顿，然后愤世嫉俗地笑）相当T××愚蠢。

治疗师：（惊讶）愚蠢？

来访者：是的。

治疗师：好的。除了愚蠢，还有别的吗？

来访者：令人恼火。

治疗师：令人恼火？

来访者：说实话，这真让我恼火。

治疗师：（接纳自己焦虑和失望的反应，保持开放和好奇）好吧。所以这很令人恼火、很愚蠢。

来访者：是的。

治疗师：好的。那我能问一下……你的正在把这项练习评判为令人恼火并且愚蠢的那个部分……恰恰是我们一直将其称为"独裁者"的那个部分吗？

来访者：也许吧。对，也许是。他大概就坐在这样一个小黑匣子里（敲敲他的右太阳穴）。我想是同一个人。

治疗师：好吧，所以是那个独裁者突然插进来，开始说这件事情恼人又愚蠢？

来访者：是的，你说的没错。

治疗师：好吧，这是意料之中的，对吧？我的意思是，我们已经知道你头脑中的这个部分会在每一次治疗中插话并且进行干扰。看看上周发生了多少次。

来访者：没错。

治疗师：我想知道在你服役期间，是否有过这样的一些时候：枪声和爆炸声不断，但即使你周围有这么多的巨大声响，你依然能把注意力集中在需要完成的任务上？

来访者：（若有所思地点头）是的，当然，我们就是这样被训练的。

治疗师：所以你已经接受了这方面的训练，能够专注于任务而不分心。这跟我们正在做的事情有点像。当你和我一起完成任务时，你的头脑会带着这些评判和议论插入进来，所以你的挑战就是要像在战场上对待那些干扰一样对待它们。不要让这些想法钩住你。但如果它们真的钩住了你，脱钩，然后回到我们正在做的事情上去。

来访者：（投入到治疗中，点头）明白了。

治疗师：还记得上次我们谈到你照顾关怀自己的那个部分吗？你的独裁者千方百计劝你不要来，却依然把你带到这里来见我的那个关怀的部分。

来访者：记得。

治疗师：所以让我们看看能否注意到这两个部分在今天治疗中的表现。我希望它们能坚持争夺领导权。现在，哪个占了上风？

来访者：我认为关怀部分正往上呢。

治疗师：很有趣。那么，独裁者在干什么？

来访者：他还在说这是 T××胡说八道。但是，他安静些了。

治疗师：酷。那么在练习中，我是否说了或做了些什么特别的事情激发了你的反应？

* * *

以上的逐字稿中有几点需要强调：

1. 治疗师对来访者的负面反应感到焦虑和失望。但他从自己的担忧和自我评判中解离了出来，接纳了自己的焦虑和失望，稳定了自己，并发掘出一丝开放和好奇的感觉。（因此，如果我们想很好地服务来访者，就需要先在自己身上练习 ACT。）

2. 来访者显然是进入了融合状态，所以治疗师将这个过程从灵活注意（抛锚）转移到了认知解离（注意和为认知命名）。

3. 治疗师确认了来访者的消极反应是自然且正常的，并预测这将继续发生。在之后的治疗中，如果再出现类似的反应，治疗师就可以幽默地说："啊哈，独裁者又来了。我就知道他不会安静太久。"

4. 来访者现在已经适应了治疗，处于认知解离状态并投入进来，所以此时治疗师要以真正开放和好奇的心态来探索，他是否说了或做了什么特别的事情引发了这种反应。

有时，事情难免出岔子。然而，如果我们能够进行认知解离、接纳、稳定自己，并保持开放和好奇，那么我们通常都可以将这些事件转化为有用的学习体验。

技术与过程

技术是你在治疗中对来访者说或做的事情。它可能包括让你的来访者注意他所感受到的是在身体的哪个部位，或者邀请他正念地喝一杯水，或者询问在其内心深处想要成为什么样的父亲／母亲，等等。而过程则是你希望通过这些技术引出的潜在的改变机制。例如：

技术：我有这样的想法……（见第 12 章）

过程：认知解离

技术：正念地观察你的手（见第 17 章）

过程：灵活注意（接触当下）

技术：十年后的回顾练习（见第 19 章）

过程：价值

你知道，ACT 有六个核心过程，它们共同构成了心理灵活性。我们有大量的技术可供使用，包括隐喻、工作表、提问、体验式练习、正念练习等，我们可以利用这些技术来激发并强化任何一个核心进程。正因为如此，一些ACT 培训师会提到"技术依赖"的危险，并强调"围绕过程展开工作"是更重要的。然而，我发现这种说法可能会令人困惑，因为"围绕过程展开工作"的唯一路径是使用技术。

现在很明显，某些技术要比其他技术灵活得多。例如，让我们看看"注意 X"的技术（见第 3 章、第 10 章、第 17 章）。对于所有基于正念的疗法来说，这种简单的技术正如它听上去这样：治疗师鼓励来访者（带着开放和好奇）注意 X。如果我们想要的过程是认知解离，那么 X 就可能是想法。如果我们想要的过程是接纳，那么 X 就可能是痛苦的情绪。如果我们想要的过程是投入你身边的世界，那么 X 就可能是你所能看到、听到、触摸到、品尝到以及闻到的东西。到目前为止，在我看过的每一个被描述为"围绕过程展开工作"的逐字稿、演示和录像中，治疗师都非常依赖"注意 X"这种技术："注意你现在有什么感受""注意你现在正在想什么""你有注意到你在做什么吗""你注意到你刚做了什么事吗""我们可以在这里慢下来待一会儿吗？我能请你关注一下，去注意有什么浮现出来吗""注意你的头脑在说什么""你有注意到你是如何跳过我的问题去改变话题的吗？"

"注意 X"是一种非常灵活的技术（在本书的结尾，你将发现你可以将它有效地应用于所有六个核心过程）。另外一些技术，比如把想法用生日歌的曲调唱出来或是感谢你的头脑，就没有那么灵活了。它们对认知解离过程很有用，但对其他任何核心过程就没有什么用处了。即使是对于认知解离来说，你也必须小心地控制使用这些干预的时间和场合，以确保你不会使来访者感到不被认可。同样地，有些隐喻也适用于几个不同的过程（例如，舞台剧隐喻，见第 25 章，非常适合认知解离、接纳、灵活注意和以己为景），而其他隐喻则主要局限于一个过程。

如果你继续进行 ACT 高级培训（我希望你这样做），那么你可能会听到很多关于"技术与过程"的说法。到时候，请你记住，如果没有某种类型的技术支撑，你根本无法实现任何核心过程。真正的问题不是"技术与过程"，而是"技术的灵活性"。核心问题是：

- 我们在运用技术时是否有足够的灵活性，来成功地促进想要的核心过程？
- 为了促进我们想要的某个过程，我们是否能针对这次治疗的这个时间点，为这个特定的来访者选择一种合适的技术？
- 我们是否能"自由地"修正或调适技术，即兴创作或改编，让技术更加适合来访者，从而有效地促进我们想要的过程？
- 为了促进我们想要的某个过程，如果我们选择的技术没起作用，那我们是否能转向其他技术？

灵活使用技术，听着容易做着难。我们每个人都会找到自己最喜欢的技术，然后很容易就对它们过分倚重。但是没有任何一种技术（在任何治疗模式中）永远都能达到预期的效果，所以我们确实需要灵活多变。为了在这方面帮助你自己，当你填写上面的工具包时，请至少包括一些非常灵活的技术（即你可以随时用于促进至少 2～3 个不同过程的技术，如"注意 X"）。

小附件

请参见《ACT 就这么简单：小附件》中的第 16 章（可从 http://www.actmindfully.com.au 上的"免费资料"页面下载），在这里你可以找到创建自己的 ACT 工具包的文档。

技能提升

我们在本章中讨论了一堆小贴士,有很多内容需要吸收,所以请定期复习和练习,以磨炼你的技能。具体而言,目标如下:

- 如上文所述,创建自己的 ACT 工具包。
- 在与来访者的治疗中开始运用"做实验"这样的语言。把每一个新练习都明确地作为"实验"来介绍,并利用这种好奇感。

撷英

创造性地运用你的技术。混合、搭配、调整、修正,如果你想好玩点,就自己发明几个。技术越不寻常或具有挑战性,你就越需要明确其目的,将其与来访者的问题或治疗目标明确地联系起来。记得在每一个练习结束后进行总结汇报,并询问来访者它是如何与他的问题产生联系以及对他的治疗目标起效的。如果来访者发现了它的有效性,并意识到了它的相关性,那么就看看你是否可以把它变成一个家庭作业。

最后,灵活地运用你的技术。在你全面展开之前,请考虑以下问题:你希望促进的是哪个核心过程?在治疗的这个时刻,对这个特定的来访者而言,这项特定的技术看起来能让他体验到想要的过程吗?如果某项技术对于促进你想要的过程并没有帮助,那么你就要调整或修改它,或者停止使用它。

ACT Made Simple

第 17 章

活在当下

一切生活，唯有当下

伟大的俄国作家托尔斯泰写道："只有一个时刻是重要的，那就是现在！它之所以重要，是因为这是我们唯一能控制的时刻。"托尔斯泰的名言意在提醒我们，生活就发生在当下，就在这一刻。过去和未来其实只存在于当下涌现的思想中，我们可以预测或对未来做出规划，但这种规划和预测也发生在此时此刻。我们可以反省，并从过去吸取经验，但这种反省也只发生在现在。我们所拥有的只有现在这一刻。

接触当下概述

通俗表述：接触当下是一种能力，是能够灵活地注意到你此时此刻的经历，并能够根据需要将注意力缩窄、拓宽、保持或重新定向。

目标：提升觉察能力，以便我们能够更准确地注意到正在发生的事情，并且收集关于改变还是坚持我们的行为的重要信息；无论我们正在做什么，都全情投入以获得更多的满足感和充实感。训练注意力以便我们能够表现得更好或者行动更加高效。

> **同义词**：灵活注意、活在当下、联结、觉察、专注、投入、注意、观察。
>
> **方法**：以好奇和开放的态度，观察此时此刻正在发生什么；学着去区分这两者："直接观察你的经历"以及"思考你的经历"；灵活地将注意力同时放在内在心理世界和外在物理世界。
>
> **何时使用**：当来访者不投入、无法与他们自己的想法和感受联结、轻易地分心、缺少自我觉察、需要锚定、与经历中的重要部分的联结中断，或者与之擦肩而过，或与任何类型的认知内容相融合时。它是其他三个正念过程（认知解离、接纳以及以己为景）关键的第一步，也是它们的"核心组成部分"。

用开放的、好奇的、灵活的态度去关注，是所有正念的核心，它是所有认知解离、接纳和以己为景技术的起点，在基于价值的生活中发挥着重要作用。如果你正在按照自己的价值行动，却没有完全投入到正在做的事情当中，你就会错失良机。活在当下让你的体验丰富多彩，它也能促进有效行动：当你没有专注于所做的事情时，你就很难高效做任何事情。

当对价值维度进行工作时，许多来访者都会提到诸如此类的话题："活在此时此刻""感恩我已拥有的"或"停下来闻玫瑰花香"，并且几乎每个人都会提及想要培养有爱的或良好的关系。所有这些都需要我们"活在当下"。同时，如果我们想知道自己是否在按照价值生活，我们的行为是否有效，我们当然也需要觉察自己正在做什么，并且注意我们的行为所产生的后果。

灵活注意对自我觉察和自我认知来说也是必不可少的。我们越与自己的想法和感受接触，就能越好地规范自己的行为，并且做出明智的选择，将生活带向我们想要的方向。

僵化注意的代价

学习灵活注意有什么意义？它将如何帮助你的来访者解决困难、处理问题、实现治疗目标？如果你想让来访者在治疗中或者两次治疗之间练习这些新技术，你就需要确保他知晓这些问题的答案。为了清楚地说明这一点，通常比较有用的是，去讨论一下，当我们缺乏（或没有利用）这些技术时会发生什么。不利后果主要有三个：切断联结、错失机会以及表现不佳。

切断联结。我们"切断"了与当前正在互动的人之间的联结；我们虽然嘴上在说，耳朵在听，但我们并未全情投入；我们并没有给予他们带有真正的开放和好奇的全然注意。正因为如此，我们并没有获得真正的联结感，就像我们只是在走过场。

错失机会。我们"错过"了体验中的重要部分；对于我们正在做的事情，我们无法品味或欣赏其中重要或有趣的元素，因此这些事情变得令人不满意或不够充实。这有点像戴着深色墨镜看你最喜欢的电影，穿着潜水衣做按摩，或者是在刚看完牙医、舌头还麻木的时候去吃美味的食物。

表现不佳。如果你想把任何事情都做好，无论是弹吉他、开车、做饭还是看书，你都需要集中精力，把注意力放在你正在做的事情上。无论你在做什么，你越是心烦意乱或注意力不集中，你就会做得越差。

通过把手比作想法和感受的那个隐喻，你可以很容易地对这些交叉重叠的、相互关联的问题进行强调。任何类型的认知融合，如过去、未来、自我概念、理由、规则、评判，都可能导致切断联系、错失机会以及表现不佳。经验性回避也可能导致这些后果中的任何一个或是全部，你可以通过"推开纸"的练习来强调这一点。简单地说，当你被自己的想法和感受钩住时（也就是说，当你用融合或回避来应对它们时），它们会将你的注意力从你的生活中抽离。

你的来访者可能无法全部理解上述三个问题，但他肯定会对其中至少一个或两个产生共鸣。下面的逐字稿会为你展示如何介绍这些概念。这位来访者说，他仍然在积极地进行社交活动，并未逃避，而且在其他人看来，他很正常，但他不再享受社交了；他只是在"走过场"，并为此感到焦虑和抑郁。

治疗师：所以当你和你的朋友交谈时，你的头脑在说什么？

来访者：你知道的，我为什么不再享受其中了？我出什么问题了吗？我好无趣。或者你知道的，我就是在想所有那些其他的问题。

治疗师：当你被这些想法钩住时，我猜你很难把注意力集中在你朋友身上吧？

来访者：我还能集中精力。

治疗师：我所说的"集中"，不仅仅是指看着他、听他说话并给出回应。我的意思是，你是带着真正的好奇投入注意力吗？你是真的对他说的话感兴趣吗？你真的投入到谈话中了吗？

来访者：没有。（看起来很悲伤。）没有，我曾经是那样的。

治疗师：当你被所有这些想法钩住时，确实很难做到。

来访者：但这不仅仅是我的想法。我真的觉得很糟糕。我感到抑郁。

治疗师：是啊，于是这让一切变得更难了，对吧？因为你的注意力转移到你身体里所有不愉快的感受上了。当你专注于自己的感受有多么糟糕时，就很难再专注到你朋友身上了。

来访者：你在说什么？难道要忽视我的感受？

治疗师：完全不是。你是否曾经尝试努力去忽视餐厅里非常大的嘈杂声，或是背景中的广播声？（来访者点头。）那么会发生什么？

来访者：让我更心烦了。

治疗师：你已经试着去忽略这些感受了，以及转移自己的注意力，并且如果我记得没错，你还尝试过无数其他的方式摆脱它们（这里治疗师指的是一项之前进行的"创造性无望"的干预）。

来访者：那我该怎么办？就这么算了，然后继续下去？

治疗师：你已经试过太多次了。这让人筋疲力尽，不是吗？所以你并不想再这样继续。

来访者：那我能怎么办？

治疗师：问得好。现在的情况是，这些想法和感受不断出现……通常它们一出现就会钩住你……无论你正在做什么，它们都会把你从中拉出来，让你无法投入。所以，当你和朋友、家人在一起时，看起来就好像你在切断联系：你被内心所发生的那些事情钩住，无法投入到周围正在发生的事情中去。

来访者：（点头）这真的太难受了。

治疗师：那么，如果你可以学习真正投入到事情中，而不再被钩住，怎么样？

来访者：我怎么能做到呢？

治疗师：嗯，这涉及去学习一些我们称之为"投入技术"的东西。

* * *

请注意上面逐字稿中温和的重构过程。来访者的观点是"我的想法和感受是问题所在"。从这个角度来看，解决问题的方法永远是"摆脱这些想法和感受"。治疗师可以温和地重构这一点："当你被自己的想法和感受钩住时，你就无法投入或与之联结。"ACT为这个问题提供的解决方法是与这些想法和感受脱钩，积极地投入到与他人的联系中去，而不是"切断联系"。

同样，当"错失机会"是来访者的一个重要问题时，治疗师则可以将问题重构为：当我们被自己的想法和感受钩住时，我们就错过了体验那些令人愉悦、欣喜或满意的部分。因此，它就变得令人难以满足或充实。

如果"表现不佳"是问题所在，治疗师就可以将问题重构为：当我们被自己的想法和感受钩住时，我们就无法充分地聚焦于正在做的事情；会分心、注意力分散，就无法把事情做对、做好。

培养灵活注意

当你介绍完这些概念，并帮助来访者理解了僵化注意的代价后，我们希望他能够对我们接下来介绍的技术更为开放。

投入、品味和聚焦

切断联结、错失机会以及表现不佳的三种解药是投入、品味和聚焦。我发现将这些看作三个技术类别是很有用的：

投入技术。它的目标是全情投入到你当前的活动中，并与涉及的任何人或事物建立深度联结。

品味技术。它的目标是品味、享受并欣赏你当前的活动（如果这个活动有可能让人愉悦或欣喜的话）。

聚焦技术。它的目标是将全部注意力聚焦于你当前活动中的任何一个重要方面（为了把这件事做好），同时根据需要缩窄、拓宽、维持或重新聚焦你的注意力。

显然，这些类别之间有着大量的重叠，某种程度上还可以相互替换，而且大多数正式练习就算不能促进全部三项的发展，也至少可以同时促进其中两项的发展。你把某个特定技术归类于投入，还是品味，或者聚焦，在很大程度上取决于：①你要在练习中强调什么；②你如何将其与来访者的问题联系起来。

不过，请记住，品味技术只适用于那些有可能令人愉悦的活动：喝一杯茶、吃点零食、听听音乐、闻闻花香、看看美丽的风景或东西。与之形成鲜明对比的是，即使在当前的活动中没有任何令人愉快的东西，比如在充满挑战、压力的情况下采取行动，或是在会引起恐惧的刺激下进行正式的暴露行动，我们也可以投入和聚焦。

在教授品味技术时，我喜欢使用正念吃葡萄干或正念饮水练习。对于聚焦技术，我经常使用经典的正念练习：呼吸练习或身体扫描；有关这些练习的脚本以及说明，请参阅小附件。而教授投入技术时，我最喜欢的练习是观察你的手，下面是详细解释。

教授投入技术：观察你的手

来访者们用许多不同的表达方式来证明他们的生活并不充实。他们可能会谈到无聊、苦闷、乏味、走过场等。通常情况下，这些抱怨集中在与朋友、家人或同事的社交互动中。因此，我们希望帮助来访者全然投入到他的体验中，并真正与他人建立联结。（当然，它也并不总是与人有关；也可能是与自然的联结，或与一只狗、猫或袋鼠的联结。）达成此项目的一个理想练习是观察你的手。尽管手不是人，但利用总结汇报中的问题能将该练习与真正的社交投入联系起来，并为在咨询室外有用的社交实践铺平道路。

观察手的练习

这个练习的灵感来自我儿子，当时他大约 10 个月大，我看着他在观察他的手。他会把一只小手放在脸前，并将他那小小的手指晃来晃去，完全沉迷于它们的移动之中。于是我想，哇，这将是一个绝妙的正念练习！单纯通过阅读逐字稿是不可能体会到这个练习的美妙和简洁的，所以请在小附件里下载并收听它的免费音频。

治疗师：过一会儿，我要请你观察你的手。我的意思是真的去观察它，就好像你从来没见过它一样。我想请你看着它 5 分钟。但在我们这么做之前，我想知道，你头脑里对未来的这 5 分钟会有什么样的预测？

来访者：好像是很长一段时间。

治疗师：是啊，我猜啊，你的头脑是不是正在预测：这将是一件无聊、乏味且困难，差不多这样的事情？

来访者：（大笑）是的，听起来非常无聊。

治疗师：好的。那么，让我们来看看它究竟是不是这样。有时候，我们的头脑善于预测事情，而且完全正确。但也有很多时候，它的预测不那么靠谱。所以让我们看看接下来会发生什么，看看是不是真的很慢、很乏味，甚至超级无聊。

（在这份逐字稿的下面这些部分中，省略号表示暂停大约 5 秒。）

治疗师：我请你找一个舒适的姿势。然后让一只手的掌心向上，与脸部保持一个舒适的距离。并且，激发出你的好奇心。接下来的几分钟，我们的目的是观察你的手，就像你是一个从来没有见过手的好奇宝宝一样。

让我们从它的形状开始。用心描绘手掌的轮廓，从拇指根部开始，沿着所有的手指勾画……注意手指之间空隙的形状……注意手在手腕处逐渐变细。

现在注意皮肤的颜色……注意它不只是一种颜色……颜色有深有浅，有明有暗，有的地方有斑……然后极为缓慢地，伸开手指，尽可能地把手指向后推挤，注意皮肤的颜色是如何变化的……然后慢慢地放松，注意颜色是如何恢复的……然后极为缓慢地，再做一次，注意颜色的消失……然后又回来……

现在注意手掌上那些较粗的掌纹……注意它们在哪里汇拢、在哪里分开、在哪里交叉，以及因此交织而成的形状……然后放大其中一条纹路，注意有很多较细的线是如何进入其中并从中分叉的……

现在把你的注意力转移到一个指尖上……注意那里的螺旋纹路……就是你总会在指纹上看到的那种纹路……注意这个纹路是如何不受指尖的局限的……它继续顺着手指向下……跟着它往下看，注意它是如何继续延伸到手掌的……

现在慢慢地把小指伸向拇指……注意手掌中的肌肉是如何收缩的……现在慢慢地放开……注意手掌上的肉恢复到它正常的轮廓……

现在把手变成空手道劈掌的姿势……注意手掌上的皮肤和手背上的皮肤之间的区别……看看食指，注意那里有一道分界线，两种皮肤在这里相遇……

再慢慢地，把手翻过来……注意手背上的皮肤……注意头脑所做出的任何批评或评判……注意每一个疤痕、晒斑、瑕疵……观察皮肤上的不同颜色……当有血管在下穿行……又或者在指关节上时……

慢慢地，把手握成空拳……注意皮肤的纹理是如何变化的……注意头脑对此做出的所有评论……专注于指关节……轻轻地转动拳头，注意指关节的轮廓和凹陷……

现在握紧拳头，注意指关节会发生什么……它们的颜色以及突出程度有什么变化……然后慢慢张开手，伸直手指，注意指关节是如何消失不见的……

现在把注意力放在一个指甲上……注意指甲的质地……以及颜色的明暗……注意它钻进皮肤消失不见的那个地方……以及封住它的角质层……现在，更加缓慢和轻柔地上下活动手指……注意肌腱在皮肤下的移动……它们像活塞和活塞杆一样上下摆动……

现在我们的 5 分钟就结束了。

来访者：（惊讶）你在开玩笑！这就 5 分钟了？

治疗师：当然。它慢吗，乏味吗，无聊吗？

来访者：不，这真的很有趣。

观察手练习的解说

几乎每一个做过这个练习的人都惊讶时间竟过得如此之快，只有一眨眼的工夫，而且还惊讶他们的手是那么有吸引力。我们现在对这个练习进行解说。以下四个问题在此时特别有用：

1. 对于你的手，你有什么新的或有趣的发现吗？

2. 你对自己手的态度有什么积极的变化吗？

3. 你被任何关于自己手的负面评判钩住了吗？如果钩住的话，它是如何影响你的态度的？

4. 这个练习与你和他人的关系有什么相关性？

在回答问题 1 时，许多来访者都报告说，他们从来没有注意到食指的分界线，或者指尖螺纹一直沿着手指向下，或者手的颜色总是在改变，等等。

到了问题 2，许多来访者报告说，他们对手的态度有了积极的转变：他们认为手很有趣，而不再是"理所应当就该如此"，而且他们通常会体验到一种欣赏或感激的感觉。有些人对它的复杂机制表示出了兴趣，另一些人可能感觉到他们想去擦一些保湿霜来保养它。我通常会问："你觉得和它产生了更多的联结吗？"来访者通常会说"是"，我就会开玩笑地回应："那么你的另一只手嫉妒了吗？"

在回答问题 3 时，大多数来访者报告说，在某个时候，他们会被消极的评判钩住：我的手胖、老、丑，有些奇怪和陌生，导致他们对自己的手感到疏离或不满。

所有这些问题都为问题 4 做了铺垫，来访者通常都会围绕这些问题分享见解：

- 我们如何轻易地将他人的存在视为理所当然，对他们失去兴趣，不能关注他们，或者无法欣赏他们为我们的生活做出的贡献；
- 我们多么容易被他人的评判钩住，以及这如何伤害了我们的关系；
- 当我们带着真正的好奇去关注他人时，带来了哪些巨大的积极影响，以及我们由此发展出来的联结感。

把这些认识推及日常生活通常很有用：我们是如何想当然地看待事物而不去欣赏它们；以及当我们真正关注时，生活是如何变得更加有趣和充实的。

为了把这个练习变成作业，我们可以问："如果你像对待你的手那样去关注你所爱的人，你最亲密的关系会发生什么变化？你愿意试一试吗？"或者"下一次当你感到无聊、有压力、焦虑，或者被你头脑中的东西钩住时，你是否愿意真正投入到你正在做的事情中去，就像你刚刚对手做的那样，注意发生了什么？"接下来，我们就可以详细地讨论他们将具体在何时、何地、与何人一起进行这项练习了。

实用小贴士

好奇是正念的一个关键特性，所以将它明确表达出来是个好主意。有用的隐喻包括："像好奇的孩子一样观察它""像好奇的科学家一样观察它"和"像以前从未见过这样的东西一样观察它"。

▢ 观察感受

活在当下还包括观察我们的感受、情绪、感觉、欲望以及冲动，这是迈向接纳的重要第一步。还有几章我们才会探讨如何接纳痛苦和不适，我们之所以要花这么长时间才谈及这个内容，是因为对大多数人来说，这是一件非常困难的事情。如果我们首先讨论抛锚、认知解离、价值以及承诺行动，那么通常会使其变得容易很多。

然而，我们可以基于"观察 X"这一指导语，通过简短的灵活注意干预，提前为接纳做些基础工作。在整个治疗过程中，我们可以一次又一次地提出这样的问题："你注意到现在你的身体里正在发生什么吗？""你有什么感觉？""你感觉它在什么位置？""它像什么？""哪个位置的感觉最强烈？""它的形状和大小是什么样的？""它是在身体表面还是在内部？"通过这种方式，我们反复鼓励来访者带着开放和好奇去注意他的感受，这是迈向接纳的虽小却至关重要的一步。

当然，有些来访者不愿意去注意自己的感受。这通常意味着高水平的经验性回避：如果你想回避自己的感受，那么你肯定不想去注意它们！另一些

来访者则是因为隔离而无法注意自己的感受。但如果你的来访者能注意自己
的情绪，下一步就是为它们命名。我们可以问："这是什么情绪？""你会怎么
称呼这种感受？"或者"有没有其他的感受和它混在一起？"如果来访者无法
命名他们的情绪（这是学术上称之为"述情障碍"（alexithymia）的一种技术缺
陷），我们就需要去教他们如何这样做。

缩窄焦点还是拓宽焦点

发展灵活注意的另一个方面是焦点的拓宽和缩窄。例如，如果来访者容
易担忧或者进行思维反刍，你就需要鼓励他们把关注焦点缩得窄一些：让他
们从事一些有价值的活动，并将注意力主要集中在该活动上。他们可以任由
想法在外围意识中来来去去，同时不断地将注意力带回活动本身。相反，如
果问题是慢性疼痛，你就需要鼓励他们将关注范围拓宽。在承认和接纳痛苦
的同时，将觉察焦点拓宽到五感、周围环境以及当前活动上。通过这种方式，
疼痛就会成为更为广泛的体验之中的一个方面了。

在治疗中，我们经常要求来访者主要关注他们个人体验的某个方面，例
如他们的想法或者身体的生理感觉。让他们意识到这只是教给他们的一项技
术是很重要的。在日常生活中的理念则是，当痛苦的想法和感受出现时，它
们可以被接纳为意识的一个方面（灯光明亮的舞台上众多表演者中的一个），
而不是完全支配性的意识（黑暗舞台上聚光灯下的那个表演者）。

保持来访者"在场"

当我们与经验性回避程度高或很容易离解的人（例如，许多有创伤相关问
题的来访者）合作时，最好从关注外部世界的练习开始。我们请来访者带着好
奇和开放，去观察他们在周围的环境中看到、听到或触摸到的东西。如果来访
者很容易昏昏欲睡或离解，那么就鼓励他睁大眼睛，并把练习时间缩短。

如果在治疗中来访者"走神"了，我们就要把他带回来："我好像把你弄
丢了。你在哪儿？"或者"可能是我感觉错了，但是我觉得你现在没有完全投
入。你似乎离得有点远或在想别的。"或是"我能检查一下你的状态吗？我留
意到你在盯着地板看，我想你可能陷进了一个故事里，我说得对吗？"一旦

来访者再次回来，我们就可以问："刚才你的头脑把你带到哪里去了？"或者"它是怎么钩住你的？"我们可以利用这些机会，带着尊重慈悲地指出：我们的头脑是多么容易把我们从正在经历的事情中拉出去。

　　当来访者的思绪不断飘移到过去或未来，重现那些我们已经听过很多次的故事或无休止的担忧时，我们可以尊重地指出正在发生什么，并打断它。如果我们只是袖手旁观，什么也不说，让他继续下去的话，我们不是在帮助他，也不会帮到我们自己；他徒劳地与自己的担忧或记忆融合，并且错失了当下。同时，我们也开始无聊或沮丧，错过了帮助他发展一种有用技术的机会。下面这个例子会展示我们如何使用"按暂停键"隐喻来达成这一点（见第 5 章）：

来访者：那个贱人！我跟你讲，我还是不敢相信。我真不敢相信，T×D 10 年了，我像条狗一样工作，披星戴月，早出晚归。而她！在家和隔壁邻居通奸！然后，然后她竟然还胆敢分一半的房产！

治疗师：我能在这里按一下暂停键吗？很抱歉打断你。看得出来这对你来说是多么痛苦，我都无法想象那是一种什么样的感觉。不过同时，我想知道你是否注意到了现在正在发生什么。你已经跟我讲过好几次这样的细节了。这样反反复复地讲这些有什么好处或者帮助吗？

来访者：（长时间停顿）其实没有。没有。

治疗师：你能注意到你的头脑是如何一直钩住你的吗？把你拉回过去，拉回到所有那些痛苦中。这真的是你现在想要的吗？

来访者：不，但是我控制不住不去想这件事。

治疗师：对此，我一点也不意外。这对你来说非常痛苦。这可不是你戴上一副高兴的面具，就能假装从来没发生过的事情。

来访者：没错。我的朋友说我应该克服它，但是我倒想看看他们能否做得到！

治疗师：所以，与其努力阻止这些想法，不如练习与它们脱钩。

▢ 创造性

　　我鼓励你在治疗过程中富有创造性地使用这些练习。不要固守着老一套的经典的正念练习（如身体扫描、正念呼吸和吃葡萄干）。当然，这些传统的练习有它的一席之地，但是，我们还有很多其他的方法可以传授这些技术。所以要有娱乐性，富有想象力，跳出固有的思维框架。例如，在治疗中，我曾让来访者正念地往皮肤上涂护手霜，正念地挤压泡泡纸，正念地探索一本书（翻页的声音、纸张的味道、书皮和书页的不同材质），正念地聆听房间外割草机或房间内空调的声音，正念地嗅闻花朵以及审视花瓣，正念地倾听他们最喜欢的音乐并分辨各种乐器，正念地和我一起到楼外散步，正念地伸展身体，而这些只是开始。

所以你可以自己发明一些正念练习。花几分钟考虑一下这个问题：你的治疗室里有哪些东西（包括来访者带来的任何东西）可以变成"X"来进行观察？

来访者的家庭作业

作为家庭作业，你需要让你的来访者练习活在当下。让他们保持正念地进行任何活动：洗碗、和孩子们一起玩、开车、打理花园、在健身房锻炼、洗澡、在工作中做报告、刷牙等。你可以强调投入、品味以及聚焦，或它们的任何组合，以适合来访者的主要问题。

此外，你可以建议一项正式的正念冥想练习，如正念呼吸或正念身体扫描。别忘了，你也可以利用前面章节中介绍的所有其他技术，从选择点到抛锚。最后却也很重要的一点是，你还可以给你的来访者一份投入、品味和聚焦工作表，它可以为他们提供很多点子，能将日常活动转化为正念训练的机会（见小附件）。

小附件

参见《ACT就这么简单：小附件》第17章（可从 http://www.actmindfully. com.au 上的"免费资料"页面下载）。在那里，你可以找到：①正念呼吸、正念身体扫描以及正念饮水的逐字稿；②观察你的手的音频链接；③投入、品味和聚焦工作表；④关于"正念治疗师"的讨论；⑤一些小贴士，介绍如何将所有这些应用于伴有思维反刍和担忧的情绪低落的来访者；⑥如何使用"ACT Companion"App来促进这一过程。

技能提升

好了，你已经熟悉咱们的套路了：闲聊够了，是时候做些练习了。

- 大声朗读所有练习、隐喻和其他干预，就像正在带着来访者过一遍一样（或至少在脑海里排练它们）。
- 回顾两位你的来访者的案例，确定他们是在何时以及如何与当下时刻失去联结的：担忧、思维反刍、离解、被吸毒和酗酒"拖走"，等等。
- 自我反思：何时何地有过切断联结、错失机会以及表现不佳？在你的治疗过程中，你是如何"走神"的（就像我们所有人都经常做的那样）？你的头脑如何把你的注意力从来访者身上拉走？陷入沉思，思考下一步该做什么，或陷入对自己的评判，从而与来访者断开联结。这样的事情你多久做一次？
- 练习投入、品味和聚焦工作表中所描述的活动，并留意发生了什么。
- 想出一些创造性的正念练习，在治疗中与来访者一起练习。

撷英

在每一次 ACT 治疗中，接触当下（灵活注意）都扮演着重要的角色。为了促进灵活注意，最基本的做法就是"观察 X"，其中 X 是此时此地的任何东西。这是认知解离和接纳的第一步：你注意到你正在与之融合或回避的东西。僵化注意的主要代价是切断联结、错失机会和表现不佳，而扭转这些的技术是投入、品味和聚焦。帮助我们的来访者实现这一转变十分有用，所以当这种转变发生时，我们要注意到，并真心地去品味它。

友善地抱持自己

自我慈悲的艺术

生活很难。更让人难以接受的真相是，如果我们活得足够长，那么我们将经历大量的痛苦。它会披上各种外衣，一遍一遍地来访。但不管它穿成什么样，总有一件事是可以确定的：它总是在伤害我们。而我们大多数人都不能很好地应对自己的痛苦。多数情况下，我们的默认设置是：①与痛苦抗争或回避痛苦；②允许它支配或打败我们；③试图否认或忽视它；④责怪、评判并批评自己。温柔地承认我们的痛苦并用真正的友善和关爱来对待自己，并不是我们大多数人的自然回应。这种回应方式叫作自我慈悲。

现在，ACT并不是告诉你，你的价值应该是什么，或者哪些价值是"正确的"或"最好的"；相反，它会帮助你从内心深处明确自己的核心价值。不过，有一个价值融入了ACT模型的方方面面：慈悲。慈悲是一个巨大、复杂、多层次的概念，而且就像"正念"一样，没有普遍认可的定义。简便起见，我们可以用八个字来定义它："承认痛苦，友善回应。"

换句话说，慈悲意味着我们要承认他人的痛苦和苦难，并以真正的友善和关爱来回应。这些回应可能包括外显行为，即身体上的，如说些什么或做些什么来积极地对那些处于痛苦中的人表现出友善、关爱和支持；或内隐行为，如祈祷，做一个友善有爱的冥想，抑或共情他们并友善地理解他们。自我慈悲则意味着以这种方式回应我们自己。（但请注意：自我慈悲不只是"善待自己"，它通常非常具有挑战性，是一种需要勇气的大动作。）

根据我的经验，相当多的来访者对"自我慈悲"这个词的反应是消极的，至少最开始是这样。这个词可能会带来宗教、佛教、神秘主义方面的联想，或者只是"不科学的"。它可能会引发与"花之力"⊖"新时代"⊜"过于婆婆妈妈"或"嬉皮士式胡说八道"有关的评判性想法。它还可能被认为是软弱或"娘娘腔"的标志。因此，保险起见，通常只有当来访者已经学会如何应用时，我才会使用这个词。在此之前，我经常会用"两个朋友"的隐喻来介绍这个概念。

"两个朋友"隐喻

治疗师：假设你正在经历一段艰难的时期，即你生命中真正艰难的时间。各种各样的麻烦和困难层出不穷，所有可能出错的事情都出了差错。换言之，生活一塌糊涂。那么当你经历这一切时，你想要什么样的朋友在你身边？

你会喜欢这种朋友吗？他们说："啊，闭嘴，别再喋喋不休发牢骚了，我不想听。你究竟有什么好抱怨的？比你更糟糕的人还有很多呢。你就是个巨婴。别再抱怨了，继续生活吧！"

或者你会喜欢这样的朋友吗："这真的太难了。任何人遭遇你现在所经历的一切都会痛苦挣扎的。所以我想让你知道的是，我会在这里陪你。我支持你。我会和你在一起，陪你走过每一步"？

在我的经历中，来访者总是会选择第二个朋友而不是第一个。我们可以说，"你当然会这么选。那么问题来了，当你经历这一切时，你又是你自己的什么样的朋友呢？你更像第一个还是第二个？"

⊖ 20 世纪 60 年代和 70 年代初期年轻人信奉爱与和平、反对战争的文化取向。——译者注
⊜ 摒弃西方现代价值观的文化取向，注重精神性、占星术等。——译者注

这个简单的隐喻很容易引入自我慈悲，甚至都不需要用到这个术语本身。从这里开始，也许我们就可以想出很多办法继续了。我经常采用的方法是："我们能不能花点时间讨论一下，当你处于痛苦中时，你倾向于对自己说什么或做些什么？看看你的所作所为会归入哪种类型的友谊，是友善的、支持的，还是刻薄的、漠不关心的？"

对于许多来访者来说，他们的行为几乎不能或完全不能归入"友善和支持的朋友"的范畴，他们所做的几乎每件事都属于"刻薄的、漠不关心的朋友"这一类别。有时，你可能会看到一些关于此事的误解，比如来访者认为酗酒、嗑药或吸毒是一种自我慈悲的表现，因为这能帮他缓解痛苦。如果你的来访者这样说的话，那么你就要认可这些行为真的缓解了痛苦，但它们并不是友善对待自己身体的方式。一个真正友善、关爱你的朋友为你提供支持的方式，是不会损害你的健康和幸福的。

然后我们可以继续探讨："一个好朋友应有的品质有哪些？在认可事情对你有多艰难的同时，支持你渡过难关的朋友才是真正的朋友。"

通过这一系列温和的询问，我们通常会很快总结出"好朋友"的价值及品质，如支持、关爱以及友善。下一步就是帮助来访者将这些价值付诸行动：在他需要帮助的时候，成为他自己的好朋友。

▣ 自我慈悲的六个组块

世界著名的自我慈悲领域研究者克里斯汀·内夫（Kristin Neff）将自我慈悲解构为三个主要元素：正念、友善和"人之常情"（common humanity），这是一种"我们所痛苦的事情全人类共通"的认知（Neff，2003）。当我第一次试图从 ACT 的角度描绘自我慈悲时，我还坚守着内夫的这三个元素，但多年以后，我把它从三个元素扩展到了六个组块。我们可以把它们看作自我慈悲的"组块"。在任何既定咨询中，我们都可以只使用一个组块，或者我们也可以使用其中的几个（甚至全部）。我们不必遵循固定的序列，不同组合方式所能带来的潜力是无穷的。

1. 确认伤痛

让我们花些时间来确认当下持续感知的伤痛：观察痛苦的想法和感受以

及会激发起它们的情境，并为它们命名。这是灵活注意中的一个重要部分。太多时候，我们都立即转入回避模式：转移注意力、麻痹自己或者以其他不具有适应性的方式试图从痛苦中逃开。

2. 人之常情

我们要确知我们的痛苦是人类自然且正常的组成部分。我们有痛苦的想法和感受不是软弱、有缺陷或精神疾病的征兆，而是在提醒：我们是人类，我们有着关切的事情。这就是活着的、有所关切的人类在生活中遇到困难时应有的感觉。

3. 放下批评

当我们失败、犯错或被拒绝时，当我们发现自己在以我们不赞同的方式行事时，当我们认为是我们自己造成了现实的差距时，我们的头脑自然倾向于打击自己。头脑喜欢拎出一根大棍子埋伏起来，在我们已然情绪低落时"痛打落水狗"。它可能会告诉我们，我们不够强大，或者我们应该把事情办得更好，或者其他人比我们还差很多，所以我们真的没有什么可抱怨的。它可能会告诉我们去镇静自己、整理思路。它甚至可能会说，我们太可悲了，或是搞成这样我们只能怪自己。所以让我们运用我们的认知解离技术，从所有这些严厉的自我批评中解脱出来吧。

4. 友善地抱持自己

自我慈悲的核心是友善这一价值。当生活艰难时，当我们处于巨大的痛苦中时，我们比以往任何时候都更需要支持和友善。所以，让我们友善地与自己交谈，向自己传递带有支持和理解的温柔讯息。同时，让我们以真正的友善来照顾自己，即用明智的姿态与行动帮助我们自己度过这些艰难的时刻，同时也要照顾好我们的健康与幸福。

5. 为痛苦留出空间

我们练习对自己的痛苦开放，并为其腾出空间（见第 22 章），这本身就是一种友善的行动。它让我们可以腾出时间与精力，投入到提高生活品质的追求中去，而不是徒劳地与痛苦做斗争。（与我们试图从痛苦中逃离时所做的各种自我毁灭的事情相比，这样的方式友善得多了。）

6. 反观诸己

如果我们睁大眼睛环顾四周，就会发现，无论我们走到哪里，人们都在以与我们自己非常相似的方式挣扎受苦。如果我们能够承认和共情他们的痛苦，认识到这就是人类生活的一部分，认识到生活其实伤害了每个人（不管他们多有特权），那么我们就可以培养出一种"人之常情"的感觉，一种我们并不是独自在承受痛苦的感觉，一种我们是某个更大群体的一部分的感觉。

通往自我慈悲的多条路径

因为自我慈悲渗透在 ACT 的方方面面，所以你可以在大部分章节的许多工具和技术中找到六大组块中的一个或多个。再往后，当我们看到许多不同的接纳技术时，你会发现其中很多都涉及自我慈悲。发展自我慈悲有很多不同的技术，但它们都包括向自己传递同样的基本信息：我看到你身处痛苦之中，我很关心你，我想帮助你。接下来，我将向你介绍我一直以来最喜欢的自我慈悲练习——"友善之手"的练习，然后我会教你一些创建你自己练习的小贴士。

"友善之手"练习

下面的文稿是供你自己使用的，所以请不要只读一遍，请积极地去实践。

一个简短的提醒：调整每个练习，以适应你的来访者。有些人可能更喜欢把两只手都放在身体上：一只手放在胸口，另一只放在腹部。有些人可能更喜欢用胳膊环抱身体，就像是拥抱自己。有些来访者可能不想触碰自己的身体，尤其是当他们与对自己身体刻薄的自我评判融合时，或者当自我接触会引发痛苦的感受（例如厌恶）或回忆（例如性虐待）时。这种情况下，他们可以把手放在膝头，或者将手悬停在身体上方，想象温暖、友善的能量从手掌辐射到心脏，然后从那里扩散到全身，直到疼痛或麻木的区域。

* * *

治疗师：现在我想请你找到一个舒服的姿势，这个姿势能够让你身体稳定而警觉。例如，如果你是坐在椅子上，你可以稍微前倾，挺直背部，垂下肩膀，将脚轻轻压在地板上。

现在将你正在与之苦苦抗争的一个问题带入脑海中。

花点时间反思一下这个问题的本质：记住发生了什么，思考它是如何影响你的，设想一下它会如何影响你的未来。

当你这样做的时候，注意会有什么令人痛苦的想法和感受浮现出来。带着好奇的感觉，注意你会在身体的什么部位感受到这种痛苦。（它是在你的头部、颈部、肩膀、喉咙、胸部、腹部、手臂或腿上吗？）就好像你是一个好奇的孩子一样去观察它，去发现一些全新而迷人的东西：它到底在哪里？它究竟什么样？

现在选择你的一只手，把它翻过来手心向上，花一点时间与你过去友善地使用这只手的那些时刻建立联结。也许你曾在你所爱的某个人陷入痛苦时，牵起他的手，或是曾轻抚他的背，或是给了他一个支持性的拥抱。或者你曾经拥抱和安抚过一个哭泣的婴儿。或者你用这只手帮助朋友完成了一些困难的任务。

看看你现在是否能将同样的关爱、支持和友善灌注到这只手上。想象一下它充满温暖、友善的能量。

现在把这只手，慢慢地，轻轻地，放在你身体最痛的部位。（也许你感到最痛的是你的胸部，或者你的头、脖子或者胃？）找到感受最强烈的地方，无论是哪里，把手放到那里。

（如果你的感觉是麻木，就把手放在感觉最麻木的部位。如果你感觉不到疼痛或麻木，那就轻轻地把手放在胸口上。）

轻轻地、柔柔地，把你的手放在那里。去感受你的皮肤或衣服，感受温暖从你的手掌流入你的身体，并向四面八方蔓延，上下来回。

无论哪里，如果你发现有疼痛、紧绷或紧张，就让温暖、友善的能量注入其中，想象你的身体围绕着这处不适变得柔软和放松，并留出充足的空间。如果你的感觉是麻木，那就围绕这处麻木，使其柔软和放松。

（如果你既无伤痛，也不麻木，那就按你喜欢的方式随意想象吧。比如，你可以想象，随着某种神奇感觉的出现，你的心正在打开。）

非常轻柔地抱持疼痛或麻木的地方。抱着它，就好像它是一个哭泣的婴儿，或是一只呜咽的小狗，或是一件价值连城、易碎的艺术品。

给这个温柔的动作注入关爱和温暖，就好像你在向所关心的人伸出援手。

让友善从你的手指流入身体。

现在用双手做一个友善的手势。一只手放在胸口，另一只手放在腹部。让它们温柔地安放在那里，同时友善地抱持你自己。

当你在这个温暖友善的空间中休息时，花点时间去体会，这种痛苦（或麻木）是人类生活的一部分。这并不能说明你有什么问题，而只能说明你是一个活着的、有所关切的人。这就是生活困难时，活着的、有所关切的人所感受到的，我们受到了伤害（或者我们关闭了心门，变得麻木了）。这就是你和这颗星球上所有活着的人一起共同拥有的某种东西，是你作为一个人的一部分，是拥有心灵的人类的一部分。

只要你愿意，请保持这样的坐姿，与自己联结，关爱自己，给予自己安慰与支持。如你所愿地继续这个练习，时间可长可短：不管是 5 秒钟还是 5 分钟，都没关系。当你做出这个姿势时，重要的是友善的精神，而不是持续的时间。

* * *

就我个人而言，我爱极了这个练习。我经常在自己身上使用它，这些年来，或早或晚，和我几乎所有的来访者都做过这个练习。（如果你来参加我的某个工作坊，我也会和你一起做！）一旦你在自己身上实践了上述练习（请不要跳过它），我建议你再通读一遍，并注意它是如何将所有六大组块结合起来的。

当然，这个练习并不是对每个人都有效，没有任何工具或技术可以做到这一点。如果你的来访者出于这样或者那样的原因，难以触及任何友善的感觉，他可能会盯着你，脸上带着一种无动于衷的表情，问："我应该感觉到什么吗？"如果发生这种情况，通常说明自我慈悲对这个人来说是一个陌生的概念，你需要通过下一节所述的简短、温和的干预，一点一点地努力。

▣ 创造你自己的自我慈悲练习

自我慈悲练习可以非常简短。它们不必涵盖长期、正式的冥想式的干预。它们可以聚焦于六大组块中的任何一个或全部。用下面的建议来激发你的创造力，看看你能否想出你自己的自我慈悲干预。

友善地承认痛苦。用友善的话语和温暖、关爱的语气说出你内心的声音，承认："这真的很痛苦"，或"这真的很难"，或"这让我很受伤"，或"我正在意识到悲伤"，或"我正有一种羞耻感"，或"这是一个痛苦的时刻"。

这可能是所有自我慈悲技术中最快、最简单的。在这一点上，你要有创意。你可以采用任何你喜欢的表达方式，不带评判地承认痛苦的存在。在这样的确认后，下一步就是说一些有助于友善对待自己的话：要么是个短句，比如"对自己宽容点""对自己好一点""我可以善待自己吗"，要么是一个词，比如"温柔"或"友善"。

加入一个友善的手势。在先前的干预中加入一个友善的手势是很简单的，例如，将一只手轻柔又友善地放在疼痛或麻木区域的上方，或以抚慰的方式将手放在胸部、腹部或额头上，或按摩颈部、肩膀或是太阳穴处紧张的部位。

加入接纳。除此之外，加入一个简单的接纳动作也很容易，例如，吸气并用气息环绕痛苦的部位，或者抛锚和扩展觉察，观察除了疼痛之外还有什么（但不要让自己分心）。

加入认知解离。同样地，你也可以轻松地加入一个简单的认知解离的操作，如观察及命名："我的头脑又在这里打击我。即便如此，我还是要对自己友善。"或者"啊哈，这个'不够好'的故事又在这里了。"或者"我现在的想法是我是个废物。"

加入友善的意象。许多自我慈悲的练习都会涉及友善的意象。这可能包括：

- 想象温暖的治愈之光进入你身体受伤的部位，进行抚慰与治愈；
- 想象某个人，他是爱和友善的源泉（例如，朋友、亲戚、历史人物，如甘地或曼德拉、虚构人物），用慈悲的语言或手势向你伸出援手；
- 各种形式的"内在小孩"意象（见小附件）。

　　加入"人之常情"的感觉。最后但同样重要的是，你可以同样轻松地加入一个帮助你与他人联结的举动："这是我和任何其他人的共同点。每个人都会在某个时候受伤。"或者"这证明我属于人类。我们都会搞砸，犯错误/被拒绝/在某件事情上失败/经历失望。"或者"有时候做人很难。地球上那么多人都时常有这种感觉！"或者"这表明我是个人。当生活艰难时，所有人都会感到痛苦。"

自我慈悲的障碍

　　正像 ACT 模型的任何部分一样，我们也会遇到自我慈悲的障碍。如上所述，这些障碍之一往往是对这个词本身的消极反应。这个问题我们其实可以很轻松地解决：避免使用"自我慈悲"这个词，并充分利用"两个朋友"的隐喻。

　　另一个障碍是因为不够清晰。来访者会问："这对我有什么帮助？"同样，处理这类问题，我们可以事先明确目的以及潜在的益处，并将其与来访者的治疗目标相联系。选择点能确实有效地帮助实现这一点，如下所示：

治疗师：所以当你像那个刻薄、漠不关心的朋友那样对待自己时……这是趋向还是避开？

来访者：这是避开，但我没办法。

治疗师：是的，现在，你无能为力。这是你多年来一直的自动反应。它在你意识到之前就已然发生。所以我想知道你是否愿意改变这一点，学习一种不同的方法。我在想的是，如果我们能做些工作，学会像那个友善、关爱的朋友那样对待自己，这会对你有用吗？

来访者：我不知道。这能怎样帮助到我呢？

治疗师：好问题。让我们来看看你的体验。你想在我们的工作中实现的几个主要目标是 XYZ（治疗师概括来访者前来治疗的行为目标）。现在，当你像那个刻薄、漠不关心的朋友那样对待自己时，这通常能够有助于你去做这些事情吗？

来访者：通常不会。

治疗师：所以，如果你尝试一种不同的方法，像那个友善、关爱的朋友那样对待自己，你有没有发现能更容易去做这些事情呢？

来访者：嗯。我不太确定。

治疗师：老实说，我也不确定。正如我一直说的，我们在这里所做的是一个实验。我不能确定会发生什么事。我的意思是，我可以告诉你，很多科学研究表明，很多人在学习用这种方式对待自己时获得了巨大的收益：他们变得更有韧性，能够更好地应对压力，并获得了更大的幸福感。但与此同时……我不能保证你也能够这样。我希望它可以，我相信它可以，可是……它永远都只是一个实验。你愿意试一试吗，即使你的头脑一直在说你做不到和它不可能起作用？

* * *

有时，来访者会坚持认为对自己刻薄是一种很好的激励方式，并担心如果他对自己友善了，他就会陷入自我挫败的模式。对此，有一个很有用的回应就是下面这个经典的隐喻。

驴子、胡萝卜和大棒

治疗师：（幽默、顽皮地）所以我估计你有一头宠物驴，对吧？每周你都用它把你的货物驮到市场？是啊，我也有。我们有两种方法来激励我们的驴子。一种方法是用大棒打你的驴子。这很有效。绝对能让任何驴子都动起来。但另一种方法是用胡萝卜来激励你的驴子。它驮一会儿货物，就会得到一个胡萝卜。再多驮一会儿，就会再得到一个。这个和大棒一样管用。随着时间的推移，如果你经常用大棒，你最终会得到一头非常痛苦的驴子。而如果你用胡萝卜来激励你的驴子，你最终会得到一头快乐、健康的驴子（还有很好的夜视能力）。

人类显然不是驴子，但是我们的确经常用大棒来激励自己。这就是你正在做的，不是吗？对自己十分苛刻，打击自己。这确实能激励你，但你不觉得有时你有点像那只饱受摧残、鼻青脸肿的驴子吗？不过，好消息是，对于激励，人类有比胡萝卜有效得多的东西，我们有种东西叫"价值"。

* * *

正如你所看到的，这个隐喻很容易导入价值以及承诺行动的工作。其他大多数自我慈悲的障碍往往可以归为融合和回避。

融合。进行自我慈悲的尝试有时会引发融合，尤其是在那些有着根深蒂固的自我憎恨的来访者身上。它通常表现为刻薄的自我评判或诸如"我不配""我不值得友善"之类的评价。

经验性回避。自我慈悲常常会引发痛苦的情绪，尤其是焦虑、悲伤、内疚和羞耻。（对于具有强烈自我憎恨的来访者，这通常会引发极高程度的思惧和焦虑。）来访者通常希望回避这些痛苦的情绪，因此，为了做到这一点，他们回避自我慈悲。

至少在治疗初期，这些障碍的主要解药通常都是抛锚和认知解离。当然，在以后的治疗中，任何 ACT 过程都可以用来消除这些障碍，视情况而定。

小附件

参阅《ACT 就这么简单第 18 章：小附件》(http://www.actmindfully.com.au)，其中包含：①额外的自我慈悲练习脚本；②如何处理棘手的来访者反应；③"ACT Companion"App 如何提供帮助；④"内在小孩"意象；⑤看一看宽恕。

技能提升

慈悲是一个巨大的话题，如果你想了解更多的话，我强烈推荐丹尼斯·蒂尔奇、本杰明·舍恩多夫和劳拉·R.萧伯斯坦（Dennis Tirch, Benjamin Schoendorff, Laura R. Silberstein）（2014）编写的《ACT 实践者的慈悲科学指南》(*The ACT Practitioner's Guide to the Science of Compassion*)。你还可以

看看《生活的陷阱》（*The Reality Slap*，Harris，2012），我写的关于哀伤和丧失的 ACT 方法的自助书，它主要聚焦于自我慈悲。

　　我还要鼓励你们：

- 想出你自己的简短的自我慈悲练习，将六大组块的某些或全部整合其中，并每天练习。
- 快速进行"自我慈悲小憩"：当你经历一次真正让你压力重重或烦躁不安的治疗（我们都会不时地遇到这种情况），在重新投入工作之前（打电话、记笔记、见下一个来访者），花两三分钟来做这样一个简短的练习，并观察你这次和下次做这样的练习之间的不同。

撷英

　　慈悲渗透在 ACT 的方方面面，而自我慈悲是治疗中至关重要的一部分。我们可以把自我慈悲看作是由六大组块组成的，我们可以用任意数量的组块进行任意组合，来帮助来访者发展这种强大的技术。作为治疗师，我们的工作经常是充满挑战和痛苦的，尤其是当我们的来访者没有对我们的最大努力做出回应时：他们经过一次又一次治疗，一直毫无进展，甚至变得更糟。所以，在帮助我们的来访者发展这一技术的同时，我们也一定保证自己练习自我慈悲。

ACT Made Simple
第 19 章

知道什么重要

ACT 的基本原则

整个 ACT 模型的一个主要着眼点是：为正念的、由价值引导的行动培养能力，专有名词就是"心理灵活性"。我们越去培养这项能力，就越有可能过上丰富和有意义的生活。并且，正是我们渴望的这个结果，激励着我们在 ACT 领域中所做的一切。正是为了让人们的生活更丰富和充实，我们才会让他们去接纳痛苦，练习认知解离，或将自我暴露于有挑战的环境中。那么，实际上，什么是价值呢？

价值概述

通俗表达：价值就是用来描述在此时并且在一个持续的基础上，我们想要如何表现所用的词语。换句话说，价值就是内心最深的渴望，你想要如何表现——如何对待自己、他人和周围的世界。

目标：去澄清我们的价值，这样我们就能用它们来持续引导外显行为和内隐行为。我们可以用它们来进行激励、驱动和引导，以帮助我们去做那些可以给自己的生活带来意义或目标的事情。

> **同义词**：选择的生活方向；你想要主张什么；渴望的个人特质。
>
> **方法**：区分价值和目标；帮助来访者联结并且澄清他们的价值，这样他们就能利用价值来激励、驱动和引导持续的行为。
>
> **何时使用**：当从内心寻求指引时；当行为动机匮乏时；作为目标设定和行动计划的指引时；为了促进接纳时；为了增加生活的丰富性、充实性和意义感时。

在有些 ACT 治疗程序中，如果不先介绍认知解离、接纳、接触当下和以己为景，是不会明确地着手价值工作的。然而，另一些会直接从澄清价值开始入手。两种方法各有千秋。一方面，围绕着价值工作通常会引发融合和回避，因而，有些来访者在发展认知解离和接纳技术之前，不能或不愿意在任何深度上探索自己的价值。另一方面，有些来访者要先接触到自己的价值，才有动力去完成治疗中的艰苦工作。

想要了解第一种方法，你可以去阅读我的自助书《幸福的陷阱》（Harris，2007），这本书一步一步引领读者，首先沿着较为传统的创造性无望的路线前行，接下来带来的是正念技术，然后是价值和行动。想要了解第二种方法，你可以去阅读《爱的陷阱》（*ACT with love*，Harris，2009b），这是我写的一本处理亲密关系问题的自助书。

在本章中，我们将研究一些可以找到和运用价值的方法。并且随着你阅读的继续，你的头脑可能会想象出来访者消极回应的许多方式。事实是，几乎所有你能想象出来的东西都有可能出错……或早或晚，都有可能！那么在下一章中，我们会看看在运用价值时的常见障碍以及如何克服它们。

价值的三个重要方面

当我向来访者描述价值时，我是这样说的："价值就是我们内心最深的渴望，想要如何表现，想要如何对待自己、他人和周围的世界。它们描述了我们生命中想要主张什么，我们想要如何行动，我们想要成为什么样的人，我们想要发展什么样的优势和特质。"我们经常将价值形容为"内在指南针"：

它们给予我们引导，帮助我们找到方向，帮助我们保持正轨，当我们脱轨时帮助我们找回原路。

在你阅读 ACT 方面的一些图书时，你将会看到很多不同的价值定义，并且某些技术性更强的定义会非常复杂。下面是一个我认为能让读者更容易理解的定义：价值是"在持续的行动中所渴望表现出的总体特质"（Hayes，Bond，Barnes-Holmes，& Austin，2006）。让我们把它拆分成以下三个部分。

1. 持续的行动（ongoing action）。价值是指"持续的行动"：在持续的基础上你想要如何表现（外显表现或内隐表现）。例如，在与所爱的人的关系中，你想要如何表现？如果你的答案是你想要有爱和体贴，或公平和诚实，或开放和真诚，或关注和慈悲，那么我们说这些你渴望的特质就是你的价值。想必你会想要持续地表现出这些特质，你不会想要明天，或下周，或下个月就突然停止这样的行动了。

2. 总体特质（global qualities）。价值是指持续行动的"总体特质"。为了说明这一点，让我们假设你想要打棒球。很明显，打棒球是一项你可以持续做的事情，它是一个持续的行动，但不是行动的一个特质。为了澄清这一点，我们来看看这个特定的持续行动中四个可能的特质：打棒球时技术娴熟、满腔热情、激情澎湃、三心二意。那么总体特质是什么意思呢？我们指的是能"联合"多种不同行动模式的一种特质。例如，如果你的价值是在队伍中对其他队员"有支持性"，那么根据你"支持性"的特质，你可以采取很多不同的行动。如果你的价值是"有公平性"，那么根据你"公平性"的特质，你可以采取很多不同的行动。

为了得出你关于打棒球的价值，我可以问你这样的问题："你想要如何打棒球？""在比赛中，你想要塑造或展示出什么样的个人特质或优势？""在你与其他球员（包括对手和队友）的关系中，你想要如何表现？"这些问题有可能揭示出这样的价值：专注、有竞争力、全身心投入、尊重、与队友合作、公平、"全力以赴"、挑战自我等。

注意，行动的这些特质在你身上是无时无刻不在的。即使你腰部以下截瘫而不能继续打棒球了，你依然可以专注、有竞争力、尊重、有合作性、公平，你依然可以全身心投入到任何你在做的事情之中，并且"全力以赴"，你依然可以在有挑战的方式下行动。

3. 渴望（desired）。价值是"你所渴望"的。它们描述的是你想要如何表现，你渴望如何行动。它们不是关于你应该或不得不做什么，或哪些是要做的"正确的事"。（在许多 ACT 教材中，你会发现更多"所选择的"这样的词语，而不是"所渴望的"；这是为了强调你不但在自己的行动中渴望这些特质，而且有意识地选择去使用它们。）

价值与目标

我们大部分来访者对于目标和价值之间的区别并不清楚，所以我们总是需要不断地对这个区别做些简短的心理教育。我们需要解释清楚，目标是你着眼于未来的事情：你想要得到、拥有或实现的事情。价值是你在当下想要如何表现，以及在持续的基础上余生都如何表现，还有在实现目标的道路上，你每一步都想要如何表现，无论实现与否。

为了帮助来访者了解这个差别，举例说明是很有帮助的。我最喜欢的一个例子就是"结婚"对比"有爱"（Hayes et al., 1999）。如果你想要有爱和体贴，那就是价值——它是持续的，永远不会结束，你想要在余生都如此表现。并且你在任何时候都可以做出选择：你的行动可以朝向这个价值或者忽略它。但是如果你想要结婚，那就是目标。它是有可能结束、实现的，是可以"从清单里划掉的"。而且即使你完全忽略自己有爱和体贴的价值，结婚的目标也是可以实现的。（当然，你的婚姻可能并不会持续多久。）

价值对我们来说是无时无刻不在的。在任何时刻，我们的行动都可以朝向或忽略它们，选择权在我们手上。目标则不同，我们永远无法保证能否实现追求的目标。显然，我们可以做一些能够提高成功率的事情，但是结果如何永远无法保证。比如，如果想要结婚，我们不能百分之百保证可以实现，但是在任何时刻，都可以按照自己有爱和体贴的价值行动。即使没有伴侣也可以如此，可以有爱和体贴地对待自己、朋友、邻居、家人、环境、宠物袋鼠等。

另一个我经常举的例子是：如果你想要一份好工作，那么这是一个目标。一旦你得到了它，说明"任务完成了"。但是如果你想要乐于助人、诚实可靠，那些都是价值：在持续的行动中所渴望表现出的特质。在任何时刻，你都可以朝向那些价值行动，哪怕你的工作令人抓狂或你目前没有工作。

价值的六个关键点

在治疗中，最少需要指出六个关于价值的关键点：

1. 价值是此时此刻的，目标则是在将来。
2. 价值永远不需要被证明。
3. 价值经常需要按优先权排序。
4. 不要执着于价值。
5. 价值是自由选择的。
6. 价值包括自我和他人。

让我们快速展开这些看看。

▢ 价值是此时此刻的，目标则是在将来

在任何时刻，你都可以选择按照价值行动或忽略价值。即使多年来甚至几十年来，你已经完全忽略了一个核心价值，此刻你依然可以按照它行动。相反，目标永远都是在将来：目标是你着眼于它、努力争取、为其奋斗的东西。在你实现它的那一刻，它就不再是目标了。

正因为如此，那些极度以目标为中心的人们在生活中常常会发现，这会导致一种长期的缺失感或沮丧感。为什么？因为他们永远都看向未来，永远都为了下一个目标不断奋斗，幻想着这会带来源源不断的幸福或满足。在以价值为中心的生活里，我们仍然保有目标，但重点是在每时每刻都与我们的价值相伴生活。这种生活方式带给我们充实感和满足感，因为我们的价值始终都在。汽车上两个孩子的隐喻可以很好地将此诠释（Harris，2007）。（你可以在 YouTube 网站上找到这个动画，只需输入"Russ Harris Values Goals"即可。）

汽车上两个孩子的隐喻

治疗师：想象一下，有两个孩子坐在汽车的后座，妈妈正开着车带他们去迪士尼乐园。到那里需要 3 个小时。现在，一个孩子是完全以目标为中心的。每隔 5 分钟，他就会问："我们到了吗？我们到了吗？我们到了吗？"这真的是一段懊丧的旅程，对他妈妈来说也是不堪其扰。现在，另一个孩子有同样的目标：她想要去迪士尼乐园。但是同时，她联结

到自己的这些价值：玩乐、好奇、探索、享受乐趣。所以她看向窗外，向其他车挥手，找出田野上的所有农场动物，跟着收音机唱歌，玩着"我用小眼睛偷看"的游戏。所以，她实际上拥有了一个充实的旅程。

两个孩子同时到达了迪士尼乐园，并且都在那里度过了一段美好的时光。他们的感觉都好极了，因为他们都实现了自己的大目标。但是，第二个孩子还有一段收获满满的旅程。为什么？因为她并不只是聚焦于目标，她还在按照自己的价值生活。在回家的路上，第一个孩子一直这样："还没到家吗，还没到家吗，还没到家吗？"反之，另一个孩子则享受着旅程：看向窗外，欣赏着夜色下的一切是多么不同。

价值永远不需要被证明

价值有点像我们喜欢的冰激凌的口味。我们无须证明自己为什么喜欢草莓味、巧克力味或枫糖味。（事实上，如果我们去试一下就会发现，想要证明口味是几乎不可能的事情。天知道我们的味蕾为什么对某一特别的味道会有这样强烈的反应呢？）同样，我们也永远不需要证明自己的价值，它们只是我们对自己想要如何表现的简单陈述。然而，我们可能非常需要证明自己的行动。例如，如果你的价值是与大自然联结，那么你无须证明这一点；但是如果你想要把家从城市搬到乡村，你就需要做很多解释喽。

价值经常需要按优先权排序

我向来访者解释说价值就像地球仪上的大陆。无论地球仪转得多快，你都永远无法同时看到所有的大陆。有一些总是会转到背面去，另一些转到正面来。所以在一天之中，你那些价值的位置是在变化的：随着你的角色转换以及进入不同的环境中，某些价值会走到前面，同时其他的退到后面。

这意味着我们经常需要按照优先权排序，确定在特定的情境中按照哪些价值行动。例如，我们对待父母的价值可能是有爱和关心，但是如果父母对我们一直刻薄敌意或恶语相向，我们也许就会切断与他们所有的接触，因为我们自我保护和自我滋养的价值优先排到了前面。但是我们有爱和体贴的价值并未消失，我们只是在这些特定的关系中，把这些价值转到了"地球仪的背面"。同时，在其他关系中，比如与我们的伴侣或孩子或好友的关系中，有爱和体贴就会保持"在地球仪的正面"。

▢ 不要执着于价值

在 ACT 中，我们说，"全力以赴追寻你的价值，但是不要把它们看得太重"。我们需要意识到自己的价值，并且以其为向导，但是我们不要与之融合。如果我们与价值融合，它们就会如同我们不得不遵守的命令一般，令人感到压迫和限制。换句话说，它们就变样了：它们变成了僵化的规则——要、不得不、必须、应该、责任，这样做是对的，那样做是错的，不做到极致就不要做！使用指南针的隐喻：当你踏上一段旅程时，你不会想要在路上的每一步都紧紧地攥着指南针——你想要把它装进背包，当你需要寻找方向的时候拿出来，用完再放回去。

▢ 价值是自由选择的

我们有意识地选择将这些渴望的特质带入我们的行动。我们不是必须要按照这种方式行动，我们如此选择只是因为它对我们很重要。

▢ 价值包括自我和他人

假设一位来访者确认的价值是公平、诚实、友善和有爱。我们想要探讨的是，在与自己和他人的关系中，他如何按照这些价值行动。换句话说，我们想要知道他能做哪些对自己公平、诚实、友善以及有爱的事情，他能做哪些对他人公平、诚实、友善以及有爱的事情。

把价值带进生活

关于价值的有效的会谈应该是开放的、充满活力的和自由的。当一个来访者真正与自己的价值联结时，会感到自由和开阔；他会意识到哪怕在令人绝望的情境中，他也是有选择的，他可以对自己的生活开放，并将其带向有意义的方向。

在这些会谈中，来访者会完全处于当下——对你投入、与你分享并让你进入他的世界。你会发现他在你眼前"变得鲜活"了。治疗将会是生动的、投入的和充实的，各种各样强烈的情绪也时常会出现，从欢乐与爱，到悲伤与恐惧。当你得以看到另一个人的内心深处，见证了他心中藏着的痛苦以及隐藏其中的爱时，你就能体验到一种深层的联结感。

> ## 实用小贴士
>
> 有些来访者不喜欢"价值"这个词，那么你要确定已经留了后手，有其他可选择的词语：做你自己，对自己真实，按你的方式生活，按照你想要成为的那种人去表现，你内心对于自己想要如何表现的最深渴望，你想要按之行动／生活／发挥作用的个人特质和优势，你想要塑造／显示／展现／激发／鼓励他人的特质。

如何澄清和联结价值

这个部分将会涵盖一些我最喜欢的明确价值的技术（你在小附件中会找到更多）。但是请记住，它们只是达到目的的一种手段：帮助我们的来访者与他们自己的人性联结，找出他们真正想要成为什么样的人，这样他们就能感到生活有意义和有目的。这些技术可以以会谈的方式呈现，我们也可以把它们变成正式的体验性练习。如果选择后者，我们可以从一个简短的正念练习开始（例如，两三分钟的抛锚练习），然后让来访者闭上眼睛，安静地思考问题或想象画面。下面是三个我常用的练习。

十年之后的回顾

想象你活在距今十年后的未来，你正在回顾今天的生活。完成这三个句子：

我花了太多时间去担心……

我花在这些事情上的时间远远不够，如……

如果我能及时回到过去，我不会再这样做的是……

错办葬礼上的录像

想象一下，你有点像电影《荒岛余生》中汤姆·汉克斯扮演的角色。你的飞机失事坠海，而你却毫发无伤，但你被滞留在大海中央一个荒无人烟的小岛上。与此同时，家里的每个人都认为你已经死了，他们举办了一场葬礼。几周以后，你得救了，飞回家里，幸福团聚。过了一段时间，你有机会看到那场葬礼的录像。当你观看的时候，你会看到你深爱的人们（也许是你的父母、伴侣、孩子或密友）走到葬礼礼堂前面的麦克风前……开始讲述……关于你的事情。你最想听到那个人如何描述：

你曾经是什么样的人？

你最大的优势和特质是什么？

你对待他们的方式是怎样的？

一年之后

想象从现在开始一年之后，你正在回想今天你所面临的困难。想象你已经用有可能做到的最好方式处理好了，表现得如你内心深处真正想要成为的人那样。从那个角度来回答这些问题：

面对这个困难，你是依靠或用什么样的优势或特质行动的（如勇气、友善、慈悲、坚持、诚实、关爱、支持、正直、爱、承诺）？

你在应对这个困难时是如何对待自己的？

你是如何对待你所在意的人的？

用价值工作

在下一段内容中，我们会涉及干预、表格和工作表，以及对澄清价值有用的问题。

▢ 价值自助餐

澄清价值的方法数不胜数，图 19-1 展示了其中的许多方法（但远远不是全部）。在本书中，我们会介绍它们中的很大一部分，其余的你可以在小附件中找到。

什么是重要的

你真正想要什么?从人生里图来证，什么对你是重要的?什么对你是重要的?你想要在你的生活中，有没有可以听到别人的声音，看目的和生活的方向?

冲突和反思

回想和某个你深爱的人深度联结的那段时光。在那段回忆中，你是如何行动的?

反对

在他人的行动中，哪些是你反对或不喜欢来做的行为?你看见行动的一些来它。

错过

因为缺乏某意愿，生活中的哪些重要领域被你放弃或遗忘了?

表格和工作表

你价值问卷表
把心罗列
生活矛盾
各种价值一览表

儿时梦想

当你还是一个孩子时，你想要未来是什么样的生活?

艺术方法

涂绘、雕画或雕塑你的价值。

喜好

你喜欢来什么?

榜样

你敬佩你的人是谁?他们过着怎样的人生?他们又有哪些让你敬重的个人优势或特质?

读心仪

想象一下，我把一个读心仪表戴在你头上，并且把它调到来一个时你想要显著变化的心理的想法的频道上，那么现在是你所想所做、所想所要，可以听到你的内心的声音。你在想什么、你想要在主张什么，以及你在生命中抄演的角色。在你的理想世界里，那个一直操作你的那种变或某成为的那种人，那么你在想什么?

澄清价值

魔法棒

1. 我希望这根魔法棒，你就必得到全世界所有人的认可，无论你做什么，他们都会支持且且你值得来你——无论你是一名外科医生这是一个送报来手，那么你是怎样的人生?你会做些什么?

2. 我希望这无不是对你做任何帮助你想或成支持的记忆来不有对你所想所做那所想——在这样的生活中，感受不什么、想些什么、做些什么?那么现在的末想不同的未来，如果我们魔法变少些什么?什么让你会值不同的未来，我们会用一起改手来什么事?像你中视像你，我们会有着所到或所得些证明魔法是真的手段吗?

生日致辞

想象一下你的80岁生日（或50岁生日或21岁生日或者），内容是某个发来数据，两三个人要来发表于你对什么忠念、爱于，是于。在你的生活中，你在他们的声音——要想象你，这是我的内心世界的那样在人，那么现在的你会在命中抄演的角色。在你的理想世界里，那个一直操作着自己的那种人都来为的那样来或成为的那种人都在想什么?

生与死

1. 想象你的葬礼：想象一下你想听别人的如何评论你。
2. 未演一下你自己，一个心理剧之类。
3. 写句自己的补心和遗想，无论写为自己。
4. 想象一下。无事于你所有生活24小时，但是你要的那个人，你会去看看谁，会做什么?

财富

你能承了一大遗产是。你想要转做什么?那些来行动或手续要你天的来方向?对待所时才与手接这一起么手来行动?

探查痛苦

1. 痛苦会抵是这个什么正重要的?哪些是生活中你最在于的?
2. 痛苦有这根来对你会如何帮助你或与他人相联系?发展来的技术来你优势。担忧和悲痛是你显示出哪些价值在于的手段?
3. 从担优来未爱：你的恐惧、它们的提醒哪些来方面重要的?

人格优势

你关来了某了你的个人优势和特质是什么?你想如何使用它们?

如果……那么……

如果你实现了那个目标，那么作为一个结果，你想要你的什么会改变呢?从哪开始，你会做哪些不同的手呢?你对他们的期望是什么、同事、主子和他人的未想去看来你的未来会有哪些不同呢?

图 19-1　常见价值技术概要

虽然某些来访者能够轻易确定和描述他们的价值，但是仍有许多来访者，需要我们做些工作来发现价值，正如接下来的逐字稿中所呈现的那样。来访者是一名单身的中年妇女，她儿子的行为让她疲于应付。她的儿子23岁，海洛因成瘾，每隔几天他就会回家求妈妈给钱。如果妈妈不给钱，他就会变得非常有攻击性；他经常暴虐地大喊大叫，责怪她毁了自己的童年，指责她冷酷无情，或坚持说她并不真爱自己。这种情况已经持续了两年多。她时时担心儿子，儿子走后她会感觉无望、内疚和懊悔。她说她知道给钱是"错"的，因为这只能"纵容他的恶习"，但是她发现"说'不'真是太难了"。

来访者：你知道，说实话，有时候我想如果他……死了……可能会轻松一点。（她大声哭了出来。）

治疗师：（停顿）我能看得出你现在有多么痛苦……我想我们是不是可以暂停一小会儿……然后好好看看这里发生了什么……我在想你是否可以运用观察性自我的那部分，后退一步并且观察一下这里到底发生了什么……注意你是怎么坐在椅子上的，你身体的姿势……注意你内心出现的那些想法……它们在你身体的什么部位……再注意一下你脑海中飞速盘旋的那些想法，（停顿）以及现在你的头脑在告诉你什么。

来访者：（擦擦眼睛）我是一个恶魔。我的意思是，我是个什么妈妈啊，我怎么能这样想呢？

治疗师：是你的头脑在告诉你，你是某种恶魔，因为你有"如果儿子死了，生活会更轻松"的那些想法？

来访者：是的。我是说，他是我的儿子。他是我的儿子啊！我怎么能这样想呢？

治疗师：（停顿）记得我们曾经说过，你的头脑多么像一个超级无敌问题解决机器吗？

来访者：是的。

治疗师：嗯，现在这是一个大问题，对吗？我的意思是，一个非常大的、让人非常痛苦的问题，对吗？所以很自然，问题解决机器开始运转起来。它开始粗制滥造解决方案了。让我们来面对这一点：对于任何真正困难或有问题的关系，一个解决方案就是让那个人消失。所以那个让你儿子消失的想法，只是你的头脑在做本职工作而已：为你的问题粗制滥造各种解决方案。你知道吗？我们完全没有办法让它停下来。

来访者：但是也许大卫是对的。也许我真的不爱他。

治疗师：哦，那是个有趣的想法。(停顿)我猜你的头脑很爱用这个想法折磨你。

来访者：是的，一直这样。

治疗师：我能问一下，你现在身体感觉怎么样吗？

来访者：我就是感到难受。真的，特别难受。

治疗师：那么，你身上哪个部位的感觉最强烈？

来访者：就是这里。(她把一只手放在胃的位置。)

治疗师：好的，那么注意一会儿这种感觉……注意观察它在哪儿……还有它在做什么。(停顿)你觉得这是什么情绪？

来访者：哦，是内疚。我恨它，它总是困扰着我。

治疗师：好的。那么注意一会儿那个内疚……观察它……向它呼气……如果你愿意的话，可以闭上眼睛……向它呼气……看看你是否能在某种程度上，对它开放……给它一些空间……同时，看看你是否能倾听自己的心声……花一点时间，联结到儿子对你的意义上……(停顿)对于你儿子，这种感觉告诉了你什么，还告诉了你哪些他对于你的意义？

来访者：(哭)我只是想让他快乐。

治疗师：(停顿)那么你的头脑说了，也许你不是真的爱他。你的心是怎么说的？

来访者：我当然爱他！

治疗师：说得对。我是说，如果你不关心他，你就不会内疚了，对吗？

来访者：（还在流泪，但是放松下来了）是的。

治疗师：那么告诉我，你真的在乎大卫……你想要成为他怎样的妈妈？

来访者：我只是想让他快乐。

治疗师：好的。那么让我们设想一下，我挥舞一根魔法棒，然后大卫从此就快乐了。那时，你想要成为什么样的妈妈？

来访者：我不知道。我只是想当一个好妈妈。

治疗师：好的。如果你想要得到那个称号——成为一个好妈妈，你想要如何对待大卫？作为一个母亲，你想要拥有什么样的特质？

来访者：我不知道。

治疗师：嗯，假设出现了一个奇迹，大卫打理好自己的生活，若干年后，我们在国家电视台采访他，我们问他："大卫，在你海洛因成瘾的那段最糟糕的岁月里，你妈妈是什么样的？"在理想世界中，你希望他说什么？

来访者：我猜，我想让他说我是……嗯……有爱的……友善的……和……嗯……支持他的。

治疗师：还有别的吗？

来访者：当他需要的时候，我会在他身边。

治疗师：所以要有爱、友善、支持，这是你作为一个妈妈所要主张的？

来访者：对。

治疗师：好的。那就守着这些坐一会儿。有爱、友善、支持：那就是对于你作为一个妈妈来说最重要的。

来访者：是的。（她坐直身子，慢慢点头。）我想要做对他最好的事情。我要做正确的事情。并且，我知道给他钱并不是这种事情。

治疗师：好的。（停顿）那么下次你儿子再过去，好像你要做一个选择了。一方面，你可以任你的头脑霸凌——把你呼来喝去，指挥你该做什么。而且你深知自己的头脑会告诉你什么——你必须给他钱，如果不给，你就是个坏妈妈，拒绝他太痛苦、太有压力了，给他钱更容易些，给了钱他就会让你清净了。这是一个选择。另一方面，你可以选择让头脑爱说什么说什么，不去相信它，你可以像你真正想要成为的妈妈那样——有爱、友善、支持，做那些长远来看对大卫最好的事情。你要怎么选择？

来访者：嗯，我……我想要有爱和支持。我想要帮助他。

治疗师：所以如果你真的朝向那些价值行动，而不是被"不能说不"的故事所左右，那么你对大卫要钱的请求应该如何回应？

来访者：（微微一笑）我会说不。

治疗师：你会说不？

来访者：（点头）嗯，嗯。

治疗师：现在当你这样说的时候，你的感受如何？

来访者：我真的很紧张。我在颤抖。

治疗师：我看得出来，而且我能肯定，如果我是你，我也会有同样的感受。那么问题是：如果这些紧张和颤抖的感受，是你要成为自己真正想做的那种妈妈所必须经历的，你愿意为它们腾出空间吗？

来访者：我愿意。

* * *

给儿子钱来"纵容他的恶习"，实际上与这位来访者的核心价值不一致。这个行动是被回避（想要摆脱内疚和焦虑）和融合（与这样的想法融合：说'不'太难了，看到他这样，我无法忍受；或如果我不帮他，我就是个坏妈妈）所驱动，而不是由价值驱动。经过以上干预之后，对话可以转向她想朝向自己价值行动的很多不同方式上：不给大卫钱（或他能拿去卖钱的东西），她还能如何用其他方式对大卫表达有爱、友善和支持。

在逐字稿中，你可以看到认知解离、接纳和价值之间的重叠与相互影响。我们称之为"围绕灵活六边形舞蹈"——按需要灵活且流畅地从一个过程转入另一个过程。

▢ 表格和工作表

这里有一些可以帮助你的来访者澄清价值的表格和工作表。最需要关注的是靶心图（见第 6 章），以及常见价值一览表，你都能在本章结束部分找到。在你倾尽全力，来访者依然对自己的价值毫无头绪时，常见价值一览表尤其有用；他们可以通读一遍列表，然后选出与自己有关的价值。

▢ 从目标转向价值：有用的问题

大部分时间里，当我们最初询问来访者的价值是什么时，他往往给出的是目标。他也许会描述自己想要拥有的伴侣、工作或身体，或是他想要从他人那里得到的东西，比如爱、友谊或原谅。或者她也许会说她想要名声、财富、地位、尊重、美貌、修长的身体或成功。或者他会给我们一个情绪目标：要感到快乐、要更有自信或要停止抑郁的感觉。又或者她会给我们一个死人目标：不再吸食海洛因、不再恐慌发作、不再发脾气或不再害羞。

为了找到隐藏在目标下面的价值，我们可以提出以下问题中的任何一个或全部：

让我们假设你实现了这个目标。要是这样的话……

- 你对待自己、他人和身边的世界会有哪些不同？
- 在你的人际关系、工作生活、社交生活、家庭生活等之中，你会做出什么不同的表现？
- 你能展现出哪些能够实现这个目标的个人特质或优势？
- 如果你爱的人知道了这些，你会对什么样的特质或优势进行激励？
- 实现这个目标会展现出哪些你想要坚持或主张的（反对或抵制的）东西？

例如，我们可能会问，"假设你拥有了高自尊，或者你感觉到了幸福，或有了一辆大车／健美的身体／理想的工作／名声／力量／成功／美貌／尊重……那么你的行动会有什么不同？关于你对待自己的身体、伴侣、朋友、家人、宠物狗、宠物猫、房子、邻居、工作、爱好等的方式，你说的或做的会有哪些不同？

实用小贴士

　　如果来访者告诉我们的是一些他们不想再做的事情，那么我们通常能通过这样的问话得到价值："不这样做，你想做什么呢？"例如，如果来访者说"我想不再跟我妈妈吵架"，我们可以问："不这样做，那你想做什么呢？当你花时间与妈妈在一起时，你想要如何对待她？如果她做了什么让你恼怒、难过，你想要如何对待她？"

家庭作业以及下次治疗

　　家庭作业可以包括写出价值、思考价值、冥想价值、与所爱的人讨论价值或填写上面提到的工作表。有个简单的家庭作业就是这样询问："从现在起，到下次治疗之间，你愿意做两件事吗？第一，留意你朝向价值行动的时刻；第二，观察你这样做的时候是什么状态，它带来了哪些不同。"如果你在使用选择点，那么你可以这样说："留意你在做趋向行为的时刻并体会是什么感觉，它带来了哪些不同。"

　　我经常鼓励来访者用"口味和品味"（flavoring and savoring, Harris, 2018）来做实验。话术是这样的：

治疗师：每天早晨，在你起床之前，挑选一两个你想要带到这一天中的价值。例如，你也许会挑"有爱"和"友善"。你可以每天挑选一个新的，也可以每天都选同一个，这取决于你。接下来，这一天之中，无论你说了和做了什么，你都要找机会把那些价值"撒"进去，这样你就给自己的行为添加了所选价值的口味。当你赋予其口味时，去品味它，留意带着这些价值生活的影响，欣赏它带来的变化。

* * *

如果我们在一次治疗中对价值的探索不够深入，那么下一次治疗中，我们可以更深层地继续研究。但是如果我们在这次治疗中真的成功地发掘出了核心价值，那么下一次我们可以转入基于价值的目标设定、问题解决以及行动计划上。然而，如果内部的障碍（如融合及经验性回避）阻碍了来访者带着价值生活，那么我们也许要聚焦于认知解离和接纳来克服它们。

我们偶尔也会遇到一位这样的来访者，她已经按照自己的价值生活，并且在做所有对她来说重要的事情——工作、照顾孩子、保持身材等，但还是深深地感到空虚。通常情况下，她缺乏充实感的原因都是：虽然她朝向自己的价值行动，但是她的心并没有活在当下。反之，她困在自己的头脑中：迷失于自己这些想法之中——所有那些她"要做的事情"清单，或与完美主义融合，或沉浸在对自己哪些做得不够好的评判中，或被担忧和思维反刍所消耗。对于这些来访者，我们要在"活在当下"方面进行工作：全情投入、品味和聚焦。

小附件

参见《ACT 就这么简单：小附件》的第 19 章（http://www.actmindfully.com.au）。在那里，你会找到：①其他价值技术的描述；②常用价值一览表以及其他一些有用的工作表；③破坏性价值的议题；④如何分辨价值与渴望、要求、需求、感受、道德、品行与伦理的区别；⑤如何在后面的治疗中引入价值；⑥目标对比价值的更多例子；⑦如何使用" ACT Companion"App 来进行价值工作。

技能提升

本章没有家庭作业。哈哈，这是一个玩笑！事实上，作业很多。如果你还没有完成上述的价值表格，请去下载并完成。然后：

- 像带领来访者通读一样，大声朗读所有的价值干预。
- 想想你也许会问的其他问题。你还知道其他的练习吗，你还有其他想法吗，还有其他让来访者与价值联结的方法吗？
- 挑选两三个来访者，去识别已经与他们失去联结的价值。想想你可以用什么样的练习帮助他们重新与自己的价值联结。
- 回想一下你自己作为治疗师的价值：做这份工作时，在你内心深处，什么对你是重要的？作为一个治疗师，你想主张什么？你想把什么样的个人优势和特质带入治疗室？
- 接下来的一周时间，练习"口味和品味"。每天挑选一两个价值，寻找可以使用它们来为自己的行动增加口味的方式，积极地品味这带给你生活的变化。

撷英

从技术上来说，价值是在持续的行动中所渴望表现出的特质。诗意的表达是，它们是我们在短暂的有生之年心底最深的渴望：如何对待自己、他人和身边的世界。用隐喻来讲，它们就像一个指南针：指引我们前进的方向，帮助我们上路，当我们迷失时帮助我们找回原路。

帮助我们的来访者与他们自己的价值联结，可能是很困难的。我们经常遇到各种各样的错误认知和错误理解，最常见的就是价值和目标的区别。此外，我们经常遇到的障碍模式是融合和回避（我们在下一章会讲到）。但是，只要有耐心、友善和坚持，我们通常可以帮助来访者"与自己的心相联结"，并且当我们目睹这一切发生时，真的充满魔力！

常见价值一览表

下面是一些常见的价值。（它们不是"正确的价值"或"最好的价值"，只是常见的价值。）请通读以下清单，并且根据对你的重要性在每个价值旁边写一个字母：V 代表非常重要，Q 代表比较重要，N 代表不那么重要。当然，有些价值在生命中的一个领域（如育儿）比另一个领域（如工作）更为重要，所以这个表格只是给我们一个笼统的认识。如果你愿意，那么你可以针对每一个生活中的重要领域填写一份这样的一览表（比如，工作一份、人际关系一份等）。

_____ 接纳／自我接纳：接纳自己、他人、生活等。

_____ 冒险：有冒险精神；真正去探索新奇或刺激的体验。

_____ 坚定自信：有理有节地主张自己的权利，以及提出自己的要求。

_____ 真实：要真实、真诚、实际；真正地面对自己。

_____ 关爱／自我关爱：对自己、他人和环境等都关爱。

_____ 慈悲／自我慈悲：友善相待自己和痛苦的他人。

_____ 联结：对自己正在做的任何事都全情投入，与他人在一起时全身心投入。

_____ 慷慨与贡献：贡献、给予、帮助、协助或分享。

_____ 合作：有合作性，并且与他人可以协作。

_____ 勇气：有勇气或勇敢；面对恐惧、威胁或困难时继续坚持。

_____ 创造性：有创造性或革新性。

_____ 好奇：有好奇心、思想开明、充满兴趣；去探索和发现。

_____ 鼓励：鼓励和奖励对自己或他人有价值的行为。

_____ 投入：全情投入到自己正在做的事情中。

_____ 公平与公正：对自己或他人公平公正。

_____ 健康：保持或改善或照料自己的身心健康。

_____ 灵活性：对不断改变的环境做好调整和适应的准备。

_____ 原谅／自我原谅：对自己或他人有宽恕之心。

_____ 自由与独立：选择如何生活，并且帮助他人做同样的选择。

_____ 友爱：对他人友爱、陪伴或迁就。

_____ 乐趣与幽默：有情趣；寻求、创造和投入到充满乐趣的活动中。

_____ 感恩：对自己、他人或生活感激和欣赏。

_____ 诚实：对自己和他人诚实、真实以及真诚。

_____ 勤劳：勤奋、努力工作及奉献。

_____ 亲密：开放、展露以及分享自我，可以是情绪上的或身体上的。

_____ 友善：对自己或他人友善、体贴、滋养或关爱。

_____ 爱：对自己或他人有爱或有感情地行动。

_____ 正念：对当下时刻开放、投入和好奇。

_____ 秩序：井然有序，井井有条。

_____ 坚持与承诺：无论有多少问题或困难，坚定地持续下去。

_____ 尊重／自我尊重：关爱、体贴自己和他人。

_____ 责任：对自己的行为负责。

_____ 安全与保护：保护、保卫或保证自己和他人的安全。

_____ 感性与愉悦：创造或享受愉悦和感性的体验。

_____ 性感：探索或表达性感。

_____ 技巧娴熟：持续练习和提高技术，并且全力以赴。

_____ 支持：对自己或他人支持、帮助，并且有求必应。

_____ 信任：让自己值得信任；忠诚、忠实、真诚和可靠。

_____ 其他：_____

_____ 其他：_____

如果"什么都不重要",怎么办

价值方面的障碍

看到我们的来访者与价值联结是非常美妙的事情。多么令人欲罢不能的画面啊:欢欣鼓舞、暖人心脾,还时常感人至深。然而,现实是,要"达到那样的程度"往往需要颇费一些功夫。所以,在本章中,我们要看看价值方面的常见障碍,以及如何去克服它们。

▢ 经验性回避

一般来说,比起低功能或经验性回避程度很高的来访者,与高功能 / 焦虑状态较轻 / 领悟力高的来访者一起进行价值方面的工作会更容易一些。这是因为我们越是被融合和经验性回避所驱动,就越会与我们的价值脱离。在治疗中,我们常常会在边缘型人格障碍或毒品、酒精和赌博成瘾的来访者中看到带有戏剧性的案例。通常这类由融合与回避驱动的来访者,会反反复复地以远离他们核心价值的方式行动:他们伤害、虐待或忽视自己的身体、朋友、家人、伴侣等。而且,一旦他们停下来并承认自己破坏性的行为,并且意识到与自己的核心价值有多遥远,他们就注定会体验到许多痛苦情绪:

焦虑、内疚、悲伤、羞愧等。为了回避这些痛苦，毫不意外地，这些来访者
会抗拒或妨碍在价值方面的工作。事实上，本章中提到的许多障碍主要是被
经验性回避所影响："我不知道""什么都不重要""我没有任何价值""我不明
白有什么意义""我不配拥有生活""这简直是陈词滥调"等。如果我们知道或
怀疑经验性回避是主要的障碍，我们就以抛锚、认知解离、自我慈悲和接纳
来应对。可能会是这样：

来访者：（回答有关价值的问题）我不知道。你为什么要问这种东西？我没有
　　　　任何价值。

治疗师：好的。我"按暂停键"一会儿可以吗？

来访者：如果非停不可，就停吧。

治疗师：嗯，瞧瞧，如果你真的不想让我这样做的话，我不是非要停下来。
　　　　我们可以继续进行这次治疗，忽略现在正发生的事。但是我不倾向
　　　　于这样做，因为我现在的感觉是，我们都有一点卡住了。我感到我
　　　　正在推着你走，而你却把脚钉在地上，并且在顶回来。你是不是也
　　　　有点这样的感觉？

来访者：是的，我感到有点被逼入绝境了。

治疗师：对啊，咱们这样就无法成为一个好团队了，是不是？那么，我后退
　　　　一下好不好，给你一些空间，咱们暂停一会儿？

来访者：（笑了）好的。

治疗师：好极了。谢谢你告诉我你感到被逼入绝境了，我真的很感激你的反
　　　　馈。如果我下次再这样，请一定告诉我。有时候，我过于热衷于这
　　　　类干预了，这时就会有点强势。

来访者：没事。

治疗师：那么，让我们来确认一下现在的状况。这是治疗中的一个有挑战的
　　　　环节。我正在问的这些难题也是许多人在其中苦苦挣扎的问题。对
　　　　于大部分人来说，这都会带来非常痛苦的想法和感受。你有没有这
　　　　种情况呢？

（治疗师现在要让来访者做一个正念审视。来访者可以识别出焦虑的
感受和"太难了"这样的想法。）

治疗师：嗯，在这样一个具有挑战的情境下，那些都是非常自然的想法和感
　　　　受。（注意：如果愿意，治疗师可以将情境、想法和感受写在一个选
　　　　择点的底部。）要记得，你的头脑是一个问题解决机器。那么，现在
　　　　的问题是，我正在问你的难题引发了痛苦的感受。你头脑想出来摆
　　　　脱这些的办法是——要说：我不知道，什么都不重要，接着做点别
　　　　的，换个话题。

来访者：我没这样想。

治疗师：是的，你并不是有意识地那样想的。我要说的是，那是你的头脑在
　　　　你的意识层面之外操作的一种问题解决程序。假设我们服从了它呢，
　　　　假设我们放弃了对价值的工作，转到其他的事情上呢，这会让你付
　　　　出什么代价？

来访者：我不确定。

治疗师：嗯，在你的生活中，没有内部指南针，没有感觉到任何东西对你真
　　　　正重要，那么到目前为止你付出了什么代价呢？

来访者：我想我T×D什么都搞砸了。

治疗师：嗯，这也是一种表达方式。就0～10的刻度来说，你认为在生活中
　　　　你感觉到多少意义、目标和充实呢？0代表生活空虚、枯燥、没有
　　　　意义。10代表生活丰富、充实和有意义。

来访者：大概是2吧。

治疗师：那么，我们今天这项工作的重要目标之一，就是要把这个数值多提
　　　　高一些。另一个目标就是要帮助你发展出一些内部的方向感，就像
　　　　有一个内部指南针来把你带到正确的方向去，这样，你就可以做一
　　　　些能帮你建立更好生活的事情了。

来访者：好的。有道理。

治疗师：当然了。这在逻辑上是很有道理的，但是并不能让你的头脑停止说那样的话，比如"我没有价值"。

来访者：是的，因为那是真的。

治疗师：是的，在某方面，它确实千真万确。那么……你想做些改变吗？

来访者：你是什么意思呢？

治疗师：嗯，这里是一个选择点。我们可以放弃围绕价值的工作，让你继续按照以往的方式生活。或者，我们可以坚持下去，尽管你的头脑会坚持认为这毫无意义、毫无用处，也毫无效果，但我们可以像做实验一样，继续坚持，看看我们能否找到有用的东西。你要选择哪个？

来访者：那你现在都这么说了，我还能选什么啊？

治疗师：你喜欢哪个就选哪个，这取决于你。如果我们放弃了这项围绕价值的工作，你会有两个大的收益：你能够逃离这些不舒服的感受，你还能逃脱这场尴尬的对话。但是，那样做有一个巨大的代价：你的生活不会改变。没有这个内部指南针指引你前进，你还是会继续做与从前一样的事。如果你选择与我一起继续进行价值工作，巨大的收益就是……你在尝试新的东西，让自己的生活前行。代价就是……这些不舒服的感受还会继续。所以，选择权在你，这真的要由你决定，而不是我。我并不想让你去尝试和取悦我，当然我也不想推着你勉强去做你不想做的事情。你说了算。

来访者：好吧，我们试试。

治疗师：谢谢你。我真的非常欣慰你能愿意跟我一起做这项充满挑战的工作，我能看得出你的头脑把这一切搞得多么艰难。你能愿意继续，这对我来说意义非凡。

（现在治疗师继续转入新的、不同的价值澄清策略，参照标题为"我不知道"那部分概述的内容。）

* * *

现在再通读一遍上面的逐字稿，并且注意一下涉及的所有 ACT 过程。你应该可以看到认知解离、接纳、灵活注意、承诺行动、有效性以及愿意。在每一次治疗中，ACT 的几个过程轮流发挥作用，哪怕是解决其他过程的阻碍时，也是如此。如果你准备接受额外的挑战，想象一下治疗师如果在一个选择点上写出来的话，以上一整段对话会以什么样的形式呈现，能写出什么，能写在哪里。（你可以在小附件中找到答案。）

▣ 融合

在与价值联结时，许多常见的障碍是源于下面这些融合。

- 理由：如果我不能停止焦虑的感觉／找到一份工作／把孩子带回来／从这次受伤中康复／赢回我的伴侣／感觉更好等，我就不能有任何改变。
- 评判：这就是狗屁。浪费时间。我的生活这么糟糕，这样做有什么意义呢？
- 自我概念：我们为什么要在这里浪费时间？我是一个坏人，我根本不配拥有更好的生活。
- 过去和未来：这毫无意义！不会有用的！我之前也试过这类东西！

当这类融合出现时，我们在灵活六边形里的舞步就要从价值跨到灵活注意和认知解离。我们承认这个困难的情境，确认这个工作就是艰难和充满挑战的，并且我们观察、命名以及确认出现的痛苦想法和感受。然后，我们就可以任意组合应用第 11～14 章中概述过的认知解离策略，一旦来访者与之脱钩了，我们可以再回到价值上去。

▣ "什么都不重要"

有些来访者会坚持说什么都不重要，他们没有价值，他们什么都不在乎。如果这是因为他们与无望融合，那么第一步就是要像第 14 章中介绍的那样，与之解离。如果不是这个原因，那么一个简单的回应方法就是："我很好奇。一方面，我听你说'什么都不重要'；另一方面，我又看到你坐在我面前。那么我想知道，是什么足够重要能让你来这里治疗呢？"

某些来访者会回答，是因为伴侣、孩子、父母或朋友才来的。如果是这样，那么我们可以探讨这些关系，找出来访者在乎的是什么以及其中的价值。最起码，我们可以品味出一些"关爱他人"的价值。

另一些来访者也许会说，他们之所以会来，是因为他们烦透了抑郁的感觉，或他们想要感到快乐，或他们不想再感到焦虑。在这种情况下，我们可以将其重构成这样——"那么你的心理健康和幸福对你来说很重要"，并且继续将其标记为"自我关怀"的价值。还有其他的来访者会说他们能来，是因为医生要求的。这种情形中，我们可以将其重构成——"那么你对自己的健康足够关心，所以才听医生的话"。这样，我们又可以将其标记为"自我关怀"的价值了。

当来访者坚持说"我没有价值"或"我什么都不在乎"时，通常还有一种不同的但是非常有用的方式：

治疗师："是的，现在看来，这基本就是目前的情况。在你内心深处，感觉不到任何可以指引你的东西，感觉不到我称为'价值'的那个内部指南针。你想要做个改变吗？"

如果来访者说"不"，那么我们可以回到他的治疗目标上（见第6章），针对这个想法去探讨：没有价值的指引或驱动，他很可能会继续去做跟治疗前一样的事情，他的生活不可能有什么变化。可是，如果来访者说"是"，我们就可以参照之前经验性回避那部分的内容，继续开始建立愿意。只要来访者愿意了，我们就可以按下一部分介绍的那样，积极地转入价值澄清练习。

▢ "我不知道"

在回答价值问题时，有些来访者会耸耸肩说："我不知道。"这可能就是一个对现实的简单陈述。有时候，来访者仅仅是不了解什么是"价值"，它们看上去就像外星事物一样。这也有可能是一种请求帮助的方式，来访者基本上是在说："你正在问我的这些都是难题，我正在挣扎。帮帮我，给我理出点头绪吧。"

如果是这样，那么我们就要做一些简短的心理教育——作为指南针的价值，举一个价值与目标对比的实例，然后继续转入之前章节中提到过的体验性练习。但是，不要只是简单地问问题，而是将这些干预变成正式的练习：带领来访者进行两三分钟的抛锚练习或者另一个正念练习，然后鼓励他去想象情景，或将情景视像化，或反思一下问题。

另一个方法如下所示，让来访者"带着问题坐一会儿"：

治疗师：那么你头脑的第一反应是我不知道。那很正常。但是，通常我们会
　　　　发现……如果你能带着问题坐一会儿，闭上眼睛，什么也不说，只
　　　　是安静地反思一下问题，想一想……我们会发现，很常见的是，你
　　　　的头脑中开始冒出答案了。你想这么做吗，一两分钟可以吗？

通常（并不总是），当来访者这样做的时候，他就会得出很好的答案。

我们还可以取出一套价值卡片（参见附件 A），打印常见价值一览表（见第 19 章），或在" ACT Companion " App 上滚动浏览价值清单。这些工具能让来访者看到许多不同的价值实例，这样他就可以挑选出与自己有共鸣的价值了。当其他工具失败时，这些工具中任何一个都是极好的应变选择，当你强烈怀疑来访者正在苦苦挣扎于价值时，它们也可以是一个很棒的起点。

现在，已经说了那么多。事实就是，很多很多时候，"我不知道"的功能就是经验性回避。在这种情况下，我们对这个问题的回应就是如上所述。

▫ "应该""必须"和"不得不"

当我们与僵化的规则融合时——我应该做这个，我必须做那个，我不得不这样做，必须把这个做对，那样是错的，我们就接触不到自己的价值了。我们会看到来访者和我们自己反复进入这种状态。所以，我们要对来访者这样的融合信号有所警觉：沉重感或负担感、不恰当的羞耻或内疚、完美主义的想法或责任感。要去寻找的线索是憎恨，而不是愿意；是服从，而不是承

诺;是限制,而不是自由。

形成这样问话的习惯:"关于这件事,你的头脑正在说哪些话?"并且在来访者的回答中寻找关键词,比如"应该""不得不""必须""应当""对""错""责任""义务""好人做 X""坏人做 Y""完美""没有错误"或"不能搞砸"。当我们识别出这种融合时,我们想做的当然就是帮助来访者解离。我们可以这样说:

治疗师:当那个想法钩住你的时候,你能注意到是什么状态吗?你能感觉到它限制你,像紧身衣一样裹住你吗?也许,现在是时候拿出你的脱钩技术了。你的头脑说你不得不这样做,但是你我都知道实际上你并不是必须如此。你是有选择的。问题是,你愿意做吗?对于你来说,有没有足够重要到哪怕很不舒服你也愿意去做呢?

愿意与想要

同样的思路,我们经常要帮来访者区分愿意和想要。例如:

治疗师:我们经常不想做那些真正重要但是很困难的事情。这是意料之中的,而且绝对没有问题。如果你不想做,承认这一点。你不想做,并且你不是必须要做。问题是,尽管你不想做,也不是必须要做,你还愿意去做吗?

对认可的渴望

某些来访者过于专注于获得他人的认可,或习惯了遵守父母、宗教或文化的规则,从而失去了与他们自己核心价值的联结。为了帮助他们重新联结,这个问题很有用:"假想一下我这里有一根魔法棒,我一挥舞,奇迹就发生了。现在,你认为谁的意见很重要,谁就会自动地爱你和认可你。从现在开始,无论你做什么,他们都完全认可并且爱你——不管你变成一位圣人还是连环杀手,电影明星还是危险的罪犯,千亿级富豪还是睡大街的流浪汉。所以从现在起,你再也不需要想尽办法给任何人留下好印象或再去取悦任何人了,无论你做什么,他们都会很开心。那么,生活中你将会做什么呢?你还会继续这样做?"

⬚ 这些是我真正的价值吗

有时候，来访者会问："我怎么知道这些是我真正的价值呢？"如果我们不加小心，很容易就会被拉入一场关于此话题的烧脑的持久讨论中，最后进入"分析瘫痪"。下面这样的回答会很管用：

治疗师：你知道"布丁好不好吃，吃了才知道"那句老话吗？如果桌子上有一块蛋糕或一个派，只是想想或讨论一下，我们并不能知道它的味道好不好。只有我们真的挖一勺吃了，才能知道。对于价值也是如此。我们可以用几个小时来讨论这些是不是真的是你的价值，但是无论我们的谈话持续多久，你依然没有答案。如果你不确定，唯一能知道的方法就是，走到那里，开始积极地按这些价值生活，仔细观察发生了什么。你是否感觉到了活力、有意义或有目的？或是感觉你的行为更像你想要成为的人那样了？感到在用你的方式生活？对自己真实？或是转入你想要去的方向了？如果是这样的话，那就说明你已经碰触到真正的价值了。

小附件

参见《ACT 就这么简单：小附件》第 20 章（http://www.actmindfully.com.au）。你会在那里找到：①如何处理其他棘手的问题，如价值冲突、权力欲望和困难窘境；②在"经验性回避"主题所描述的场景中，一个如何运用选择点的实例。你还可以翻回到第 19 章中的常见价值一览表；对于真正苦苦挣扎的来访者，打印并使用它是非常有用的。

技能提升

正如 ACT 模型中任何其他部分一样，如果来访者对于目的和目标并不清晰——如果他们看不出对自己价值的了解有助于他们完成治疗目标——显而易见他们会困惑和阻抗。另外，来访者（治疗师也会）经常对价值和目标的区别存在困惑。所以，如果你忽略了上一章中对本主题的重要心理教育（或者如果你做了，但是来访者忘记了），那么现在补上（或重新复习一遍）是至关重要的。

将此牢记在心之余，我再一次鼓励你要这样做：

- 与想象中的来访者一起练习，大声或在心中默念，直到你可以快速识别出这些东西。
- 对朋友、父母、伴侣、孩子、狗、猫、来聚会的客人练习……让自己了解要点。

撷英

来访者对价值有些挣扎很常见，但是如果我们温和地坚持，并且保持灵活性，通常可以达到目的。如果融合或经验性回避阻碍了前进的道路，那么我们可以迂回到认知解离和接纳的工作，之后再回到价值。

为所当为

什么是承诺行动

承诺行动（包括外显行动和内隐行动）在每一次治疗中都会出现。在治疗中，无论何时，来访者进行一项自我慈悲练习，接纳一种痛苦的感受，与价值联结，设定目标，在困难情景中进行角色扮演，练习一项新技术，愿意讨论一个痛苦的主题，或参与一项正式的暴露，都是承诺行动。同时，在治疗外，来访者做了任何形式的ACT家庭作业——从练习正念技术到完成有挑战的任务，也都是承诺行动。换句话说，无论是外显行动（如用自己的身体、面部和声音做出的行动）还是内隐行动（如正念或自我慈悲），只要是灵活的和由价值引导的，我们都将其归为承诺行动。

承诺行动概述

通俗表达：承诺行动的意思是在价值引导和驱动下，采取有效行动。这包括身体行动（外显的行动）和心理行动（内隐的行动）。承诺行动意味着灵活的行动，即做好准备去适应情境的挑战，并按照需要坚持或改变行为。换句话说，朝向价值为所当为地高效生活。

> **目标**：将价值转换成持续的、发展的、有效的、动态的外显和内隐行为模式。
>
> **同义词**：有效的行动、灵活的行动、趋向行为、有效行为。
>
> **方法**：通过运用目标设定、行动计划、问题解决、技术训练、角色扮演、暴露、行为激活和其他有经验支持的行为干预，将价值转换成有效的身体和心理行为模式。
>
> **何时使用**：当需要帮助来访者将价值转换成有效行动时，克服障碍后开始或保持这种行动的任何时刻。

为承诺行动进行技术训练

在承诺行动的框架下，我们可以将任何或全部传统的行为干预结合使用：技术训练、角色扮演、安排和监督、暴露与反应预防、习惯反转、行为激活等。举例说明，如果我们正在对关系问题做工作，我们通常会教授坚定自信技术、沟通技术、谈判技术、冲突解决技术、自我安慰技术以及亲密技术。

在本章中，我们会把重点放在三种最常见的技术上：问题解决、目标设定和行动计划。

正念的、基于价值的问题解决

问题解决对于地球上的任何一个人来说，都是基本的认知技术。思维反刍、担忧、强迫思维、"分析瘫痪"和自杀观念，许多这种毫无帮助的认知过程就构成了"解决问题紊乱"（problem solving gone haywire）的基本形式。不幸的是，我们的许多来访者或缺乏问题解决技术，或不能正确地使用这些技术。如果是这样，我们就需要积极地教授这些技术或鼓励他们恰当地使用。

我假定你已经了解基本的问题解决步骤：识别和定义问题，头脑风暴，想出一系列解决方案，评估每一个选择的利弊，生成一个行动方案，实施该方案，观察结果，并且按照需要调整方案。（如果你不了解这些步骤，那么请你学习一下；这是任何精神健康专家都应该掌握的重要的基础知识，并且在对很多障碍的治疗中都发挥着重要的作用。）

　　ACT 中真实问题的解决步骤与其他模型是一样的，最大的不同是我们常常要在这些步骤之前先做正念和澄清价值的工作。例如，如果一个来访者是融合的、挣扎的以及被情绪压垮的，那么我们并不会直接跳到问题解决；我们会首先帮助他抛锚，以及与毫无帮助的想法脱钩。并且根据他的情绪状况，以及到目前为止我们的治疗已经涵盖了哪些过程，我们还可以引入接纳和自我慈悲。接下来，我们帮助他与自己的价值联结：在面对这个问题时，他想要主张什么？在应对这个问题时，他想把生活引向什么价值？

　　一旦来访者可以稳定地联结到自己的价值，而且有一点点起码的认知解离了，我们就可以带着他了解问题解决的具体内容。在这个过程中，我经常用来辅助的一个工具就是被我称为"挑战方法"（the challenge formula）的东西。

挑战方法：任何情境中都可用的三个选择

　　这是一个简单但有力的方法，能帮助人们意识到，无论情境多么艰难，他们依然是可以选择的。（在小附件中，可以找到给来访者的打印版本。）我们面对任何有挑战的情境，都有三个选择。

　　1. 离开。

　　2. 留下并且朝向价值生活：尽你所能做出改变以改善情境，并且为随之而来的痛苦腾出空间。

　　3. 留下并且放弃有效行动：不做任何改变，或者更糟。

　　当然，选择 1 并不总是可行。例如，如果你在监狱里，那么你绝不可能就这么走了。但是如果离开这个情境是个选择，请慎重考虑。如果你正处于一段高冲突的关系中、一份毫无意义的工作中、一个并不想要的邻里环境中，或一个战争肆虐的国家中，那么离开这个环境的生活会不会比留下的生活更丰富、充实和有意义呢？

　　如果你无法离开、不想离开或不认为离开是可行的最好选择，那么就只剩下选择 2 和选择 3 了。我跟来访者说，所有人都顺理成章地想选 3。在有挑战的情境中，我们很容易被痛苦的想法和感受钩住，并被拉着进行避开，这不是把我们卡住，就是把事情弄得更糟糕。所以，通向更好生活的道路就在选择 2 之中。

在第 10 章中，我提到过我在许多人的帮助下为世界卫生组织（WHO）写了一份 ACT 治疗流程，这是用于全世界难民营的。挑战方法是这份治疗流程的核心。显而易见，难民不可能离开营地，所以选择 1 对于他们不可行。但是，选择 2 可行。在营地里，一名难民是有选择的：他可以走出帐篷或者待在里面。如果出来，他可以友好、和善地对待周边的人。他也可以漠视他们，甚至充满敌意。他可以参与到社群活动中，比如唱歌和祈祷。他也可以选择回避。同时，如果他选择待在帐篷里，那么他可以对帐篷中的其他人关爱并与他们交际，或者他也可以不关爱和退缩。所以，他在一天中所做出的无论多小的选择，都会对他在难民营的生活产生显著的影响。当然，难民营里的任何人都会有许多痛苦的想法、感受和记忆。因此，选择 2 中的后半句"为那些无法避免的痛苦腾出空间"是非常有意义的。腾出空间包括抛锚、认知解离、接纳和自我慈悲。

我们的来访者身处的情境很少像难民营那样糟糕，但是，这个方法仍然非常有意义。我们可以利用它给身处任何挑战情境中的来访者赋能，帮助他们看到自己是可以选择的。

目标设定

在 ACT 中，目标设定有两大类，我把它们称为正式的和非正式的。主要的区别就是正式的目标设定需要遵循特定的步骤，我会在下面进行概述，而非正式的目标设定则不需要。

非正式目标设定

对于"非正式"目标设定，我想到的是在治疗早期确定行为目标（见第 6 章），以及鼓励来访者在治疗外做事情，比如"口味和品味"（见第 19 章），观察他们的趋向，或者练习一项正念技术。为什么呢？因为尽管它是目标设定，但是它并没有包括后面概述的"正式"过程中的所有步骤。

正式目标设定

大部分人并没有意识到有效的目标设定会包含多少内容。这是一项复杂的技术。正如大部分其他新技术一样，想熟悉其中的门道，颇费周章。为了学习如何应用，我建议你现在就对自己实践。所以，请认真地遵循以下三个步骤，依次把每一部分填写完整。（你要是敢跳过任何一个，我就把你拉入捣蛋鬼黑名单！如果你不想写在这本如此可爱的书里，那么你可以在小附件里，找到 SMART 目标设定工作表的打印版本。）

1. 挑选一个领域。

只选出**一个**生活领域：健康、工作、教育、娱乐、个人成长、精神、育儿、朋友、家庭、亲密关系，或其他。

领域：＿＿＿＿＿＿＿＿＿＿＿＿＿＿＿＿＿＿＿＿＿＿＿＿＿＿＿

＿＿＿＿＿＿＿＿＿＿＿＿＿＿＿＿＿＿＿＿＿＿＿＿＿＿＿＿＿＿＿

2. 选择你的价值。

选出一两个（最多三个）你想要带到所选生活领域中的价值。这些价值会驱动和激励你在追求目标时的行动。

价值：＿＿＿＿＿＿＿＿＿＿＿＿＿＿＿＿＿＿＿＿＿＿＿＿＿＿＿

＿＿＿＿＿＿＿＿＿＿＿＿＿＿＿＿＿＿＿＿＿＿＿＿＿＿＿＿＿＿＿

3. 设定一个 SMART[⊖]行为目标。

S（Specific）= 具体的。（不要设定一个如"我想更有爱"这样的模糊或难以定义的目标，而是具体化为"当我下班回到家时，我会给伴侣一个大大的、久久的拥抱"。换句话说，将你要做出的外显行为或内隐行为具体化。你将要采取什么样的具体的心理或身体行动？）

M（Motivated by values）= 由价值驱动的。（再检查一下，这个目标与第 2 步中的价值是相匹配的。）

A（Adaptive）= 合适的。（"合适的"是"明智"一词的美好表达。这是要去追求的一个明智的目标吗？据你所知，它有可能改善你的生活吗？）

R（Realistic）= 现实的。（要确定就你目前可用的资源来说，这个目标是现实的。必要的资源可能包括时间、金钱、身体健康、社会支持、知识和

⊖　SMART 的中文含义是聪明的，这里为双关用法。——译者注

技能。如果这些资源不可用，那么你就需要把目标变成更现实些的。实际上，新的目标可以是去寻找错失的资源：去存钱、发展技术、建立社交网络或改善健康状况等。）

T（Time-framed）= 有时间框架的。（为目标确定一个具体的时间框架：具体到你要按计划采取行动的星期、日期和时刻——力求精确。）

在这里，写下你的 SMART 行为目标：_____

_____

* * *

做完这一整套可能需要不少时间，幸运的是，"非正式"目标设定通常效果也不错。是的，你没听错；通常，我们并不是必须要做正式的 SMART 目标设定。在大多数时候，不需要正式地设定 SMART 目标，我们大部分人的生活就可以过得不错。在我们试图完成某件非常具体和有挑战的事情，并且不断失败、毫无进展时，正式的目标设定才最有用。所以如果你的来访者不愿意设定 SMART 目标，或看不到这样做的好处，那么最好是先别这样做，最起码暂时搁置，转而专注于非正式目标设定。

评估目标

无论是正式目标还是非正式目标，我们都需要考虑以下问题以确保它是一个有效目标。

它是一个活人目标吗？ 一个"死人目标"的意思是：任何一具尸体都能比你做得更好的事情。如果一具死尸都能把目标完成得比你好，它基本就算不上一个目标了！这里有一个经典的例子："这周我不会再对孩子大吼大叫了。"任何情况下，一具尸体永远也不会对孩子大吼大叫，你可保证不了能做得一样。一个"活人目标"是你可以比一具尸体做得更好的事情，例如："这周如果孩子们惹到了我，我会练习抛锚，用呼吸练习处理愤怒，联结到基于育儿价值的冷静和耐心，然后用平静和坚定的态度跟他们说话。"

任何一个描述你不要做什么的目标，都是死人目标。行为目标描述的是你将要做什么，不是你不要做什么。所以如果来访者说"我不想做 X""我要停止做 Y""我将不会做 Z"，我们可以问："那么，不做那个，你想去做的是什么呢？"

　　我们假设来访者说："我不想再吸烟了！"这是一个死人目标：一具尸体永远不可能吸烟。我们可以这样问："那么当烟瘾上来的时候，你会怎么做？"从这里开始，我们就会得出一个活人目标了，比如"当我有烟瘾的时候，我会练习抛锚，承认这个欲望并为它腾出空间，做一些正念伸展或正念地喝点凉水，但是不去吸烟"。

　　它是一个现实的目标吗？ 对于任何形式的家庭作业，无论它多么正式或多么不正式，有一件非常重要的事情就是我们要跟来访者一起审视以确定它是现实的。（我最初是在一次和 ACT 的先驱之一柯克·斯特罗萨尔的工作坊中，学到这个了不起的小提示的。）无论何时，当来访者同意在两次治疗之间做任何事情时，无论看上去多么微不足道、多么易如反掌，我都建议你问一下："在 0～10 的刻度中，10 代表'这非常现实，无论如何我绝对会做的'，0 代表'这完全不现实，我永远都不会做'，你真能去做这件事的现实性是多少？"

　　如果来访者的得分低于 7 分，那么我们就需要调整目标。我们要把目标定得低一点，简单一点，容易一点，直到来访者的分数最起码达到 7 分。如果有必要的话，我们可能需要一起去改变目标。

　　回报是什么？ 通过强调新行为潜在的"回报"，我们可以增强来访者的动机：换句话说，我们强调隐藏的价值，并且要考虑到潜在的利益。我们可以这样问：

- 这看上去是一个趋向行为吗？
- 这样做是不是走出你的舒适区了？尝试什么新东西了？更像你想要成为的人了？
- 在你迈出的每一小步中，你会带着什么样的价值生活？
- 我们不确定到底会发生什么，因为这是一个实验，但是这样去做，有可能得到的利益是什么呢？你会得到、实现或错过哪些积极的事物呢？

> **实用小贴士**
>
> 　　如上所述，让来访者考虑潜在的积极后果是很有用的。但是，我们还是要提醒他们："这些潜在的后果很可能会出现，我希望如此。但是请你不要开始幻想目标完成后，你的生活将会多美好；研究表明，这样幻想实际上会减少你坚持执行的机会。"

　　备用方案是什么？ 人和老鼠都常常会百密一疏。（啰唆点细节：这句话引用自伟大的苏格兰诗人罗比·伯恩斯（Robbie Burns）的诗歌《致老鼠》。实际上，他写的是："即使老鼠和人做出最好的计划，也会出现差错。"所以，明白了吧？ 别告诉我你从这本教材里啥都没学到！"）不管早晚，在完成计划目标的道路上都会出现障碍。如果你的来访者的天然资源足够对付这些障碍，那就太好了！ 但是如果不行，要花些时间制订备用方案。问他："如果因为这样那样的原因，你无法完成这个目标，还有什么选择吗？ 你还可以做哪些趋向行为呢？ 你还可以有哪些朝向这些价值的行动方式呢？"

为外部障碍做准备

　　预想到可能的障碍并做好准备，这常常是很有用的。这一点对于这样的来访者尤其重要：他们在一次又一次治疗后，回来报告说，由于被无法预料的问题所阻碍，他们无法执行下去。我们可以问："你能想到任何可能阻止你做这个的事情吗？ 任何阻碍你的问题、障碍或困难？"

　　一旦我们识别出对行动潜在的障碍，我们就可以头脑风暴，想出障碍一旦出现我们可以采取的办法。而且如果我们能预见来访者没有看到的困难，那我们就很有必要提示来访者。例如，我们可以说："上周，有些事情阻碍了你：A、B 和 C。我想知道：这样的事情还有可能再发生吗？ 如果发生的话，你想如何处理呢？"

了解什么可以控制、什么不可以控制

　　我们越专注于去改变不能控制的事情，就会感到越无力和烦躁。这可以表现为无助、无望、愤怒、焦虑、内疚、悲伤、暴怒、失望等。所以我们要学习聚焦于我们可以控制的东西，并且将我们的能量和时间投入其中，这非

常重要。这是自我赋能的核心。为了帮助我们的来访者理解这一点，我们可以来看看这个版本……

枪顶头上的隐喻

治疗师：生活艰难时，我们对于自己身体的控制——我们用胳膊和腿做的事情，以及我们所说的和如何去说，要远远强于对想法和感受的控制。例如，如果我把一支枪顶在你的头上说"不许害怕或焦虑，不许去想将要发生可怕的事"，你能做到吗？当然不能。没有人能做到。但是如果我拿枪顶着你的头，命令道"一边像企鹅一样跳舞，一边唱生日快乐歌"，你能做到吗？肯定没问题。

* * *

用完以上的隐喻之后，我们要慈悲地重新回顾一下 ACT 的核心信息："事实是，当生活艰难时，痛苦的想法和感受就会出现。这无法回避，也无法避免。但我们能做的是，控制自己的行动，做那些让自己的生活尽可能美好的事情。为了达到这个目的，我们需要把自我从那些想法和感受中脱钩，清楚自己在面对这个挑战时想要做什么，这样我们就可以像自己想要成为的人那样表现了。"

当目标是要改变别人时

许多来访者的目标是从其他人那里得到什么，或想让别人如何表现。这里是一些例子："我想让我的妻子／丈夫／妈妈／老板／同事／孩子"能"更加高兴／合作／有帮助／友好／有爱／整洁／关爱"，或"少一些暴力／懒惰／自私／脏乱"，或"服从我／尊敬我／听我的话／帮我脱离困境／对我有兴趣"，或"不再喝酒／吸烟／大喊大叫／夜不归宿／说脏话／没完没了玩电脑游戏／工作时间太久"。你能看得出来，这些全都是结果目标，它们描述的是来访者想要的结果，所以我们需要将它们转换成行为目标：来访者想要做什么，来提高得到这些结果的可能性。

在这些情况下，我们可以如上文中说的那样，带着来访者过一遍：哪些是可以控制的和哪些是不可以控制的，然后继续告诉他："你无法控制他人。就算你用枪顶着他们的头，他们仍然可以选择是否服从你。我们历史书里有的是这样的大英雄，被枪顶着头时毅然选择死亡，绝对不向敌人吐露任何秘密。所以，你无法控制他人，你只能影响他人。你能有效地影响他们的方式是这样的：能帮助你得到更多你想要的东西，同时也能建立健康的关系；还有一种对影响他人毫无效果的方式：完全不起作用的方式，或是可以让你得到自己想要的东西但会破坏关系的方式。那么，让我们来看看到目前为止你一直是怎么做事情的。如果你正在做的是有效的事情，那么我们可以看看你怎样能再多做一些。但如果你一直做的都是徒劳无功的事情，那么我们可以看看能开始做哪些改变。"

从这开始，我们就进入了行为改变 101: 人际效能技术（interpersonal effectiveness skills）。

- 我们教授坚定自信（而不是被动、攻击或被动攻击）和有效沟通的原则：如何提出清晰具体的请求；如何建立清晰的界限；在尊重自己与他人权利的前提下，如何提出你想要什么，以及如何对你不想要的说"不"。

- 我们教来访者如何用有利于关系的方式影响其他人的行为，尤其是如何正念地留意他喜欢的行为，并且在行为出现时予以强化。（有时这可能非常简单，就像微笑或说谢谢。）同时，我们鼓励来访者减少对不喜欢行为的惩罚。我们要强调这个神奇的比例：强化（你想要其增加的行为）最少要多于惩罚（你想要其减少的行为）5 倍。

- 我们帮助来访者去留意那些策略：也许在短期内可以让他如愿以偿的策略（例如：大喊大叫、指责、撒谎、欺骗、攻击行为、被动、"冷战"、威胁、胁迫），但是长此以往将对关系有非常不利的影响。

- 我们帮助来访者站在他人的角度，去理解他们如何看待世界，对他们的需要和问题共情，从他们的视角去看待事物。

我猜所有读到这本教材的咨询师、指导师或治疗师，都已经知道上面所有部分该如何实施。这是任何担任此角色的人都应该掌握的基本知识，因为缺乏有效的人际技术会导致和加剧很多问题。所以，如果你对坚定自信技术、沟通技术、谈判技术、共情技术和观点采择技术并不了解或是有些生疏，请你尽快、立刻、马上，加快速度跟上。（有个简单的做法就是去读我亲密关系主题的 ACT 自助书《爱的陷阱》(Harris，2009B)。)

很多 ACT 治疗师喜欢在治疗中通过角色扮演来教授这些人际技术（并不是必须这样做，但这是一种非常有效和投入的教授方法）。在这些角色扮演中，治疗师一般会鼓励来访者尝试用不同的方式，如语音、语调、音量、身体姿势、面部表情以及用词，去沟通并对其影响给予真实的反馈。

除此之外，当教授人际技术时：

- 我们反复回到"控制"这个问题上来。来访者只能影响他人，但是不能控制他人。他可以控制自己的行动，并且他越能有效控制自己的行动，对他人的影响效果就越好。所以让我们看看他在说哪些和做哪些事情来影响他人，并且对其有效性进行评估；如果无效，让我们看看他能做些什么不同的事情。
- 我们帮助来访者接纳这个现实：无论他在影响他人方面做得多么棒，有时候他仍然不能得偿所愿。那么在那些时刻，他想如何应对呢？一旦这种情况发生，他会采取什么样的趋向呢？
- 我们反复回到价值上来。在来访者努力想要实现关于这段关系的目标时，他的生活是朝向什么价值呢？如果他确实成功了或失败了，他的生活是朝向什么价值呢？

当然，我们永远都可以利用选择点，画出来或只是简单地在治疗中提一下。情境就是治疗中的目标设定；想法和感受就是无望、焦虑、"太难了"；选择就是放弃或继续。

当目标是不可能完成的任务时

有时，来访者的目标是不可能完成的。比如这个案例中的亚历克斯，他42 岁，是一位长期领取伤残补助津贴的前社会工作者。他提到了自己经历的慢性创伤后应激障碍、严重抑郁和慢性疼痛综合征。15 年前，他遭遇了一场可怕的暴力攻击，从那时候，这些问题就开始了，那次攻击让他的背部和颈部受到了严重的伤害，并进行了多次手术治疗。

在遭遇攻击之前，亚历克斯一直是一名狂热的业余橄榄球运动员；现在，离开手杖他便举步维艰。当我们开始着手于价值和目标工作时，亚历克斯一直在诉说他多么想重新踏上球场，哪怕很多外科医生都告诉他橄榄球运动对他来说是不可能了。我对他说："嗯，事情是这样的，亚历克斯。告诉你什么是可能的以及什么是不可能的，这不是我该做的事情。但是今天，现在，我们能不能认可：接下来的 24 小时内，打橄榄球对你来说是不可能的？"

亚历克斯同意了这一点，于是我们再次探讨隐藏在打橄榄球这个目标下的价值。开始时他想出来的是：打赢其他球队、获得尊重、拥有社交生活。这些都不是价值，它们并不是对持续行动所渴望的特质。所以我问他："假设我挥舞一根魔法棒，这样你马上就可以实现所有这些目标：你又能打橄榄球了，你赢得了所有比赛，得到了特别多的尊重，并且拥有了完美的社交生活。那么，你对自己和自己的身体以及他人会有些什么不同的行动吗？作为一个球员，你想要拥有什么样的个人特质？对待与你交往的人，你想要如何表现？"

这样，沿着这个框架继续探讨，我们就能得到一些核心价值了：积极活跃、注重健康、贡献、合作、善于社交、有竞争性、做一个"好朋友"、与他人联结。然后我指出，尽管他目前不能打橄榄球，但他也可以由这些价值引导，用许多不同的方式来行动。这一点遭到了亚历克斯的抗议："但那是不一样的！"

继续读下去之前，思考一会儿：你会如何回应亚历克斯的意见？

* * *

现在，我们正在处理的是一条浩大的"现实鸿沟"：目前的实际情况和渴望的理想情况之间存在巨大的差距。这条鸿沟越宽，产生的感受就越痛苦。所以，我们自然要着眼于去确认和正常化这些感受，承认这些感受有多么痛苦，并且帮助来访者接纳它们以及保持自我慈悲。因此，我对亚历克斯的回应如下：

治疗师：当然了！那是不一样的，压根不是一回事，完全都不沾边儿。当你想要的和所得到的之间存在巨大差距时，肯定很痛苦。我能看到你现在有多烦躁，我都无法想象你正承受着多少痛苦。（停顿）并且，按照我的经验，当人们如你现在这般如此受伤时，是因为他们联结到对自己真正重要的东西了（真正在意的东西）。（停顿）那么假设我现在可以让你选择：一个选择是你要学习如何为这些痛苦的感受腾出空间，还有如何放弃与之抗争。这样你才能把自己的力量都投入到你心底深处最重要、真正在意的事情中。这样在面对这个痛苦现实时，你才可以坚持自己真正想要的东西。另一个选择是完全沉湎于这些痛苦的感受，然后放弃尝试，让生活停滞不前。你想选哪个？

那一刻，亚历克斯经历了巨大的情绪波动：悲伤、憎恨和恐惧，所以我们做了接纳、认知解离和自我慈悲的工作。亚历克斯学习了接纳那些因为失去所带来的痛苦感受，并且与那些一直将他拉入痛苦和无望的想法解离，如：我永远也不可能过上想要的生活了，这不公平，继续生活下去毫无意义。

随后，我们回到了亚历克斯的价值上，开始制定小的、现实的目标。例如，他的两个核心价值是"贡献"和"善于社交"。亚历克斯没有参加橄榄球队，却开始为一个健康团体做贡献：成为当地"老年之家"的护士。他以志愿者的身份开始与那些老年群体交往。他会给老人们沏茶倒水、闲话时事，甚至跟他们下象棋（朝向他有竞争性的价值行动）。尽管这跟打橄榄球差着十万八千里，但是他依然觉得这非常令人满足。

所以，总的来说，当一个目标无法实现或与现实差距很大时，要这样做：

1. 确认那条巨大的"现实鸿沟"所带来的痛苦。
2. 以接纳、认知解离、自我慈悲来应对痛苦。
3. 找到目标背后潜藏的价值。
4. 根据潜藏价值和目前的现实生活状况制定新目标。

行动计划

制定一个由价值引导的目标后，有些来访者非常擅于采取行动来实现。但是另外一些则需要我们帮助来将其拆成分步骤的行动方案。有一个很有用的问题是："在接下来的 24 小时内，你能迈出最小的、最细微的、最简单和最容易的、带你在这个方向上深入一点点的一步是什么样的？"

学习小步前进是很重要的。当来访者太过专注于长远的大目标时，他们就抽离出了当下的生活。他们陷入了这样的思维模式："只要我实现目标，就会快乐了。"当然，他们也许永远实现不了，或者实现目标的时间远超预期，或者就算确实实现了目标，他们也没能快乐起来。

我想用《道德经》中的那句名言来提醒来访者："千里之行，始于足下。"按照价值生活是一段永无止境的旅程，它会持续到我们生命的最后一刻。我们走的每一小步（无论多么微乎其微），都是那段旅程中重要和有意义的一部分。（我还喜欢引用《伊索寓言》中的这句话："积少才能成多。"）

为了向你展示价值、目标和行动是如何结合的，让我们来看看莎拉，她38 岁，是一名护士，离婚后已经单身 4 年了。莎拉急切地想找到一个新的伴侣，结婚、生子，而且她很担心自己很快就因年龄太大不能生育了。结婚和生子当然是目标，它们可以（有可能）从清单里划掉、实现、结束！但这不是价值。所以，通过使用 SMART 目标设定工作表，莎拉选出两个优先的生活领域："亲密伴侣"和"育儿"。然后，我们再去看一下她在每一个领域中的价值。

最初，莎拉说她想要的是被爱和被欣赏。这些都是常见目标，我们都想要别人对自己的爱和欣赏。但这些都不是价值，价值是关于我们想要如何表现，而不是我们想要得到什么。随着进一步的探讨（以及大量围绕对强烈悲伤情绪进行接纳的工作），莎拉确认了她在"亲密伴侣"领域里的价值是：联结、关爱、有爱、支持、滋养、趣味、活在当下、情感亲密、性的表达。在"育儿"领域，她的价值几乎是相同的（除了"性的表达"）。

莎拉认识到把婚姻和孩子作为当下目标（不会在 24 小时内就完成）或短期目标（几天或几周就完成）是很不现实的，所以她把这些列为中期或长期目标。

接下来，她开始着眼于短期目标。在"亲密伴侣"领域，她设定的目标是：①使用智能手机约会 App 并开始去约会；②参加一些男女混合的拉丁舞班。在"育儿"领域，她的目标是：①带她十来岁的侄女出去一日游；②去拜访几个有小孩的朋友。

在当下目标上，莎拉为难了。治疗过程是这样的：

治疗师：现在你已经识别出不少重要的价值了。哪一个是最重要的呢？

莎拉：嗯，我想是联结和亲密，比任何事都重要。

治疗师：好的。那么接下来的 24 小时内，你可以做哪些细微、简单、容易，并且和那些价值一致的事呢？

莎拉：我不知道。

治疗师：没有想法吗？

莎拉：没有。

治疗师：好的，关键是要打破固有思维。如果你很在意联结，那么你会有
　　　　千百种方法来行动。你可以联结的有动物、植物、人、你的身体、
　　　　你的宗教。亲密也是一样的，同样有许许多多不同的行动方式，而
　　　　且包括与自己的亲密。

莎拉：我从来没有这样想过。

　　按照这样的方法讨论之后，莎拉确定了一个当下目标，就是：放松地泡
一个长时间的热水澡。这是一种与自己亲密以及与自己的身体联结的方式。

承诺行动常会带来不舒适感

　　有时，将我们的价值转化成行动很容易。当生活进展顺利时（没有重大
的困难或障碍，没有真的喘不过气来），像自己想要成为的人那样表现、有效
行动、由价值引导，通常并不困难。但是，也有些时候，这样做难如登天。
当我们踏出自己的舒适区，面对自己的恐惧，直视我们一直想躲避的问题，
学习那些并不是自然而发的困难的新技术，怀揣对未知结果的忐忑进入有挑
战的情境时，这通常会带来一些让人非常不舒适的想法和感受——最常见的
是焦虑。所以，对于这种伴随着个人成长而来的不舒服，如果我们不愿为它
腾出空间，我们就不能尽全力地成长。这就是我们下一章要讲接纳的原因。

小附件

参见《ACT 就这么简单：小附件》第 21 章（http://www.actmindfully.
com.au）。在那里，你可以找到：①对过度关注后果而引发的问题的描
述；②如何应对设定目标时出现的融合；③供来访者使用的挑战方法
的打印版本，配有说明文本；④ SMART 目标设定工作表的打印版本；
⑤如何使用"ACT Companion"App 进行目标设定和制订行动计划。

技能提升

这里有一些给你的建议:

- 自己运用上面概述过的正式 SMART 目标设定过程。最少要做三四遍以掌握精髓,然后在治疗中运用到来访者身上。
- 排练上面的话术和逐字稿,特别是挑战方法和枪顶头上的隐喻。
- 排练几次"最小一步"问题,然后开始在治疗中有计划地提问这个问题。

撷英

承诺行动意味着按照我们的价值生活,并且采取外显和内隐的有效行动来实现与价值相符的目标。这包括非正式的目标设定,如"口味和品味",和正式的 SMART 目标设定。某些来访者行动时没有什么心理障碍,只需帮助他们与自己的价值联结,以及询问与价值一致的目标就足以让他们开始行动了。但是,大部分来访者都会有点障碍,那么在第 22~24 章,我们就要看看这些障碍到底是什么以及如何克服它们。

第 22 章

接纳的 50 个阴影

接纳什么

我们之前讨论过，接纳是"经验性接纳"的简写，它的意思是积极接纳我们的个人体验，如想法、感受、记忆等，而不是被动地接受我们的生活情境。ACT 倡导我们尽可能地采取行动来改善自己的情境：接纳和承诺！例如，如果你正处于一段痛苦的亲密关系中，ACT 倡导的是，你要践行自我慈悲，并且为所有的痛苦想法和感受腾出空间（而不是做一些自我挫败的事情，如饮酒、吸烟、暴饮暴食、思维反刍和担忧）。与此同时，你要在价值的引导下采取行动来改善关系（或者，如果有必要的话，结束这段关系）。

抱歉，一直在唠叨这一点，但是它实在太重要了，而且很多新手治疗师有错误的理解：我们提倡的并不是接纳每一个不想要的想法和感受，而是一旦或当经验性回避阻碍了有效的基于价值的生活时，我们才会提倡接纳。

接纳概述

通俗表达：接纳意味着对我们的内部体验（想法、印象、记忆、感受、情绪、欲望、冲动、感觉）开放，并且允许它们如其所是地存在，无论它们是愉悦的还是痛苦的。我们对它们开放，为它们腾出空间，放弃与之对抗，允许它们自主地按照自己的节奏自由来去。

　　目标：如果对不想要的内部体验开放，可以让我们朝向自己的价值行动，那么就这样做。

　　同义词：愿意、扩容、放下挣扎、开放、腾出空间。

　　方法：全面、开放、不设防地在心理层面联结不想要的内部体验。

　　何时使用：当经验性回避阻碍了有效的基于价值的生活时。

关于接纳的语言艺术

　　来访者常常不明白我们所说的"接纳"为何物。他们普遍认为，接纳意味着顺从、容忍、承受，甚至是喜欢、想要或赞同。因此，在治疗早期，我会尽量避免使用这个词。"愿意"是一个常用的替代词语：在此刻，让你的想法和感受如其所是的愿意。另一个可以替代的词是"扩容"，这非常好地契合了隐喻的说法——开放、创造空间以及腾出空间。还有一些其他可用的词语：

- 允许它存在
- 开放以及为它腾出空间
- 给它扩容
- 与它一起坐一会儿
- 放下挣扎
- 停止与之战斗
- 与它和平共处
- 给它一些空间
- 围绕它进行软化
- 顺其自然
- 将呼吸带入其中
- 温柔地 / 轻轻地 / 柔和地对待它
- 靠近它

了解接纳

　　在许多 ACT 治疗程序中，接纳是跟随在创造性无望（见第 8 章）和放弃挣扎（见第 9 章）之后的。如果你就是这么计划的，那么"推开纸"练习（见第 9 章）在这个过渡中就非常适用，参见以下部分。

治疗师：所以让我们快速地回顾一下。（治疗师快速重述了"推开纸"练习，并且让来访者如此操作一番。）你一推再推，推了又推，这耗尽了你所有的时间和精力。你的肩膀很累，你自己深陷其中，你这样做的时候，其他有用的事都做不了，不能开车，不能做晚饭，也不能拥抱你爱的人。现在，就让它待在你腿上。（来访者把纸放在腿上。）现在怎么样？是不是省劲多了？

来访者：嗯……，是的，省劲多了。但是它还在啊。

治疗师：肯定在啊。它不但还在，而且比之前离你更近了。不过注意一下差别：现在你可以自由地做对自己生活有用的事了。你可以去拥抱所爱的人、做晚饭或者开车，它不再耗损你、拖累你、束缚你、禁闭你了。显然，那只是一张纸，但是如果你能学会如此对待自己真正的感受，那会怎么样呢？

　　要记住，ACT 核心过程中并没有你必须要遵循的固定次序，所以还有很多其他的方法可以引入接纳。这里的例子就是介绍一下，当我们从其他 ACT 过程转向接纳时应该如何去说。

- 从认知解离转入："我们已经看过了如何从你的想法中脱钩，但是你如何与感受脱钩呢？"或"你的头脑说这种感觉太可怕、太难以承受了。那么让我们检查一下怎么样，看看真是这样的吗？"
- 从价值转入："那么当你谈及这些价值时，出现了什么样的感受呢？"
- 从承诺行动转入："当你采取这个行动时，有可能会出现什么感受呢？"或"当你想到要这样做的时候，你感受如何？"或"为了做到这些，你需要给什么感受腾出空间呢？"

- 从以己为景转入："那么，让我们启用你观察的那部分自我，来看看让你一直在挣扎的这些感受。"

当然，我们的来访者越使用经验性回避，就越难去接纳不想要的内部体验，所以我们需要温柔一点，慢慢来。我们要围绕创造性无望做更多工作，而且很可能需要重复回顾这个内容。

围绕价值开展工作同样很重要。我们需要明明白白地将接纳与改善生活质量相联结。来访者需要认识到接纳这些不舒服是为了某些重要的、有意义的和提高生活质量的事情。魔法棒问题通常会很有用："如果我挥舞了魔法棒，让这些痛苦的感受无论如何都不能再拖你后腿了，那么你在生活中会做些什么不同的事情呢？"一旦我们知道了答案，我们就可以说："好的。如果那就是你生活中想要做的事情，让我们去实现它吧。我并没有魔法棒，但是我们可以学习一些新的方法来应对这些感受，让它们不再拖你后腿。"

自然，我们要确保这项工作的安全性。我们要有正念的态度，不要说教或者勉强来访者；我们永远要征得同意，永远要给他们选择，永远要让他们知道他们随时可以停止。

接纳的 3A

我发现用 "3A" 模式去考虑接纳很有助益：承认（Acknowledge）、允许（Allow）、接待（Accommodate）（这些不是正式的 ACT 术语）。我们可以将它们看作相互交叠的阶段，是相互作用、互为表里的，而不是各自为政、界限分明的阶段。

承认。承认是接纳的第一个阶段，通常要涉及——仅需承认那些痛苦的内部体验：带着好奇去留意它，并且以不评判的态度命名它。（如你所知，这是认知解离的第一步，也是任何抛锚练习中重要的一部分。）

允许。在承认不想要的体验的确存在之后，下一个阶段就是，允许它，准许它停留，顺其自然。在这儿，一些自言自语往往可以派上用场。（如，我不喜欢这种感受，但是我会允许它；或者我不想要这种感受，但是我会顺其自然。）

接待。下一个，也是最有挑战的一个阶段，就是去接待这个体验。想想有个不速之客来你家拜访：也许是某个亲戚，你知道他完全无害，但你也不是特别喜欢他。当你打开门时，你承认了他的到来。然后，你也许决定允许他进门。如果你确实允许他进来的话，那么你会不会进一步接待他呢？请他坐下，递上一杯咖啡？

"接待"在英语中有三重意思，所有的意思都密切相关：①要提供充足的空间；②要与之融洽；③要与之适应。当我们接待不想要的想法、感受、欲望、感觉或记忆时，我们积极地为那些体验腾出空间，我们为它们提供充足的空间，与之"融洽相处"，让它们想待多久就待多久，去适应与它们在一起的生活。

实用小贴士

本章的重点在于接纳情绪。然而，同样的规则适用于接纳任何不想要的内部体验——想法、记忆、欲望、感受等。

接纳的"盛宴"

有关接纳的工作方法数不胜数，下面的图中介绍了很多方法，但是远不是全部。有些方法只需要 10 秒钟，其他的可能需要花 10 分钟。本书中，我们会涵盖很多方法，其他的在小附件中也会有所介绍。

▢ 接纳工具包

我马上要展示一个非常非常非常非常长的接纳练习了，这真的是一整套工具包，所以我觉得有必要给你一个温柔的提醒（不好意思）：接纳是一个过程，不是一项技术。这些工具和技术是用来帮助你和来访者学习这个过程的全部详细内容的（见图 22-1）。

这个练习实际上是由 13 种不同的技术串联而成的：与价值和目标联结、像好奇的孩子般察看、观察的那部分自我、收音机头脑、观察、命名、将呼吸带入、扩容、允许、物理化、正常化、自我慈悲和扩展觉察。是的，就是有这么多！但是无须担心，随后我会为你一点一点细细展开的。

疗愈之手

将一只手放在你身体上感受最强烈的部位。把它想象成一只疗愈之手——一个亲切的护士或父母或伴侣之手。将一些温暖传递到这个部位，不要去摆脱感受，而是对感受开放，为它腾出空间，温柔地对待它。

痛苦是你的盟友

利用这种情绪来驱动、沟通以及说明。

允许

看看你是否允许这种感受的存在。你不需要喜欢它或想要它，只是允许它。

扩容

看看你是否能对这种感受开放并为它扩容。就好像以某种神奇的方式，将你内心的全部空间都打开。

情绪冲浪

就像你的感受和欲望是海浪一样，让它们去冲浪。

好奇的孩子

留意你身体中这种感受所处的位置。把镜头拉近来观察它，就像你是一个从来没碰到过这种东西的好奇的孩子般观察。它的边缘在哪里？它从哪里开始，到哪里消失的？它是活动的还是静止的？它在你身体的表面还是里面，热的还是冷的，轻的还是重的？

关于感受的选择

假设我可以给你一个选择：
①你永远都不会再有这种感受了，但是这意味着你失去了所有爱和关心的能力；
②你可以去爱和关心，但是当你想要的和你得到的之间有差距时，这样的感觉就会出现。
你要选哪个？

抛锚

承认这种感受，与自己的身体联结，并且投入到周围世界中。

感受

正念命名

以正念的态度标记这些感受：我注意到了焦虑，这里有悲伤，我正感受到的是愤怒。

物理化

将这种感受想象成一个物体。它是液体、固体还是气体呢？它有多大？轻还是重？它是什么温度？它在你身体表面还是里面？它是什么形状的？什么颜色？是透明的还是浑浊的？它表面是什么样的——热的还是冷的，粗糙的还是光滑的，湿的还是干的？

慈悲

轻轻地、温柔地抱持这种感受，就好像它是一只哭泣的婴儿或一只受惊的小狗那样。

挣扎开关

这个挣扎开关是开着的、关着的还是开到一半，也就是我们称之为"忍耐它"的状态上？如果这个开关就像 0～10 刻度上的指针一样，10 是全力挣扎，0 是毫无抵抗，那么此时此刻，你在哪个挡位上？你愿意看看我们能否降下来一两挡吗？

正常化

这种感受告诉你，你是有着跳动的心脏和关爱之情的正常人类。这就是当我们想要的和得到的之间存在差距时正常人类的感受。

隐喻

流沙
公交车上的乘客
船上的魔鬼
蹚过沼泽
推开纸

将呼吸带入其中

将呼吸带入这种感受，就好像你的气息会流入其中并围绕着它。

观察

观察这种感受在哪里。
观察哪个位置最强烈。
观察热和冷的位置。
观察在感受中的不同感觉。

图 22-1 常用接纳技术总结

　　由于这个练习如此之长，因此在治疗的早期阶段，对于很多来访者来说可能挑战重重。但是，它很容易缩减，以便使用者用起来更方便。你可以只选其中的一两种技术，然后进行更精简的练习。（并且，在本章后面部分，我们会看到所有这些方法的超短版本。）你还可以以任何组合形式和顺序将这些技术混合、搭配（与其他任何你喜欢的接纳技术一起），不喜欢的就弃之不用，这样你就可以轻而易举地创造你自己的精简（或加长）练习了。

快速提示：有的来访者不喜欢任何形式的关注呼吸的练习。有一个练习涉及"将呼吸带入"感受中，大多数人发现这个练习对于接纳非常有用，但是如果你的来访者不喜欢这个练习，那就把它抽出来。（对于 ACT 任何过程的任何工具和技术，本建议同样有效，并没有哪个是必不可少的。）

实用小贴士

当我们在一对一设置的治疗中进行这些练习时，我们不能让来访者坐在那里一言不发而我们自己滔滔不绝。这是一场对话，不是一场独白。我们要不断检视来访者的状态，问他的感受、取得的反馈，按需调整做法。

接纳情绪的练习

照例，我鼓励你像在跟来访者交谈一样，大声朗读这个逐字稿。省略号代表 2～4 秒的停顿。

与价值和目标联结

治疗师：所以我们要开始做一个练习了，这个练习涉及学习一种新的方法来回应痛苦的感受……并且这将会很有挑战……那么花点时间来想清楚你的动机……在做这项工作的时候，你正在按照什么样的价值生活……这个练习会服务于什么……它将能帮你实现什么目标……它能让你做些什么不同的事？

像好奇的孩子般察看

治疗师：我请你在座位上坐好，后背挺直，双脚平放在地面上。大部分人觉得这样的坐姿会让他们感到更加警觉和清醒，那么察看一下你是不是也这样。按照你自己的喜好，闭上双眼，或者眼睛盯住一个点。

花点时间去碰触一下好奇的感觉，就好像你是一个好奇的孩子，刚发现了完全没见过的新东西，带着真正好奇的感觉，注意你是如何坐着的……注意你地面上的双脚……你后背的姿势……你的手放在哪里，它们接触到了什么……你的眼睛是睁着还是闭着的……注意你能看到什么……注意你能听到什么……闻到……尝到……还要注意你在想什么……感觉什么……做什么。

观察的那部分自我

治疗师：在你身体中有一部分在观察着所有的东西……它一直都在，一直在观察。在这个练习中，你要运用那部分自我，退后去察看自己痛苦的感受，不要陷入其中，也不要被它卷走。

收音机头脑

治疗师：把你的头脑当成背景中播放的收音机，任它喋喋不休去吧……把你的注意力集中到感受上……无论何时，一旦你的想法钩住你，把你从练习里拉出去，在你意识到的那一刻，就承认它、与之脱钩，并且重新集中注意力……

观察

治疗师：注意它从哪里开始，到哪里消失……尽你所能去了解它……

如果你要围绕它描出一个轮廓，它的形状会是什么样的……它是 2D 还是 3D 的？它是在你身体的表面还是里面，或者里外都有……它在你身体里多深的地方……它在什么部分最为强烈……在什么部分最为微弱？（停顿 5 秒。）

无论何时你意识到自己已经被钩住了，只需要去脱钩，并且重新聚焦于感觉上……

带着好奇去观察……它的中心和边缘有何不同？它内部有任何的脉动和振动吗……它是轻是重……活动的还是静止的……它的温度如何……有没有热点或冷点？

注意其中不同的元素……注意它并非只有一种感觉，在感觉之下还有感觉……注意感觉的不同层次。（停顿 5 秒。）

命名

治疗师：花点时间命名这种感受……你想如何称呼它……好的，默默地对自己说，我注意到一种 X 的感受……（X=来访者为感受所起的名字，如焦虑。）

将呼吸带入

治疗师：当你注意这种感受时，将呼吸带入其中……想象你的呼吸流入其中并围绕着这种感受……将呼吸带入并围绕着它……

扩容

治疗师：就好像以某种神奇的方式，你将内心的全部空间都打开……你围绕着这种感受开放……为它腾出空间……给它扩容……但是你明白这个想法是没有问题的……将呼吸带入其中……开放……给它扩容……

允许

治疗师：看看你是否能允许这种感觉的存在。你不必喜欢它或想要它……只是允许它……只是顺其自然……察看它，将呼吸带入，对它开放，允许它如其所是地存在。（停顿 10 秒。）你可能会感到强烈的冲动，要去与之战斗或把它赶走。如果是这样，只需要承认这种冲动，不需要采取行动。继续察看这种感觉。（停顿 5 秒。）不要试图摆脱它或改变它。如果它自己改变了，没有问题。如果它没有任何变化，也没有问题。

改变它或摆脱它，不是我们的目标。你的目标只是允许它……顺其自然。（停顿 5 秒。）

物理化

治疗师：想象这种感受是一个物体……作为一个物体，它有什么样的形状……它是液体、固体还是气体……它是活动的还是静止的……它是什么颜色的？透明的还是浑浊的？

如果你能接触到表面，摸上去它是什么样的呢……湿的还是干的……粗糙的还是光滑的……热的还是冷的……软的还是硬的？（停顿 10 秒。）

好奇地察看这个物体，把呼吸带入其中，对它开放……你不需要喜欢它或想要它。只是允许它……并且去注意看，你是比它大的……无论它有多大，都永远不可能大得过你。（停顿 10 秒。）

正常化

治疗师：这种感受告诉了你一些很有价值的信息……它告诉你，你是有着鲜活心脏的正常人类……它告诉你，你在乎……你生活中有很多重要的东西……当你想要的和得到的之间有差距时，这就是人类的感受……差距越大，感受越强烈。（停顿 5 秒。）

自我慈悲

治疗师：拿出你的一只手，放在你身体的这个部分……想象这是一只疗愈之手……一位有爱的朋友或父母或护士之手……感受一下从手掌流入到身体里的温暖……不要去摆脱感受，而要为它腾出空间……围绕着它来软化和松动。（停顿 10 秒。）

温柔地抱着它，就好像它是一个哭泣的婴儿或一只受惊的小狗。（停顿 10 秒。）

你可以按自己的意愿自由地把手放在那里，或放在腿上。

扩展觉察

治疗师：生活就像一场舞台剧……舞台上是你所有的想法、所有的感受，以及你可以看到、听到、摸到、尝到和闻到的一切……

我们一直在做的就是调暗舞台上的灯光，把一束聚光灯发出的光射在这种感受上……现在，是时候把其他灯都亮起来了……

所以把这种感受留在聚光灯下，同时，调亮你身体上的光……注意你的胳膊、腿部、头部和颈部……注意，无论你的感受如何，你都能控制自己的胳膊和腿……稍微移动一下它们，确认这种控制感……现在做一个伸展动作，并注意自己的伸展……

还要调亮房间里你周围的光……睁开眼睛，环顾四周，注意你可以看到什么……注意你可以听到什么……还要留意，这里并不是只有一种感受；在身体内部有种感受，在你我一起对非常重要的事情进行工作的这个地方；在房间里有种感受……然后，欢迎回来！

在上面的逐字稿中，我们只聚焦于一种感觉，即最强烈的那个。通常这就足够了，这样接纳可以"延展"到全身。但是有时候，也许在身体的不同部位还有其他的强烈感觉，那种情况下，我们可以对每一种感觉重复这些步骤。如果来访者在任何时刻变得融合了或充溢到压垮了，我们都可以转入抛锚和认知解离，然后再回到接纳。

实用小贴士

对麻木的工作，与我们对其他感受的工作方式相同。找到最麻木的区域，观察它、命名它、描述它、开放、为它腾出空间，等等。通常当我们这样做的时候，麻木感就会消失，而其他"埋没"或"隐藏"的感受会"浮出水面"。

当我们带领来访者做这类练习时，这两种情况中的某一种可能会发生：他的感受可能会改变，或者不会改变。哪种都没关系。我们的目的不是要改变或减少感受，而是要接纳它们——去承认、允许和接待它们。为什么呢？因为当我们不再把大量的时间、精力和努力投入到努力控制自己的感受上时，我们就可以将它们投入到朝向自己的价值行动上。

我们的来访者常常发现，当他们接纳了一种痛苦的情绪或感觉时，它会明显减少，有时甚至消失了。当这种情况发生时，我们需要澄清的是：①这是一个红利，不是目标；②这不会总是发生，所以不要有所期待。我们可以说："嗯，这是不是很有趣？当我们开放并且为自己的感受腾出空间时，感受的强度减少的情况就会很常见。有时候甚至会消失，但是这真的无法预测。有时会这样，有时不会。所以如果发生了，那就享受吧。但是请记住，这是一个红利，不是关键点。如果你开始用这些技术去赶走感受，那么很快，你就会回来告诉我："这没有用了。"

如果来访者看上去对此很困惑或失望，那么明智的做法就是重复"推开纸"练习或"挣扎开关"隐喻（在本章后面你会了解到），来把它变得真正清楚明了。我不想去过度强调它的重要性。如果我们不能明确地提出这个重要议题，就如在认知解离中介绍的那样，那么，我们的来访者就会开始进行"伪接纳"（pseudo-acceptance），也就是运用"接纳"的技术来试图回避或摆脱不想要的内部体验。当然，这很快就会适得其反，然后失望的来访者会回来抱怨说："这没有用。"我们要按第 16 章中介绍的那样来做出回应。

拆解情绪接纳练习

现在，我会给你一些关于这些技术的小建议，我还会给你每一个练习的 10 秒钟版本。

联结到价值和目标

记住，在 ACT 中，我们从来不鼓励任何人去接纳痛苦或不舒服感，除非这有助于价值生活和去追求与价值一致的目标。所以我们需要一遍又一遍地，回到这一点上。没有这样的驱动力，许多来访者就会抗拒接纳。

10 秒钟版本

治疗师：想想我们为什么要做这个练习，它可以怎样帮助你去做不同的事。

像好奇的孩子般察看、观察、命名

接纳一个难受的内部体验，其中的第一阶段就是要观察它，承认它此时此地的存在。（这就是灵活注意和接纳相交叠的部分。）"像好奇的孩子般察看"的隐喻有助于激励大家对感受开放和好奇，换句话说，去接近而不是回避。

我们还要给感受命名（来访者常常需要帮助才能完成这一步，我们会在下一章中看到）。用通俗的语言说就是，当我们命名自己的情绪时，我们经常这样说："我是悲伤的。"这句话听上去的意思好像是："我就是我的情绪。"所以，如果用正念的方式讲述，我们会这样说："我注意到了焦虑""现在我有悲伤的感受""我正在感受到的是愤怒"。用这种方式给一种情绪命名，可以帮助你看到情绪并不是你，而是一种你在经历的体验。

10 秒钟版本

治疗师：注意那个感受。注意它所在的位置。注意它在哪个位置最强烈。

观察的那部分自我

如同在其他正念练习中一样，我们可以播撒"以己为景"的种子。然后按照第 25 章介绍的那样，浇灌这些种子。"观察性自我"可以促进接纳，因为它提供了一个内部的"安全区"或去察看的一个"安全视角"。

10 秒钟版本

治疗师：使用观察的那部分自我去真正地察看这个感受。

收音机头脑

在进行接纳时，我们可以预见到各种各样毫无帮助的想法都会冒出来。如果我们已经进行过一些关于认知解离的工作（这是我强烈建议的），我们在这里就可以用上。我是这种简单隐喻的铁杆粉丝："把你的头脑当成背景中播放的收音机，任它喋喋不休去吧。"

10 秒钟版本

治疗师：无论何时，当你的头脑钩住了你，承认它，与之脱钩，重新聚焦。

呼吸

很多来访者（但不是全部）发现将呼吸带入一种感受中，能让他们为这种感受腾出空间。缓慢的、轻柔的腹式呼吸对很多人尤其有用。（但是，这也确实会让少部分人感到眩晕、头重脚轻或焦虑。这种情况下，请跳过这个练习。）

10 秒钟版本

治疗师：注意那种感受，并轻轻地把呼吸带入其中。

扩容

用隐喻的方式讨论腾出空间、创造空间、开放或扩容，通常很有帮助。

它将我们从"承认"和"允许"的领域带入"接待"的领域。

10 秒钟版本

治疗师：看看你是否能围绕着它来开放——给它一些空间。

允许

一遍一遍又一遍，我们要提醒来访者接纳并不意味着喜欢、想要或赞同一个想法或感受，而是意味着允许它或顺其自然。

10 秒钟版本

治疗师：我知道你不想要这种感受，但是看看你是否允许它存在一小会儿。
你不需要喜欢它，只是允许它。

物理化或物化

很多时候，我们的来访者，特别是那些非常视觉化的人，当我们让他们察看自己的感受时，他们会自发地做到这一点。当我们把一种感受想象成一种物体时，它可以帮助我们体验到，这种感受并不比我们自身大，我们有足够的空间给它。

在某些治疗模型中，你也许会试图用白光来熔解这个物体，或用各种方式来缩小它。在 ACT 中，我们不会这么做，因为那样会强化要控制情绪的计划。但是，当进行物理化时，这个物体几乎总会同步改变。通常会变小或变软，但是有时候会变大。如果是后者，我们可以说："不管这种感受变得多大，它都大不过你。所以，观察它，把呼吸带入其中，为它腾出更多空间。"

重点是，我们并不需要去缩小或移除这个物体，我们只需要为它腾出空间。在处理急性的丧失哀伤工作中，来访者离开我的办公室时，通常会感觉怀揣着一块沉重的黑石头或者胸口堵着一块厚木头。这不足为奇。重大的丧失会带来痛苦的感受。让我们帮助来访者去有意愿地带着那些感受，而不是深陷在与感受的抗争之中不能自拔，这样他们就可以全身心投入生活，并且去做重要的事情了。

10 秒钟版本

治疗师：如果这种感受是一个物体，它看上去是什么样子的？

正常化

如果我们能认识到有痛苦的感受是正常的、自然的——这是作为人类不可避免的一部分，我们就更有可能接纳它们。

10 秒钟版本

治疗师：你有这样的感受是完全正常和自然的。

自我慈悲

自我慈悲，即对自己友善和关爱，为接纳添加了一个额外的元素。手掌温暖的感觉和"疗愈之手"隐喻的丰富内涵想必很可能会提高有效性。

10 秒钟版本

治疗师：把一只手放在你感受最强烈的部位，看看你是否能温和地对待它。

扩展觉察

有时候，我们也许想要专注地聚焦于自己的情绪，比如当我们正在学习一项正念技术或正在因丧失所爱的人而哀伤的时候。然而大部分时间里，过于专注地聚焦自己的感受会阻碍我们的生活。有时候，来访者结束治疗后，身体里会有不愉快的强烈感受或感觉。与有慢性疼痛综合征、突然丧失造成的急性哀伤或由某些迫在眉睫的重大危机或挑战而引发焦虑的来访者工作时，这种可能性非常大。我们想让来访者有能力为自己的感受腾出空间以及扩展觉察，这样他们就可以投入到周围的世界，从而去做自己想做的一切，让自己能生活顺利。

这种觉察的扩展，当然是所有抛锚练习的重要成分，所以我们可以明确地提出那个隐喻。如果不用抛锚，舞台剧隐喻也是一个很好的选择，它很明确地表明这不是注意力转移。感受还留在舞台上，但是随着灯光亮起，我们可以看到整场舞台剧——这种感受只是其中的一部分。这本身就可以促进接纳：当它只是"整个舞台剧的一部分"时，这种感受看上去就不再那么巨大和充满威胁了。

10 秒钟版本

治疗师：注意这种感受、你的身体、你周围的房间环境以及在这里共同工作的你和我，有很多事情正在发生。

▢ 揭穿错误认知

关于接纳，常见的两个错误认知是：①它是非黑即白的；②它的目的是驱散或忽略情绪。这压根不对。

接纳是非黑即白的

有些 ACT 教材断言道，接纳是一个非黑即白的状态：你或者接纳，或者不接纳；不是黑色就是白色，没有过渡的灰色。我觉得这是一个奇怪的论断。我自己的经验是，接纳有很多种色度。例如，当焦虑出现时，我们可以承认它、允许它、与它在一起、为它腾出空间、靠近它或拥抱它。对于我来说，这些短语显示出接纳的不同程度：我发现承认焦虑比拥抱焦虑要容易很多。你也有同样的感觉吗？

我发现临床上提到接纳时，按照 0～10 的刻度来表示，通常是很有用的。然而，来访者常常觉得评估自己的挣扎程度要比评估接纳程度更容易一些，所以我比较愿意使用下面的隐喻。

挣扎开关

挣扎开关隐喻（Harris, 2007）是做接纳工作时的一个有力的互动工具。如果由于身体原因，来访者不能做推开纸练习（见第 9 章），那么挣扎开关就是我的备选方案。（我已经在 YouTube 上上传了这个隐喻的动画版本，输入"Russ Harris Struggle Switch"即可找到。你可以自己讲解，也可以把这个动画展示给来访者。）

治疗师：想象一下，在我们的头脑深处有一个"挣扎开关"。当它打开时，也就意味着我们将要与任何会出现的身体痛苦和情绪痛苦抗争了。无论出现了何种不舒服，我们都要倾尽全力摆脱它或回避它。

假设出现的是焦虑。（我们可以把这里改成来访者的问题：愤怒、悲伤、痛苦的记忆、酒瘾，等等。）如果我们的挣扎开关是开着的，那么我绝对要摆脱那种感受！就像这样：啊，不！又有那种可怕的感受了。为什么它总是要回来？我怎么才能摆脱它？所以，现在，我对自己的焦虑又多了一层焦虑。

换句话说，我的焦虑变得更严重了。啊，不！焦虑更严重了！为什么会这样啊？现在，我的焦虑比之前更甚。然后，我也许对自己的焦虑开始愤怒了：这不公平！为什么会一直这样？或者，我开始因为自己的焦虑而抑郁了：不要再来了！为什么我一直会有这样的感受？而所有这些二级的情绪都是无用的、不愉悦的、毫无帮助的，只会让我的精力和活力耗竭。然后，猜猜会怎样。我因此而焦虑或抑郁了！发现这个恶性循环了吗？

不过，现在假设我的挣扎开关是关闭的。那种情况下，无论出现什么感受，不管多么令人不快，我都不会与之抗争。所以，焦虑出现了，但是这次我不再抗争了。就像这样：好的，我的胃在打结。我的胸口发紧。我的手心出汗、双腿发颤。现在，我的头脑正在给我讲很多可怕的故事。这样做并不代表我喜欢它或者想要它。它仍然令人不快，但是我不想把自己的时间和精力浪费在与之抗争中。而是要去控制自己的手臂和双腿，把我的精力投入到一些有意义和改善生活的事情中去。

所以，挣扎开关关闭后，我们的焦虑水平就可以随着情境的要求自由起伏。时高时低、时停时走。但最妙的是，我们不再把时间和精力浪费在与之抗争上了。这样，我们就能把精力投入到其他可以让自己的生活有意义的事情中去。

但是，一旦开关打开，它就变成了一个情绪放大器——我们愤怒着自己的愤怒，焦虑着自己的焦虑，抑郁着自己的抑郁，或内疚着自己的内疚。（这时，要跟来访者确认："你能理解这些吗？"）

没有了挣扎，我们不舒服的感受就会根据我们是什么人以及正在做什么事，而保持在一个自然的水平上。但是我们一旦开始与之抗争，这种不舒服的水平就会急速上升。我们的情绪就会更强烈、更浓厚、更杂乱，停留时间更长，对我们的消极影响也更多。如果我们能学会如何关闭这个挣扎开关，情况将大不相同。所以，如果你愿意，我要做的下一步就是向你展示如何去做。

* * *

通过以上的隐喻，我们介绍了一个能够测量接纳"程度"（而不是把它当成一个非黑即白的概念）的简单方法。在挣扎刻度上，0 代表着最大程度的接纳；反之，10 意味着最大程度的回避。5 就是我们称为"忍耐"或"容忍"的中间点。那么下一步就是对痛苦的情绪做工作，并且积极地练习调低挣扎开关。（我们也许不能把它一下子就降到 0，但是就算调低一点点，都是一个好的开端。）下面的逐字稿会对此做出说明。

治疗师刚刚带着来访者结束了身体扫描，确认了他焦虑感受最强烈的部位。

治疗师：（总结）你现在喉咙发紧，胸口发闷，胃部绞痛。哪一个最让你难受呢？

来访者：这里。（来访者摸摸他的喉咙。）

治疗师：好的。那么还记得我们说过的挣扎开关吗？（来访者点头。）嗯，现在你觉得它是开着的还是关着的？

来访者：开着的！

治疗师：好的。假设开关上有 0～10 的刻度。10 就是开到头了，就是全力挣扎的状态——不管怎么样，我都必须摆脱这种感受；0 是毫不挣扎——我不喜欢这种感受，但是我也不会与之抗争；5 是中间点，我们也可以称作忍耐或容忍它。参考这个刻度，此时此刻你与这种感受抗争的程度是多少呢？

来访者：大概是 9 分吧。

治疗师：好的。那么，现在你有很多挣扎吧。让我们看看可不可以调低几挡。我们也许能，也许不能，但是姑且试试吧。

（现在，治疗师引导来访者做几步上述的情绪接纳练习：像好奇的孩子般察看、将呼吸带入其中、观察和命名它、为它扩容。然后他与来访者察看发生了什么。）

治疗师：那么，现在你的挣扎开关怎么样了？

来访者：嗯，我感觉焦虑少些了。

治疗师：好的。我们一会儿再来谈这一点。现在我感兴趣的是你的挣扎。在0～10的刻度上，你与这种感受抗争的程度是多少？

来访者：哦，大概是3。

治疗师：大概是3。好的。你刚刚提到你的焦虑少些了。

来访者：是的，减少了一些。

治疗师：很有意思。嗯，这种情况发生了，就去享受它吧。有时候，当你不再与焦虑抗争，它确实会减少。但那不是我们要努力完成的目标，我们的目标是放下挣扎。你愿意继续做吗？让我们看看能不能把挣扎开关再调低一两挡，好吗？

情绪很重要！我们不要去驱散和忽略它们！

治疗师和来访者都有的一个常见的错误认知就是，我们要驱散或忽略情绪。这是行不通的！它们是非常有价值的信息资源和指南，所以我们要充分利用它们。问题是，当我们忙着与情绪交战或回避它的时候，我们就无法通过它去了解有价值的信息资源和指南。我们首先必须放弃挣扎，为它们腾出空间。然后去碰触它们的"智慧"并利用它们进行指导。在下一章中，我们将看到如何去做。

◻ 接纳练习的总结说明

当我们总结说明这些练习时，由一个开放式结尾的问题开场通常效果很好，如："你觉得怎么样？你注意到有什么不同了吗？"

通常，我们会得到这样的回答："很平静/和缓/安宁/舒服/不那么费劲了/轻松些了。"有时候，我们也会得到这样的回答："奇怪"或"诡异"。这种情况下我们要确认："是的，开始的时候，对于大部分人来说，这都有些奇怪或诡异，因为这不是我们通常用来应对痛苦感受的方式。"有时候，我们还会得到这样的回答："很好，那种感受消失啦！"这种情况下，我们需要给来访者解释，这只是红利，不是目的。还有的时候我们会听到："这没有用。"这种情况下我们就按照第16章中描述的方式来处理。

在这些开放式结尾的问题之后，我们可以继续问一些引导性的问题，如我们在总结说明抛锚练习时做的那样。

- 你现在留意到什么不同了吗？你被这些感觉钩住的程度轻了些吗？被它们"耍得团团转"的程度轻了些吗？你现在对行动的自我控制力强了些吗？你能控制自己的身体和语言吗？
- 你与这些感受的抗争少了些吗？这让你感到什么不同了吗？疲劳感少了吗？耗竭感少了吗？
- 投入到与我的工作中、活在当下、聚焦于我说的和我们正在做的事情，你觉得这些都容易些了吗？

当然，作为总结说明的一部分，我们总是要问："XYZ 对你来说能起怎样的作用呢？"这里的 XYZ 是来访者治疗中的行为目标。

▢ 治疗师的常见陷阱

正如认知解离工作一样，进行接纳的工作时，也要警惕几个常见的陷阱：说得太多，做得太少；强化回避；不敏感；没有把接纳联结到价值；太过强求。让我们来快速了解一下每一个陷阱。

说得太多，做得太少。试图以说教的方式解释认知解离和接纳，这真是太浪费时间了，所以要让练习具有体验性。进入到"分析瘫痪"状态很容易助长我们的融合与回避，也就是说，只做了讨论、分析和灌输知识，而没有去做体验性的工作。

强化回避。正如已经提到的那样，如果每当我们发现痛苦的感受减少了、痛苦的想法消失了，我们就异常兴奋，那么我们就强化了回避（或者鼓励了"伪接纳"）。

不敏感。如果我们没有与来访者确认和共情，如果我们缺乏敏感性，急于推进所有的精巧工具和技术，那我们就会破坏咨访关系。

没有把接纳联结到价值。如果我们没有把有价值的生活和接纳联结起来，那我们的来访者就很可能产生阻抗。

太过强求。如果来访者还没有做好准备，我们就勉强他们进入紧张的体验性练习，我们带给他们的就是一种严重的伤害，他们很可能会从治疗中脱落。

▣ **家庭作业**

一种家庭作业形式，就是让来访者正式地进行一项以情绪接纳为中心的正念练习。这对于焦虑障碍和丧失哀伤尤其有效。最理想的是在治疗中进行这样的练习，并且边练边录音，然后让来访者把录音带回家。或者你可以为来访者提供预先录制好的 CD 或 MP3 供他练习，可以是你自己的也可以是通过商业途径可购买到的。（我的 MP3"正念技术：第 1 卷"（Mindfulness Skills: Volume 1）中的第 3 个录音与本章中的情绪接纳技术非常相似，在"ACT Companion"App 上也有类似的录音。）

你也可以这样建议来访者："从现在到下次治疗之间，我不知道你是否愿意练习为自己的感受腾出空间，就像我们今天做过的那样。一旦你意识到自己正在挣扎，就做一遍练习。"然后，为了不让他忘记，你可以写下需要他练习的关键步骤，例如："观察、呼吸、扩容"或"把它想成一个物体，把呼吸带入其中"。

第三个选择是："在接下来的一周内，留意自己什么时候在与感受抗争，以及什么时候你在开放和为它们腾出空间。还要留意当你分别以这两种方式回应时，每一种的效果如何。"你还可以给来访者一份挣扎对比开放工作表（参见小附件），让他填写。

小附件

参见《ACT 就这么简单：小附件》的第 22 章（http://www.actmindfully. com.au）。在那里，你能找到：①如何在任何正念练习中增强接纳元素；②上面提到的挣扎对比开放工作表；③额外的接纳练习和隐喻，包括情绪冲浪和欲望冲浪；④我们的童年是如何为我们打造出与自我感受抗争的模式的；⑤对于我们的情绪控制着行动这一信念，该如何应对；⑥如何滴定测量接纳，让来访者不至于被压垮。

技能提升

在自己身上练习这些技术。练习为那些感受开放和腾出空间，尤其是在一场困难的治疗中和治疗后，因为一个好的治疗师应具有的能力之一就是接纳自己的情绪反应。另外：

- 大声朗读所有的练习、隐喻和其他的干预，就好像你正带着来访者工作那样。
- 回顾两三个来访者的案例，找出他们正在与之抗争或想要回避的内心体验。然后，考虑一下你可以使用哪种接纳技术来帮助他们。

撷英

接纳就是为不想要的个人体验积极地腾出空间的过程。在本章中，我们聚焦于情绪，但是同样的或稍加修改的技术也可以用于想法、形象、记忆、感受、欲望、冲动和感觉。接纳和认知解离携手同行：在接纳中，由于我们直接感受了与个人体验的接触，因此我们就可以与那些有关个人体验的想法解离。相反，当我们解离并允许自己的想法如其所是地存在时（而不是试图去改变或者回避它们），我们就是在采取接纳的行动。我们可以把认知解离和接纳一起看作"开放"。现在，希望你可以看懂我说的意思：灵活六边形就像钻石的六个切面，它的不同部分都是相互连接的。

ACT Made Simple
第 23 章

情绪是盟友

情绪很重要

偶尔我会碰到这样抱怨的人："ACT 太偏认知了，它压根就不处理情绪。"通常，我会惊愕地看着他们问："你读的是哪本教材？你参加的是哪个工作坊？"确实，你可以用一种非常偏认知的方式践行 ACT，跳过感受，只聚焦于想法，但是这样你就会错过模型中的大部分内容。

在本章中，我们将会看到的是两大主题：①关于情绪本质和目的的心理教育；②如何积极地利用我们的情绪。

情绪与身体行动

对于情绪到底是什么，科学家们一直难以达成共识。如果你想搜索出一个所有人都认可的完美定义，嗯，只能祝你好运了。但是，大部分情绪方面的专家确实在这两点上是意见一致的：

1. 任何情绪的核心都是全身上下所发生的一系列复杂的变化，包括：神经系统的变化、心脑血管系统的变化、肌肉骨骼的变化以及荷尔蒙的变化。

2. 这些身体的变化帮我们为采取行动做好准备。

我们将这些身体的变化看作感觉，例如在胸口乱撞的"小鹿"、如鲠在喉的"鱼刺"、婆娑的泪眼或者汗涔涔的双手。我们还将它们看作以特定方式去行动的欲望，例如哭、笑、喊或躲藏。当体验到一种特定的情绪时，我们很可能会用一种特定的方式去行动，这通常被称为"行动倾向"（action tendency）。但是，请注意这里的关键词："倾向"。倾向的意思是，我们有要去做某事的趋势；并不意味着我们必须要这样做，也不意味着没有其他选择。这并不意味着我们被迫以这种特定的方式行动，而做其他任何事都毫无帮助。它只是意味着我们倾向于这样去行动。

所以，举例说明，如果你因为要迟到了而焦虑，也许你倾向于超速驾驶，但是如果你愿意，你依然可以选择安全合法地驾驶。或者，当你对某人感到愤怒时，可能你的欲望、冲动、渴望或趋势是对他们大喊大叫，但是如果你愿意，你还是可以选择平静地与他们交谈。

换句话说，有时即使我们无法控制自己的感受，但是我们还是可以控制自己的外显行为——我们的身体行动。在 ACT 中，我们一次又一次很好地利用了这个能力，我们帮助人们把身体行动从他们的情绪中分离出来。如果一位来访者是为了"愤怒管理"来找我们，那么我们可以帮助他去学习如何对这种愤怒的感觉开放以及为它腾出空间，并且从他愤怒的想法中解离，与此同时，还要努力控制他的声音、面部表情、身体姿势和身体行动——这样哪怕他感觉暴怒的时候，也可以冷静地行动。同样，如果一位来访者有焦虑障碍，那么我们可以帮助他为焦虑的感觉开放和腾出空间，与此同时，控制他的声音、面部表情、身体姿势和身体行动，在令他恐惧的情境中依然可以有效行动——哪怕感觉到很恐惧的时候，他也可以勇敢地行动。

实用小贴士

有时，当我帮助来访者做这项工作时，他们会说："噢！你的意思是，装着装着就假戏真做了！"我这样回答："不！这不是让你去'假装'。不是让你假装成一个压根不是你的人。我们的目的是对自己真实，诚实地承认我们自己的感受是怎样的，真正地接纳那些感受，同时，按照你真正想要成为的人那样去行动。这里面不能有任何虚假的东西！"

我们将身体行动和情绪分离的能力，其效用令人难以置信。如果当我们感受到一种特定的强烈情绪时，能控制自己的姿势、面部表情、声音和行动，这就让我们能找到达成更好结果的方式，并按此方式行动。

例如，虽然我儿子让我感到暴怒（是的，会有这种情况），但是我有能力以温和而耐心的语调说话，双臂置于身体两侧，手掌张开，坚定自信并耐心地向他解释有什么问题，以及我期望他如何做……对于我们的关系来说，这要比当我感到暴怒时就对他大吼大叫（是的，会有这种情况）要健康得多。所有父母都知道，大吼大叫通常在短期内起作用，能让我们得偿所愿，但是从长远来看，对于一段健康的关系来说，它的效果并不好（也不是一个好榜样）。

我们的情绪有什么作用

很多来访者对情绪作用的认识不足：它们是如何进化的，它们如何帮助我们来适应自己生活的这个世界。我现在并不想把我们的治疗变成针对此类话题漫长的说教研讨会，但是对来访者进行一些心理教育，可以有效地帮助他们更灵活地回应自己的情绪。如果他们明白了痛苦的情绪是如何进化以及为什么进化而来的，也许他们就能更好地接纳它们，对自己也能更慈悲了。并且，如果他们学习了如何体会和利用自己的情绪，他们的情商将会提高，这也必将使他们受益无穷。所以，如果我们不想把问题说得太复杂，那么我们可以说情绪主要有三大作用：交流、激励、说明。

情绪交流

当我们体验到某一特定的情绪时，我们会倾向于采取特定的身体行动。通常，这些身体行动就是在与他人交流我们现在的感受是什么，而不需要我们说出来。在很多社会情境中，这是有利的。如果我看到你眼中带泪、垂头耷脑，你脸上满是丧家犬般的表情，我很容易就能猜出来你很悲伤；如果我们关系很好，并且我为人友善、关爱他人，很可能我将待你以友善和支持。

当然，从技术层面来讲，并不是情绪在进行交流。情绪是一种私人的内心体验，没有任何人可以直接知晓。真正在与他人交流的是你的身体活动：你的面部表情、身体姿势、身体动作、呼吸模式以及语音语调（还有一些不自觉的身体变化，例如眼泪、苍白的或潮红的脸色）。这些身体活动就是我们所说的"表达你的感受",你的表情、姿势、动作和声音都向别人"表达"了你内心的情绪。

我们中的大部分人从小就学会了如何调整这样的身体活动,如何改变自己的面部表情、身体姿势、身体动作、呼吸模式以及语音语调,这样我们就可以在他人面前"隐藏自己的真实感受"了。而且我们能这样做是一件好事,因为在很多情境中,这是极其有用且适用的。

但是,这项能力也有缺点。在某些情境中,当我们"隐藏自己的感受",而不是恰当地"进行表达"时,往往会适得其反。为什么?因为这让其他人很难凭直觉察觉到我们的感受,如果他们进行了错误的解读,他们就不太可能用我们想要的方式予以回应。例如,你正感到非常悲伤,却"挂了一副笑脸",并且语言表达是:"生活真美好。"这样的你,很难引发别人的支持和关爱的回应,而这却是你内心深处真正想要的。

同样,假设你正感到非常悲伤,但是你的挣扎开关开启了,你用愤怒来应对自己的悲伤,然后通过自己的面部表情、语音语调和身体姿势来表达愤怒给别人。如果是这样,别人不会以友善和关爱来回应你(像你表达悲伤时他们会做出的回应那样),反而很可能会后退,并且远离你或者与你发生冲突。

在这样的情况下,我们可以帮助来访者学习如何通过他的面部表情、肢体语言和言谈话语,来恰当地"表达"他正感受到的情绪。同时,我们可以帮助来访者发展觉察能力,更好地觉察出何时何地以及对何人表达情绪是有用的。例如,当你真的表达出自己的悲伤时,他人对你的回应如何取决于他们是谁,当时的情境如何,你与他们是何种关系,等等。所以如果你知道当你表达出悲伤时,某些特定的人很可能会对你有敌意或攻击性,那么通常来说最好不要表达出来!

当我们在适合的情境中,用恰当的身体方式向我们在意的人表达出自己的情绪时,这就是我们有可能要去交流的:

- 恐惧交流的内容是"小心,有危险"或"我觉得你很吓人"。
- 愤怒交流的内容是"这不公平或这不对""你侵犯我的领地了""我在维护属于我的东西"。

- 悲伤交流的内容是"我失去了某些重要的东西"。
- 内疚交流的内容是"我做错事了，我想要改正"。
- 爱交流的内容是"我欣赏你""我想跟你拉近距离"。

情绪激励

英文单词"emotion"（情绪）、"motivate"（激励）、"motion"（运动）和"move"（行动）的词源都来自拉丁语"movere"，意思就是"要移动"。情绪让我们做好准备以特定的方式移动自己的身体。为了帮助我们准备好对特定的刺激物进行应对的行动，它们已经进化了亿万年，它们预先为我们设计好了特定的、最可能适应情境以及改善生活的行动。

远古的"战逃反应"最早的进化来源是鱼类，可以帮助它们在有威胁时战斗或逃离。在现代人类社会，我们的"战逃反应"会引起很多强烈的情绪：沮丧、恼怒、愤怒、暴怒（战），还有担心、焦虑、恐惧以及恐慌（逃）。（注意：从技术上来说，这是"战斗、逃跑或僵住"反应，但是这个术语容易给人造成混乱，因为"僵住"（freeze）这个词有三种不同的意思。对此做出解释是超出本书范围的，但是你可以去 YouTube 上观看我的动画版"僵住的三重含义"（The Three Meanings of Freeze））。相比之下，社会情绪如内疚和羞愧，进化晚得多，并且只存在于哺乳动物中，它们来自大脑边缘系统的中心，也就是很多人称为"哺乳类脑"的那个地方。我们现今所能体验到的所有情绪都让我们倾向于以某种特定方式行动，并且去做那些已经适应我们进化历史的事情。

- 恐惧激励我们逃跑或躲藏。
- 愤怒激励我们坚守阵地、去战斗。
- 悲伤激励我们慢下来、撤退和休息。
- 内疚激励我们去修正、修复社会伤害。
- 爱激励我们去有爱、关爱和滋养。

情绪说明

我们的情绪说明了什么是重要的。它们警示我们：正在进行着一些重要的事情，那是我们需要去参与的事情。它们在我们最深层的需要和需求上

"打上了聚光灯"，如下所示：

- 恐惧说明了安全和保护的重要性。
- 愤怒说明了捍卫领土、保护边界或为属于我们的东西提出主张并战斗的重要性。
- 悲伤说明了在经历丧失之后修养和疗愈的重要性。
- 内疚说明了我们如何对待他人，以及修复社会关系的需要的重要性。
- 爱说明了联结、亲密、关系、关爱以及分享的重要性。

换句话说，我们的情绪是带来礼物的信使。此外，它们还能帮我们有效地与他人沟通交流，照顾我们自己和所爱的人们，识别并且参与到重要的事情中去。所以，我们越多地切断或脱离自己的情绪，我们就会越多地失去它们带来的益处。

如何在情绪中获得智慧

正如我在第 22 章中提到过的，许多治疗师和来访者都有错误的认知，认为我们在 ACT 中要驱散或者忽略情绪。如你所知，事实并非如此。在"推开纸"练习和"把手看作想法和感受"隐喻接近尾声时，可以说这样一句话："如果有什么是你应用起来非常有用的，那就去用吧；哪怕是最痛苦、最不愉快、最不想要的想法和感受，通常也会告诉我们一些有用的东西。"我的观点是，我们不是仅仅接纳自己的情绪，我们还要继续体会和利用它们。这个观点强调了那句经典的 ACT 名言："痛苦是你的盟友。"（Your pain is your ally.）（Hayes et al., 1999）

一旦来访者接纳了一种痛苦情绪，我们就可以用这些问题来帮助他思考。

- 这种情绪提醒你要去做哪些关爱自己和他人的事？
- 如果这种情绪能给你一些建议，它会说什么呢？
- 如果你听从了那些建议，那么它会将你引向趋向还是避开呢？
- 如果你恰当地向其他人表达了这种情绪，那会是怎样表现出来的呢？

- 他们会如何用对你有帮助的方式来回应你的表现呢？
- 这种情绪告诉了你什么？
  - 你在意的东西？
  - 对你真正重要的东西？
  - 你想要成为什么样的人？
  - 你真正想要的东西？
  - 你需要提出或应对或专注于或正视的东西？
  - 你需要多做一些，少做一些，或做出改变的事情？
  - 你需要在对待自己或他人的方式上有所改变的东西？

通常情况下，这些探讨可以揭示出重要的价值、目标、需要和渴望——然后，我们就可以利用这些来帮助来访者转入趋向行为。

利用情绪的能量

有些情绪的能量爆棚，最明显的是恐惧和愤怒。如果我们可以从毫无帮助的想法中解离，为感受腾出空间，让自己稳定，我们就可以经常利用这些情绪的能量来采取承诺行动。有一个常见的例子就是，职业演员和音乐家在他们走上舞台、面对观众之前普遍感受到的表演焦虑。这可以被有效地利用并导入到表演之中。许多表演者不会把这种内心体验表述为焦虑，而认为这是"激动""调动""兴奋"或"肾上腺素水平激增"。（如果要更深入研究此话题，可以参考我的书《自信的陷阱》（*The Confidence Gap*, Harris, 2011)）。

离解会怎样

如果来访者不能与自己的情绪联结，该怎么办呢？有的来访者完全切断了自己与情绪之间的联系，他们告诉我们说，他们"什么都感觉不到"。从技术上来说，这就是我们所说的"离解"，它与高度的经验性回避密切相关。事实上，这些来访者确实能感觉到一些东西：一种令人不快的麻木感，这经常被他们描述成空虚、空洞或行尸走肉般的感觉。在 ACT 中，对于这个问题我们可以做很多事情，这里我就不再赘述了，但是会在小附件中介绍。

> **小附件**
>
> 参见《ACT 就这么简单：小附件》第 23 章（http://www.actmindfully.
> com.au）。你会在那里找到：①如何对离解进行工作；②如何帮助来
> 访者分辨出聚焦于自己的情绪，会在何时有用以及何时无用；③放到
> YouTube 上的链接，是我创作的关于情绪神经科学的几个动画；④ ACT
> 中的情绪法则。

撷英

情绪可以提供大量的智慧和指导资源，这些资源是当我们忙于回避时无
法接触到的。在 ACT 中，当我们对情绪进行工作时，并不仅仅是观察、命名
和接纳它们，而是要积极地利用它们。记住那句经典的 ACT 名言：痛苦是你
的盟友。

ACT Made Simple

第 24 章

是什么在阻挡你

改变并不容易

你是否曾遇到过这样的来访者，离开治疗室的时候，激情四射、火力全开地说"我马上要做这个、做那个，还要做其他的"？然后下一次治疗他回来时，什么都没做。你肯定遇到过。但是只发生过几千次，对吗？当我的来访者向我如此汇报时，我会马上回答："你跟我太像了！"（你应该去看看他们脸上那惊掉下巴的表情。）"是的，"我继续说："你知不知道我多久就会有一次明明说了自己要去做什么事，但是实际上什么都没做的情况吗？"

一般情况下，那些目瞪口呆的来访者会说："哦……嗯……我觉得你不会……"

"对于这种事情，我们都是一样的，"我说。"而且，如果你的头脑跟我的一样的话，它也许现在正在打击你，给你讲那些"不够好"的故事呢！"这时候，来访者往往会狂点头，所以我们就要围绕与自我批评脱钩来做些工作，为焦虑和内疚腾出空间，并且练习自我慈悲。

然后，我会说："我们这次治疗在着手其他事情之前，能不能花点时间来明确一下是什么阻止了你？因为不管是什么妨碍了你上次的行动，它都很可能会妨碍你这一次以及下一次的行动，所以我们是不是可以找出来都是什么障碍，并且制订一个方案来应对它们呢？"

克服障碍

有很多可能存在的障碍需要去应对，只要治疗师们省略第 21 章中的重要部分，如制定 SMART 目标以及帮助来访者为可能的障碍做计划和准备，他们通常就是在不知不觉地强化这些障碍。所以要检查：你和来访者都清楚目标吗？它是 SMART 目标吗：具体的？由价值驱动的？合适的？现实的？有时间框架的？你们是否已经识别出了潜在的障碍，并且制订了应对的方案？你们制订出备选方案了吗？你们是否已经实施了第 21 章中的其他所有内容呢？

除了可能遗漏这些外，还有四种常见的障碍要去应对，它们组成了首字母缩略词 HARD（困难）：

H——被钩住了（Hooked）

A——回避不适（Avoiding discomfort）

R——远离价值（Remoteness from values）

D——可疑目标（Doubtful goals）

下面是一张简单的来访者工作表，它解释了以上标题，并且给出了"解药"。你还可以在小附件中找到可下载的版本。（这张表可以替代本书第 1 版中更复杂的那张"从恐惧到勇敢工作表"（FEAR to DARE）。）

是什么在阻挡你

这张工作表的目的就是澄清你自己内心想要去改变的障碍——找出是什么拖了你的后腿，让你不能走出自己的舒适区，不能尝试新的事物，不能面对自己的恐惧，不能应对巨大的挑战，不能追求自己的目标，不能练习新的技术，不能采取行动去解决问题，等等。

填写该工作表有两种方式。一种是填写一张有关生活中某一特定领域（如工作、教育、朋友、伴侣、育儿、宗教、爱好、健康）或你想要开始的某一特定行为的（如锻炼、烹饪、与孩子玩耍、学习）工作表。另一种是从一个笼统宽泛的生活视角来填写工作表。

H= 被钩住了（HOOKED）

你的头脑为涌现出来的这些（为什么你不能、不应该或完全不应该采取行动）所找的理由是什么？它会告诉你哪些你采取行动就会引发的恶果？请写在下面。

解药：如果你被这些想法钩住，那么你就很可能不会采取行动。所以使用你的脱钩技术。你无法让头脑不再讲述这些事情，但是你可以从中脱钩。

A= 回避不适（AVOIDING DISCOMFORT）

个人的成长以及有意义的改变，都意味着你要走出舒适区。这不可避免地会带来不适。如果你没有为那些不适腾出空间的意愿，你就不能去做对自己真正重要的事情。请把所有你不想要的痛苦的想法、感受、感觉、情绪、记忆和欲望都写在下面。

解药：使用你的"扩容"技术。练习对自己的不适开放以及为它腾出空间。在你着手开始去做那些对你重要却充满挑战的事情之前，先想一想：有可能会出现什么样的你愿意为其腾出空间的不适呢？

R = 远离价值（REMOTENESS FROM VALUES）

当你决定不去做那些重要事情时，你正在忽略的、忽视的、忘记的、抛下的或没能付诸行动的价值是什么？

解药：与你的价值联结。如果它不重要，那何必费劲去做这件充满挑战

的事情呢？如果它很重要，那么就联结到赋予它意义的东西上。在你行动的
每一步中，你要按什么样的价值生活？

D=可疑目标（DOUBTFUL GOALS）

在 0～10 的刻度上，看上去你的目标的现实程度有多少？（10=完全现实，
无论如何我都肯定会做的。0= 根本不现实，我永远也不会做。）如果你的目标
的得分低于 7，你的执行率就很值得怀疑了。你的目标太过了吗？你要做的太
多了吗？太快了吗？要求太完美了吗？你要做的是缺乏资源（如时间、金钱、
精力、健康、社会支持或必要的技能）的事情吗？请在下面写出你的目标，
并且根据它们的现实程度标记出 0～10 的刻度。

_____

_____

_____

解药：设定更现实一些的目标。让你的目标更小、更简单、更容易、与
你的资源匹配，直到你可以把它们的现实程度最少提高到 7 分。

＊　＊　＊

我的想法是，要与来访者一起通览这些常见的障碍，看看哪一个会有关
联，并且想出应对方案。如果来访者还没有学会必要的认知解离或接纳技术，
我们就把这些技术列入这次治疗的议事日程中，并且积极地在这方面进行工
作。（当然，我们不是必须要用上面的工作表；在治疗中，我们不动笔墨也可
以完成以上这些，但是工作表是非常有用的。）

动力：有效性和意愿

我们可以使用很多有用的工具来增加动力。你可能猜到了，我最喜欢的
就是选择点。假设我们有这样一位来访者，他识别出自己的一种行为模式是
自我挫败，然而他对于改变这些仍然充满矛盾或犹豫。听上去熟悉吗？让我
们来看看如何为他提供帮助。

一个选择就是去看看有问题的行为，这要根据……

▣ 有效性

为了研究一个行为的有效性，我们最重要的是找到和确认它的回报（来访者想要的结果），并且慈悲地、尊重地将回报与代价（来访者不想要的结果）进行比对。通过这样问问题，我们可以强调任何特定行为的回报：

- 当你这样做的时候（或做完后立刻）会发生什么？
- 你在某种程度上感觉很好或者更好了吗：解脱、更平静、伤害更少、冷静、放松、更强大、有道理、坚定、自信、有力量？
- 你能逃离或回避某些你不想要的东西了吗，如一个让你难受的人、地方、事件、情境、互动、任务、职责、责任、挑战或某些痛苦的想法、感受或记忆？
- 你得到或接近某些想要的东西了吗？你的需求在某种程度上得到满足了吗？

实用小贴士

记住，"回报"与"强化性后果"意义不同。所有的行为都有回报：利益、收获、奖励或此行为的理想结果。只有这些回报丰厚到可以让此行为长期保持下去，我们才会称其为强化性后果（见第 4 章）。

对于无效行为，我们的目标是让回报更低，这样它们对此行为就不再有强化性后果的作用了。无效行为可能会有很多不同的强化性后果，但是它们都可以被归为以下这两点的某种组合：

- 远离你不想要的东西。
- 接近你想要的东西。

这里有一些最常见的无效行为的强化性后果：

- 逃离／回避人、地点、情境和事件（公开回避）。
- 逃离／回避不想要的想法和感受（经验性回避）。
- 感觉很好。
- 让需求得到满足。
- 引起关注。
- 看上去不错（对自己或他人）。
- 感到自己是对的。
- 感到自己正在获得自己值得拥有的。
- 有意义（如生活、世界、自己、他人）。

让我们来看看这个确认了回报并强调了来访者无效行为代价的例子。通过使用选择点，治疗师首先识别并确认了行为的回报。

确认回报

来访者是一个 19 岁的女孩，患有创伤综合征，并伴有麻木、空虚和"心如死灰"的感觉。这种感觉越到夜晚独自一人时越严重。当情况变严重时，她会感到越来越焦虑。这些都是先于行为发生的，所以它们要写在选择点的底部。她用刀片浅浅地划伤自己的前臂来应对这些先兆。这些行为是有明显回报的：那种痛苦、那些血痕、肾上腺素的释放，再加上这让她"更能感到自己还活着"，以及将她从麻木和空虚中转移出来。

治疗师确认这些回报，同时把它们写下来（见图 24-1）。（快速提示：选择点是一个有用的视觉工具，但你并不是必须要使用它；同样的干预可以只通过对话的方式而不通过纸墨施行。）这之后，治疗师慈悲且尊重地探讨代价。（记得第 4 章的内容吗？所有的行为都有代价：损失、伤害、亏损、精力损耗或不想要的后果。如果这些代价严重到长此以往能够减少行为，那么从技术上我们就可以说它们是惩罚性后果。）

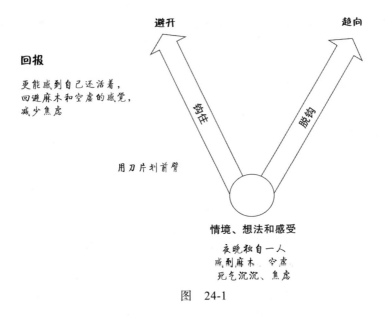

图　24-1

下一步，治疗师提出行为的代价。

强调代价

可以引出行为代价的有用问题包括：

- 你失去或错过了什么？
- 从长期来看，这让你付出了什么代价？
- 这样做造成的你不想要的后果是什么？
- 这将你与什么样的价值／目标拉得越来越远？
- 你这样做的时候需要冒什么风险？
- 这会引起什么痛苦的想法、感受和记忆？

然后，治疗师在回报的上面写下这些代价（见图 24-2）。

我们现在的目标就是通过把回报与随之而来的所有代价相联结，来削弱回报的影响。治疗师带着极大的尊重和慈悲将这个概括成如下这样："所以，承认你这样做真的有某些回报，是真的很重要。当你划伤自己时，这将你从内心空虚和死气沉沉的感觉中转移出来，让你更能感到自己还活着，这样做一直都对你有帮助。如果停止，你心里会有各种复杂的感受，所以这丝毫不奇怪。如果你不想停止这样的做法，那么我并不会给你压力。我们现在的工作是针对你想要什么样的生活，并不是我认为你应该或不应该做什么。但你正在告诉我的是，尽管确实有一些大大的回报，但是还有一些非常严重的代价——你手臂上的疤痕、你感到羞耻、需要掩饰伤口、让你母亲难受，而且它还拉着你远离了你找出来的那个最重要的价值之一——自我关爱。"

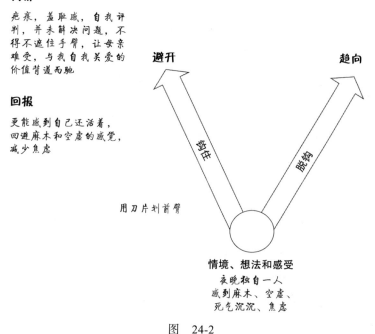

代价

疤痕，羞耻感，自我评判，并未解决问题，不得不遮住手臂，让母亲难受，与我自我关爱的价值背道而驰

回报

更能感到自己还活着，回避麻木和空虚的感觉，减少焦虑

避开　　　趋向

钩住　　脱钩

用刀片划前臂

情境、想法和感受

夜晚独自一人
感到麻木、空虚、
死气沉沉、焦虑

图　24-2

由于我们强调了当下行为的无效性，因此与此同时，我们就要增强进行新的、更有效行为的意愿。

意愿

意愿干预正好是有效性干预的反面。首先，通过对价值和目标的工作，我们找出来访者想要做的不同的事。只是口头说"我想要停止这个行为"是不够的，我们需要澄清："不做这个，你要去做什么？"换句话说，下次类似的先兆出现时，来访者想要用什么样的有效的、由价值引导的，并且与之前不同的行动方式回应？

在这个案例中，来访者在治疗师的指导下想出了两个更适合的行为：①用润肤乳按摩前臂；②进行自我慈悲练习"友善之手"（见第 18 章）。然而，毫不奇怪，她有点犹豫要不要这样做。为了提高来访者进行新的更有效行为的意愿，我们需要强调新行为的回报，同时还要慈悲地承认这样做的代价。让我们首先看一下回报吧。

强调回报

为了找出投入到更有效行为中所能带来的回报，我们要去探讨：

1. 即时回报（如按价值生活就立刻能带来的奖赏）；
2. 潜在回报（如实现某人的目标有可能带来的奖赏）。

可以问的有用问题包括：

- 看上去这样做会更像你想要成为的人那样吗？
- 看上去这样做像是要转向你想去的方向吗？
- 在你迈进每一小步时，你会带着什么样的价值生活？
- 这是一个趋向行为吗？
- 你要主张什么？
- 这样做会给你带来什么评价？
- 这样是按你的方式生活吗？
- 如果你成功地完成了，那么最可能带来的益处是什么呢？

在强调了回报之后，我们可以慈悲且尊重地探讨和确认所涉及的代价。

确认代价

可以问的有用问题包括：

- 有可能产生什么样痛苦的想法、感受或记忆？
- 你可能冒什么样的风险？
- 你可能会丢失、错过或需要放弃什么？

让我们回到案例中的来访者。在引出她的回答之后，治疗师把这些信息记在选择点的另一边，如图 24-3 所示：

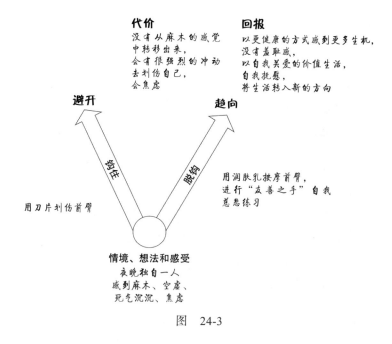

代价
没有从麻木的感觉
中转移出来，
会有很强烈的冲动
去划伤自己，
会焦虑

回报
以更健康的方式感到更多生机，
没有羞耻感，
以自我关爱的价值生活，
自我抚慰，
将生活转入新的方向

避开　趋向

钩住　脱钩

用润肤乳按摩前臂，
进行"友善之手"自我
慈悲练习

用刀片划伤前臂

情境、想法和感受
夜晚独自一人
感到麻木、空虚、
死气沉沉、焦虑

图　24-3

现在，治疗师可以探讨意愿了："那么下一次夜晚来临，你独自一人感到麻木和焦虑时，这将会是你的一个选择点。你可以做你通常做的事，也可以做一些不同的事，选择权在你。如果你选择了按摩自己的胳膊，以及进行'友善之手'练习，那就会有很多回报。（治疗师概述出主要的益处。）但是随之而来的还有一些困难的东西。（治疗师概述出代价。）所以重要的问题是：为了能继续进行这些趋向行为，你有意愿为所有这些困难的东西腾出空间吗？"（这个问题抓住了意愿的本质。）

当然，如果来访者说她不能应对焦虑、划伤自己的冲动或麻木的感觉，那么治疗师应该考虑到价值，并且将治疗转入到积极脱钩的技术工作上：认知解离、接纳、抛锚、自我慈悲等。

治疗师可能还想看看如何改变先兆发生时的情境。如果来访者大部分时间都是独自一人，并且想要改变这种状况，那么社交互动和走出家门就会成为下一步承诺行动的重点。（记住，我们不是要被动地接受诸如社交隔离这类的困难情境，我们承诺为了改善它而行动。）

违背承诺

任何人都有违背承诺的时候，这是作为人类的一部分。通常，我们的来访者很快就会提及关于失败的这个问题："我失败了怎么办？""我之前也尝试过这样做，但是从来都坚持不下来。"如果来访者没有提出这个问题，我们自己也要提出来。举例如下：

治疗师：显而易见，有时在这种事情上你难以坚持下来。你知道为什么吗？

来访者：为什么？

治疗师：因为你是一个真实的人啊，你不是漫威漫画里的超级英雄。没有人是完美的。没有人能一直按照自己的价值生活，或者是严格执行我们说好要去做的。当然，我们这样做可以过得更好。但是，我们永远都不可能是完美的。

我们与来访者进行这些重要的对话，是要帮助他从"应该"和"必须"、不现实的期待以及完美主义的想法中脱钩。现实是我们能越来越好地保持在正轨上前行，当我们脱离轨道时，能越来越快地把持自己，越来越好地再次回到轨道上。同时，我们是不完美的、会犯错误的，有时候（很多时候）我们会退回到旧模式之中。当我们脱离轨道时，对我们有帮助的就是自我慈悲：对我们自己友善、关爱和接纳。从那里，我们就可以与自己的价值重新联结，并且再次前行。对我们并无帮助的就是自我打击。我喜欢这样对来访者说："如果自我打击是一个很好的改变行为的方法，到目前为止，你不就已经完美了吗？"然后，我加上这句："我不知道如何能让你的头脑不再打击你，但是你能做的是观察它、命名它，并且当它开始时与它脱钩。"

与来访者讨论以下这两个重要的承诺模式，也是很有助益的。

- 模式1：做出一项承诺，违背一项承诺，放弃。
- 模式2：做出一项承诺，违背一项承诺，舔舔自己的伤口，振作起来，从经验中吸取教训，重新回到正轨，做出另一项承诺。

第一种模式会将我们带入困境。第二种模式会带领我们不断成长。你可以让来访者去辨别他们自己的模式，如果是模式1，请他们诚实地根据有效性对这个模式进行评估。

　　基本上，我们想让来访者去建立越来越强大的价值行动模式，并将此扩展到其生活的各个领域。同时，在这个过程中，我们想让来访者成为自己的 ACT 治疗师：找出自己的障碍，并以核心的 ACT 过程来应对。

如果一切都以失败告终

　　如果这些无一奏效，来访者还是处于卡住的状态，那么我们可以鼓励她：

　　1. 承认目前什么也帮不上自己。将来，这种情形有可能会改变，目前现状是这样。

　　2. 承认自己痛苦的想法和感受，并且练习自我慈悲。

　　3. 意识到她的生活要比这个问题重要得多，并且把重心转移到其他生活领域中。在那些领域中，她可以按照自己的价值生活，选择趋向行为，投入到生活肯定能给予的东西中去。

家庭作业和下一次治疗

　　对于家庭作业，希望你的来访者能够采取他在治疗中承诺的行动。在下一次治疗中，我们会检查一下到底进展如何。来访者是否按目标（或他的备选方案）坚持执行了？如果坚持执行，会有什么样的感觉？这为他的生活带来了哪些不同？在这个价值引导的方向上，该如何走下一步？如果他并没有按目标执行，我们要探究一下是什么阻碍了他，并且采取必要的步骤，如本章中所述，让他再次行动起来。

小附件

参见《ACT 就这么简单：小附件》的第 24 章（http://www.actmindfully.com.au）。在那里，你会找到一张 HARD 障碍的工作表。

技能提升

一些建议：

- 自己填写一张 HARD 障碍的工作表。找出一个你生活中的重要领域被卡住的地方，弄清楚你可以做什么来让自己再次行动。想想在价值引导的方向上你可以前进的一小步，然后做出一项公开承诺（例如，对一位朋友、同事或你的伴侣）以执行下去。
- 如果你按自己的承诺执行，那就带着正念去做，并且观察这给你的生活带来了哪些不同。如果你没有执行下去，按照 HARD 障碍的工作表找出是什么阻碍了你。
- 挑选两个你的来访者被卡住的案例，运用 HARD 障碍的工作表来找出他们可能的障碍。然后写下几个你帮助他们再次行动的办法。
- 挑选两三个你的来访者被卡住的案例，在选择点上标画出问题，要包括代价和回报。

撷英

我们的来访者，就如我们一样，经常在做那些让生活更美好的事情时以失败告终。我们要将其正常化，确认它，找出障碍是什么，并且设法想出有效的策略来克服这些障碍。HARD 这个首字母缩略词（被钩住了、回避不适、远离价值和可疑目标），对你和来访者来说都是一个好方法，可以帮助你们记住和识别出行动中的常见障碍。

第 25 章

观察性自我

警告：棘手的概念来了

以己为景，亦称观察性自我，毫无疑问是在学习（和写作）ACT 中最让人混乱、最棘手的部分。我的头脑正在说：你做不好的！这个太复杂了！你绝不可能把它弄得简单明了！你会把大家都弄迷糊的。好吧，谢谢你，我的头脑！现在，让我们为此努力一搏吧……

以己为景概述

通俗表达：以己为景是进行所有观察工作的你的那个部分。从隐喻角度来说，它就像①你内部的一个"安全空间"，在那里，你可以对痛苦的想法和感受"开放"并"腾出空间"；②一个"观点"或"视角"，你可以从这里"退后一步"，察看自己的想法和感受。通过真正地观察到我们正在进行观察，或者换句话说，通过特意将觉察带入我们自己的觉察，我们可以进入这个"心理空间"。

目标：促进认知解离，特别是与概念化自我解离。进入到可以观察到内部困难体验的一个安全和稳定的视角，这样来促进接纳。促进与当下时刻的灵活接触。在持续变化的过程中，体验到自我的稳定感，体验到一种自我的超越感，即你不仅仅是你的身体和思想。

同义词：自我视角、察看性自我、观察性自我、察看者自我、无声自我、超然自我、洞明觉察、延伸的你、你观察的那部分自我、在观察的那个"我"。

方法：或早或迟，任何一个持续的正念练习都会逐渐把我们导入到一种以己为景的体验中。通过积极地对自己的观察进行观察的练习，以及对观察性自我形象化的隐喻，我们可以加强对此的理解。

何时使用：促进接纳时，特别是当来访者害怕被他自己的内在体验所伤害时使用。促进认知解离时，特别是当来访者与自我概念融合时使用。加强自我稳定感时，特别是当生活状态混乱或生活有戏剧性改变时使用。为了应对创伤性事件，或作为精神成长的一部分来加强自我的超越感时使用。

欢迎来到困惑之地

为什么几乎对于所有人来说，以己为景都是 ACT 模型中最令人困惑的部分呢？嗯，最起码一个很大的原因是，这个术语本身就有双重含义——彼此相互联结，但又截然不同。大部分情况下，ACT 教材里都使用"以己为景"这个术语来代表"观察性自我"（noticing self）（或察看者自我（observer self）），即超越自然人类的那部分在对人的所有内部和外部世界进行正念的观察。你也可以将这种体验叫作"元觉察"（meta-awareness）或"纯粹觉知"（pure awareness）。这种体验源于人们对自己觉察的觉察、对自己观察的观察、对自己意识的意识。（注意：将之称为一个"自我""部分""方面"是为了进行隐喻性表达；从技术上讲，它是内隐行为的一部分。）

教材使用"以己为景"这个术语来表示"灵活的观点采择"这个过程是不太常见的。灵活的观点采择是很多 ACT 技术的基础，包括认知解离、接纳、接触当下、自我觉察、自我反馈、共情、慈悲、思维原理，以及对未来和过去的心理投射。在我的高阶教材《在 ACT 中畅行》中，我对 SAC 这种不常见的意思做了研究。为了保持本书的简洁性，我还是主要着重于这个术语更传统和广泛的用法：观察性自我或察看者自我。但是，在第 27 章，我也将触及 SAC 的另一个意思——灵活的观点采择。

很多教材还提到了术语"自我过程"（self-as-process），这为此概念更增了一层困惑。这个术语也有双重含义。

1. 它描述了有意识地去观察你的想法、感受、行动和任何你看到、听到、摸到、尝到和闻到的东西的一个持续性过程。可以说，更恰当的说法叫"自我觉察"（self-awareness）。

2. 它描述了从上述过程中所生成的自我的感觉。不幸的是，在这样使用该术语时，很多治疗师发现就算能把它和"以己为景"区分开，应用起来也是很难的。

正因为存在如此令人困惑的状况，我将不会再使用"自我过程"这一术语。（你可以放心地舒口气了。）

但是，等等，我们还没有离开这个困惑之城呢！我们还需要讨论一下概念化自我（conceptualized self）或自我概念（self-concept）。正是所有的信念、想法、看法、事实、评判、叙述、记忆等互相交织，才组成了你的自我概念或自我意象（self-image）：描述作为一个人来说"你是谁"，你怎么会是这样的，你的特质是什么，你有能力（或没有能力）做什么，等等。与自我概念的融合在治疗中呈现出很多不同的类型："我被压垮了""我有毛病""我一文不值""我是个瘾君子""我是上等人""我是下等人""我是废物"等。（很多教材又来给术语的混乱添油加醋了，它们使用"故事自我"（self-as-story）或"内容自我"（self-as-content）这样的术语来代表与自我概念融合的体验。）

总的来说，以己为景说的就是这样一个点：观察从这里开始，观察从这里的角度或视角开始，你的这个部分在观察着所有正在被观察的东西。

在大部分教材和培训中，你会找到三个宽泛的干预类别，它们都可归到灵活六边形的这个部分：

1. 观察性自我的隐喻。

2. 涉及观察自己观察的体验性练习。

3. 从自我概念中解离的练习。

我们来简短地对它们进行一下探讨。

观察性自我隐含在所有正念中

基础的正念引导语"观察 X"指的是从一个点或角度对 X 进行观察。并且，这个点或角度永不改变。我观察自己的想法，我观察自己的感受，我观察自己的身体，我观察身体之外的世界，我甚至可以观察自己的观察。也就是说我在持续地观察着变化。但是这个观察开始的那个点或角度永远不会变：穷尽一生，我／此时／此地的一个点或角度都一直在观察着所有的东西。在 ACT 中，我们的观察开始的这个恒定不变的点被称为"以己为景"。

如果你觉得弄懂这个概念非常困难，那么这毫不奇怪，因为观察性自我是一种所有语言都无法形容的体验。无论我们用什么语言来描述它，用什么形象来创造它，用什么信念或概念来构建它，这些都不是它！正是我们非言语信息的那个部分，观察或者察看着所有那些我们曾经尝试和描述的语言、形象、信念和概念。我们在语言上最能接近这种非言语体验的方法就是通过隐喻，例如下面马上就要介绍的那些。（注意：在你学习理性框架理论时，你会发现它并非真的是一种非言语体验，但是出于我们的目的，我们可以认为是这样。）

引入以己为景

正如所有 6 个核心过程一样，我们可以把以己为景带入任何治疗。在第 5 章和第 10 章，我提到过通过我们的治疗"播撒 SAC（以己为景）的种子"。如果我们已经完成了这项任务，那么在治疗中任何有用的时刻，我们都可以选择使用本章的方法，积极地"浇灌"那些种子。

在大部分 ACT 治疗程序中，几次聚焦于认知解离、接纳和灵活注意的治疗后，就可以引入以己为景了。我们可以说："你一直以来做的所有事情都与观察有关——观察想法、观察感受、观察你的呼吸、观察你的趋向和避开行为，等等。奇怪的是，我们总是在进行着观察的那个部分——嗯，实际上我们的日常用语中并没有相应的专有名词。我们能用的最接近的词就是"意识"或"觉察"，但是它们也不够贴切。我个人经常会把它称作"观察性自我"或"你观察的那个部分"。实际上，在所有你学习的这些不同的脱钩技术中，你一直都在使用着你的这个部分，所以它挺重要的。那么，我们花点时间来探讨一下可以吗？"

　　如果来访者同意，那么接下来我们常常都是先介绍一个能帮助来访者理解 SAC 的隐喻来对 SAC 进行探索，然后，介绍一个正念练习让来访者真正地体验它。

SAC 隐喻

　　SAC 有很多隐喻，但是接下来的舞台剧隐喻是我认为最简单的一个，可以很容易地让来访者对这个复杂的概念有一点理解。

　　舞台剧隐喻

治疗师：我能跟你分享一个观点吗？

来访者：当然可以。

治疗师：嗯，有时候我觉得，如果我们可以把生活看成一场盛大的舞台表演，会很有用。对吗？那是一个巨大的舞台，正在上演着形形色色的剧目。那里有你所有的想法和感受，还有你可以看到、听到、摸到、尝到、闻到的所有东西，以及所有你可以用身体去做的行为。每时每刻，这场表演都在变化着。你知道，有时候舞台上发生的事是非常美妙的，但有时候可能是糟糕透顶的，对不对？

来访者：嗯。

治疗师：你的一部分可以退后一步，并且观看表演。它永远都在，永远在看着。可以拉近去看到演出的任何部分，将细节收入眼底，也可以拉远去看到整个画面。

　　（注意：我发现大部分来访者都可以理解这个隐喻，通常到这一点我就会停下来。但是，如果我们希望能引出 SAC 中其他的超越性特性，例如它的连续性、它恒定不变的存在性，那么我们可以继续以下部分。）

治疗师：重要的是，这场表演每时每刻都在变化，但是观看的那个部分不会变。它永远在那里，永远在观察，无论舞台上发生什么，无论这场表演好坏与否。

* * *

我们可以把这个隐喻与之前的认知解离和接纳工作绑定起来：想法和感受就像舞台上的表演者，倾尽全力去吸引你的全部注意力——如果你不够小心，它们就会抓住你，并且把你拉上舞台（融合）。认知解离和接纳都会涉及从舞台那里退后，这样你就可以更清晰地看到演员，并且看到更多的表演。

其他两个隐喻是棋盘隐喻（Chessboard metaphor）（Hayes et al., 1999）与天空和天气隐喻（the Sky and the Weather metaphor）。它们传达了 SAC 更多的空间特性：感觉到它是你内心的"安全空间"，或者是可以容纳你想法和感受的一个空间或容器，这使得它们对加强接纳尤其有用。下面是天空和天气隐喻，你可以在小附件中找到棋盘隐喻。

天空和天气隐喻

这个绝佳的隐喻（源于印度教、佛教以及道教）将观察性自我比作天空。我们可以在与来访者的交流中使用这个隐喻，但是，我通常更倾向于在一个正式的正念练习结束时介绍它，如下所示：

治疗师：你的观察性自我就像天空。想法和感受就像天气。天气不断变幻，但是无论它多糟糕，也丝毫不能伤害到天空。最强烈的雷雨、最猛烈的飓风、最惨烈的冬日暴风雪，这些都无法伤害到天空。而且无论天气多么糟糕，天空永远都为它们留出空间。而且，天气迟早都会改变的。

有时候，我们忘记了那里有天空，但是它仍然在那儿。有时候，我们看不到天空，它被云层遮住了。但是如果我们上升到足够超越那些云的高度，哪怕是最厚的云、最黑的云或是雷雨云，迟早我们会抵达万里晴空，那里无边无际、纯净无暇。你可以学会越来越接近自己的这个部分：内心的一个安全空间，在这里可以为痛苦的想法和感受开放和腾出空间；一个安全的视角，从这里可以退后来观察它们[⊖]。

⊖ 退一步，海阔天空。——译者注

▣ 体验性练习：观察你的观察

几乎没有人可以从以上提到的隐喻中直接体验到以己为景。这些隐喻帮助我们把观察性自我概念化，并且对它的特性有所了解，但是它们不会给我们真正的体验，因此，我们需要做体验性的练习。

有一个将以己为景带入任意正念练习的简单方法，就是抓住时机插入一句引导语，如："当你观察 X（你的呼吸 / 你的想法 / 你胸口的这种感觉 / 你舌头上葡萄干的味道）时，要觉察到你正在观察。这里有 X，还有你的一个部分正在观察 X。"

也可以是这样："要意识到那里有一个'你'——在你的双眼后面还隐藏着一个正在观察着这一切的'你'。"

下面的练习就介绍了这类引导语。

你的想法来了……

治疗师：找到一个舒服的姿势，然后闭上双眼。现在观察：你的想法在哪里？看起来它们的位置在什么地方？在你上面、后面、前面，还是在你的一侧？（停顿 10 秒。）观察那些想法的形式：它们是图像、文字，还是声音？（停顿 10 秒。）观察它们是移动的还是静止的？如果是移动的，是什么样的速度和方向？（停顿 10 秒。）注意这里正在进行的是两个独立的过程：一个是思考的过程——你的头脑正在抛出各种各样的文字和图像；另一个是观察的过程——你的一个部分正在观察所有的那些想法。（停顿 10 秒。）

现在，这让你的头脑开始运转、争论和分析了，那我们再做一遍吧。

观察你想法的位置在哪里……它们是图像还是文字，移动的还是静止的？（停顿 10 秒。）现在你的想法来了，同时你的一个部分能够观察它们的来来往往。你的想法不断变化，但是观察它们的那个"你"没有变化。

现在，这又让你的头脑开始运转、争论和分析了，那我们就最后再做一遍吧。观察：你的想法在哪里？它们是图像还是文字，移动的还是静止的？（停顿 10 秒。）你的想法来了——"你"就在那里，察看着它们。你的想法在变化，观察的那个你没有变。

实用小贴士

这类练习中可以用的指导语多种多样。我们可以说："你的一个部分在观察""你正在观察""观察一下谁正在观察""你的一个部分'正在那里'观察着"。去体验吧，找到对你和你的来访者最有效的那一个版本。

讲述和倾听

还有另一个超短的练习。

治疗师：接下来的 30 秒钟内，请你安静地倾听头脑正在说的话。如果你的想法停止了，也要继续去听，直到它们再次出现。（暂停 30 秒。）那么现在你知道了：你头脑里有一部分在讲述 思考的那部分，你头脑中还有一部分在倾听——观察的那部分。

延伸的你

接下来的练习源自海斯及他的同事（1999），是一个经典的观察者自我练习的精简版本，通常被称作"延伸的你"（The Continuous You）练习。这个练习看上去有点复杂，但它基本上是由五个重复的引导语构成：

1. 观察 X。

2. 这里有 X——那里有你的一部分正在观察 X。

3. 如果你能观察到 X，你就不可能是 X。

4. X 是你的一部分，但是你的范围要远远超出 X。

5. X 在变化，观察着 X 的你的那部分不会变。

X 可以包括以下某些或全部：你的呼吸、你的想法、你的感受、你的身体、你扮演的角色。我与我的大部分来访者都是一次就完成整个练习，花费大概 15 分钟时间，但是你也可以将它拆成更小的部分，一边说明一边练习每一个小部分。通常我会以天空和天气隐喻来结束这个练习，这会起到很强大的作用。

治疗师：我请你坐直，双脚平行安放在地面上，可以把目光固定在一个点上，也可以把眼睛闭上……观察你呼吸的气流进入和流出肺部……观察它进入你的鼻腔……下行到肺部……又回来……当你在做这些时，要觉察到你正在进行观察……你的呼吸来了……你正在观察它。（停顿 5 秒。）如果你能观察到自己的呼吸，你就不可能是这个呼吸。（停顿 5 秒。）你的呼吸在不断变化……有时浅，有时深……有时快，有时慢……但是你在观察呼吸的那个部分没有变化。（停顿 5 秒。）当你还是个小孩子时，你的肺要小得多……但是在儿时观察呼吸的你，与作为成年人在观察的那个你，都是同一个你。

现在，你的头脑可以运转、分析、讨论和争论了……那么退后一步去观察，你的想法在哪里？它们的位置在哪里？它们是移动的还是静止的？它们是图像还是文字。（停顿 5 秒。）当你观察自己的想法时，要觉察到你正在进行观察……你的想法来了……你正在观察它们。（停顿 5 秒。）如果你能观察到自己的想法，你就不可能是你的想法。（停顿 5 秒。）这些想法是你的一部分，但是你的范围远比这些想法大得多。你的想法在不断变化……有时真，有时假……有时积极，有时消极……有时开心，有时伤心……但是你观察想法的那个部分没有变。（停顿 5 秒。）当你还是个小孩子时，你的想法与现在是那么不同……但是在儿时观察想法的你，与作为成年人在观察的那个你，都是同一个你。

现在，我并不期待你的头脑会同意这一点。事实上，我预料到余下的整个练习中，对于我说的任何东西，你的头脑都会争论、分析、攻击或理性地考察，那么看看你是否能允许那些想法如同路过的汽车一样来来往往；同时，无论你的头脑多努力地想把你拉走，都要看看你是否能投入到练习中。（停顿 5 秒。）

现在，观察你坐在椅子上的身体……（停顿 5 秒。）一边做，一边觉察你正在进行观察……你的身体在这里……你正在那里观察它。（停顿 5 秒。）你的身体和你婴儿时、孩提时、少年时已经不一样了……可能多了点什么，也可能少了点什么……你有了疤痕、皱纹、痣、斑痕和雀斑……你的皮肤与年轻时已经不同了，这是肯定的……但是你观察自己身体的那个部分永不会变。（停顿 5 秒。）孩童时照镜子，你看到的影像与现在大不相同……但是那时候观察自己影像的你与今天观察自己影像的你，都是同一个你。

现在，快速地从头到脚扫描你的身体，观察那些不同的感受……放大那个引起你兴趣的感受……带着好奇去察看……观察它从哪里开始和结束……观察它有多深入……还有它是什么形状……是什么温度……当你观察这个感受时……要觉察到你正在进行观察……感受在这里……你在那里观察它。（停顿 5 秒。）如果你能观察这些感受，你就不可能是这些感受。（停顿 5 秒。）这些感受是你的一部分，但是你的范围远比这些感受大得多。你的感受和感觉在不断变化……有时感到开心，有时感到伤心……有时感到健康，有时感到病痛……有时感到压力，有时感到放松……但是你观察感受的那个部分没有变。（停顿 5 秒。）现在，当你在生活中感到害怕、愤怒或悲伤时……观察这些感受的你与小时候观察感受的那个你，都是同一个你。

现在，观察一下此刻你正在扮演的角色……当你这么做的时候，要觉察到你正在进行观察……现在，你在扮演着来访者的角色……但是你的角色在不断变化……有时，你的角色是一个母亲/父亲、儿子/女儿、兄弟/姐妹、朋友、敌人、邻居、对手、学生、教师、公民、客户、工人、老板、雇员，等等。（停顿 5 秒。）

当然，有些角色你不会再扮演了……就如小孩子的角色……十来岁懵懂少年的角色。（停顿 5 秒。）但是观察着你角色的那个你没有变……一直是同一个你在观察着你的角色，观察着所有你在角色中说的和做的事情，甚至当你很小的时候。

我们对你的这个部分没有一个很好的通俗说法……我会将它叫作观察性自我，但是你不必这样叫它……你想怎么叫就怎么叫……这个观察性自我就好像天空。（用天空和天气隐喻来结束这个练习。）

这个加长版的练习将来访者带回到几段他生命中不同时期的记忆中，并且让他意识到在任何情况下，当记忆被"记录"时，观察性自我都在那里。

很多来访者觉得这个练习是一场非常扰动心弦的心灵体验。但是，最好不要在练习后进行分析，否则可能就会有将其理性化的风险。

一旦你介绍了观察性自我，你就可以将它引入治疗中，作为促进认知解离和接纳的一个简短干预："看看你是否可以退后一步，用观察性自我看看这个想法／感受。"在以下的逐字稿中，你能看到这是如何展开的，这是紧跟在认知解离、接纳和以己为景工作后的第四次治疗。来访者是一位中年女性，她想让她 26 岁的儿子搬出她的家。

来访者：（脸色苍白、神情紧张、焦虑不安）我不知道我能不能做到。我想去做，我的意思是，我想让他走……我受够他了……但是……我感到非常……嗯，我是他的妈妈，对吧？哦，天哪。我受不了这种感觉了。

治疗师：后退一步待一会儿，看看你是否可以启动你进行所有观察的那个部分……观察所有那些想法在你脑海里嗡嗡作响……所有那些感受围绕着你的身体盘旋往复……观察你坐在椅子上的身体……观察你周围的房间……你能看到和听到什么……包括坐在这里的，又矮又老的我……这里正上演着一场舞台剧——同时，你的一个部分在那里，它能退后去观察这个表演……运用你的那个部分，观察你身体内的感受……并且要意识到它只是一场比它大的多得多的表演的一部分……舞台上还在发生着太多太多其他的事情。你的头脑说你受不了这种感觉，但是当你用观察性自我退后并看着它的时候，情况真的是这样吗？

来访者：不是。当我这样看它的时候，好像容易些了。

治疗师：更容易为它腾出空间了吗？

来访者：是的。

治疗现在转入到对母亲价值的一次探讨中了。这个环节表明，让儿子离开家是为了鼓励他独立，帮助他"成长"，创造出一种有助于她与丈夫更亲密的家庭氛围。大约 10 分钟后，治疗师又回到了观察性自我。

治疗师：我们可以再用一点时间，让你再回去接触这个观察的部分吗？（来访者点头同意。）好的，所以再一次，观察穿过你头脑的想法……观察渗透你身体的感受……观察那场舞台表演在这几分钟内已经有了变化……但是你观察表演的那个部分没有变化。

在治疗接近尾声时，治疗师又做了一次这个简短的练习，然后这样继续：

治疗师：我不知道你是否愿意每天做两三次这个练习——花点时间退后，观
　　　　察舞台表演。观察它一直在变化——新的想法和感受在舞台上"卖
　　　　弄风骚"，这是一个永无止境的过程。当你那样做时，联结你观察的
　　　　那个部分，看看你能不能真的理解，它是怎样一直存在的，怎样随
　　　　时可用的，怎样按需帮你拉近和推远这场表演的。

▢ 与自我概念解离的练习

　　来访者经常会说："我没有自尊"或"我想更有自尊一些"。自尊的构建
有所不同，它们大部分可以归结为这一点：自尊 = 建立一个正面的自我形象。
大部分的自尊课程都把很大的重心放在正面地评估自己、聚焦于你的强项，
以及努力减少或消除负面的自我评判上。但是，从 ACT 的角度看，无论自我
形象是正面的还是负面的，与之融合都很可能会制造问题。我希望下面的这
篇有关认知解离练习的逐字稿能说明这一点。

好自我／坏自我练习

　　对于与自我概念解离来说，这是一个简单但有力量的练习。做该练习你
需要准备纸和笔。

来访者：但高自尊是很好的，不是吗？

治疗师：嗯，你有 3 个小孩，对吗？

来访者：是的。

治疗师：假设你的头脑告诉你，"我是一个超棒的妈妈，我的工作很出色"。
　　　　如果你固守着这样的想法，毫无疑问它肯定会带给你高自尊。但是
　　　　如果你完全被它钩住，会发生什么？每天都说服自己是一个超棒的
　　　　妈妈，做的工作很出色，完全不需要任何提高？

来访者：（咯咯笑）哦，从最开始就不是这样的。

治疗师：好的，那么一个代价就是你脱离了现实。还有什么？如果你认为自
　　　　己做的任何事都是百分之百优秀的，那么你和孩子们的关系会怎
　　　　么样？

来访者：我猜当我做错事情的时候，自己可能意识不到。

治疗师：当然。你会缺少自我觉察，也许还会变得不敏感。而且你不会成长
并发展成一个更好的妈妈，因为那些只有在你能看到自己的错误并
且从中吸取教训时才会发生。现在让我来问你：假想一下，不知怎
么你能够神奇地出席自己的葬礼——你是一个天使或友善的鬼魂，
或你是从天堂往下看——下面这两句话，你想要你的孩子说哪句：
"当我需要妈妈的时候，她真的一直都在"，还是"妈妈对自己的评
价真的特别高"？

来访者：（大笑）第一个。（困惑）但是自尊难道不能帮助我成为更好的妈妈吗？

治疗师：好问题。你愿意和我一起做一个小练习，来找找答案吗？

来访者：当然。

治疗师：妙极了。（治疗师拿出一张白纸。）所以当你的头脑想要打击你时，它
对你说的最恶毒的话是什么呢？

来访者：（叹气）还是那几样。我很胖，还有我很蠢。

治疗师：好的。所以这是"坏自我"："我很胖"和"我很蠢"。还有其他的吗？
（治疗师又引导出一些负面的自我评价，并把它们全部写在纸的其中
一面上。然后，他把纸翻到了另一面。）头脑对你很友好的时候并不
多，但是那时候它说的关于你的好话有哪些呢？

来访者：嗯，我是一个好人。我对别人很友善。

治疗师：好的。所以这是"好自我"："我是一个好人"和"我很友善"。还有
其他吗？（治疗师又引导出一些正面的自我评价，并把它们全部写在
翻过来的这一面上。）这有点像我们几次治疗之前做的那个练习。那
么，如果你愿意的话，请把这张纸举起来放在面前，让你自己可以
看到所有负面的东西。就是这样，把它放在你正前方，这样你就能
看到它了。（来访者将纸举到自己面前，这样治疗师就从她的视线里
消失了。）抓紧它，完全沉浸到你的"坏自我"中。现在，你是非常
低自尊的，对吗？

来访者：是的。

治疗师：想象一下，在你面前的就是生活中所有重要的东西，是所有对于你来说很重要的人、地方、东西和活动。那么，当你被困于这些关于自我的故事中时，你其余的生活发生了什么？

来访者：消失了。

治疗师：你能感到投入、与你爱的人以及重要的东西产生联结吗？

来访者：不能。我看不到它们。

治疗师：好的。现在，把纸翻过来，这样你就可以看到所有关于自己的正面想法了。做对了，把它保持在你面前。（来访者把纸翻转后，继续举在自己面前。）现在，完全沉浸到你的"好自我"中，抓紧它，让所有可爱的正面想法把你钩住。现在你真的是高自尊了。但是在这里时，你其余的生活发生了什么？你能感到投入、与你爱的人以及重要的东西产生联结吗？

来访者：（咯咯笑）不能。

治疗师：好的。现在把纸放在腿上。（来访者照做。）现在，你感到有什么不同吗？

来访者：（来访者看着治疗师，他们都笑了。）好多了。

治疗师：更容易对重要的东西投入和联结了？

来访者：对。

治疗师：要观察，只要你把它放在腿上，不管是哪一面朝上，好自我、坏自我都不重要。只要你不紧握着它或全神贯注于它，它就无法阻止你去做自己想要做的事。所以，对于你想要成为的那种妈妈来说，什么是更重要的？努力去抓住所有这些关于你有多好的想法不放，同时远离那些负面的想法，还是对你的孩子全情投入，与他们联结，真正与他们在一起？

来访者：当然是与我的孩子们在一起。

我是谁

有时候，来访者会问："嗯，那么我是谁，如果我不是我脑袋里的故事，我是谁？"如果我们不小心应对，在这一点上就很容易陷入深奥的哲学讨论中。但是 ACT 的目标并不在此，所以我们不想这样做。我们是指导师和治疗师，不是哲学家和大师。所以我通常是这样回答的："这是一个很好的问题。在谈到'自我'时会有很多不同的方式，但是在日常用语中，我们倾向于用这两种方式：生理的自我，即我们的身体；以及思考的自我，即我们的思想。但是第三种自我很少被提到：这个'观察性自我'，我们可以用它来同时观察自己的思想和身体。而你就是所有的这些东西：思想、身体、观察性自我，三位一体。所以，当我们谈到你的这些不同的'自我'或'部分'时，这只是一种方便的谈话方式。现实是，你是一个完整的人。你并没有独立的部件，从来没有人发现能独立于身体之外的思想，或者独立于思考自我之外的观察性自我。这些只是隐喻，对人类的不同方面的谈论方式而已。"

我们必须要明确以己为景吗

这个问题的答案是：不用。在实践中，很多 ACT 治疗师把 SAC 置于其他五个核心过程之外，并且在治疗中很少明确地提到它。这样做的一个原因是任何形式的正念练习中都隐含着 SAC，所以只要我们在积极地进行认知解离、接纳和灵活注意的工作，我们就是在以"副作用"或"副产品"的方式培养观察性自我。大部分治疗师甚至在真的对来访者明确 SAC 时，都不会用"察看性自我"或"观察性自我"这些术语，他们更多是这样说："你观察的那个部分"或"观察的那个我"或"观察的那个你"。有五个基本的指导可以用于 SAC 的明确工作：

1. 为了促进认知解离，特别是与概念化自我解离。

2. 为了促进对恐惧的个人体验的接纳。

3. 为了促进与当下的灵活接触。

4. 为了接触到自我的稳定感。

5. 为了接触到自我的超越感。

为了实现前四个目标，对 SAC 进行明确非常有用，但绝不是必不可少的。通过直接对认知解离、接纳和灵活注意技术的工作，这些效果轻而易举就都能实现。然而，如果我们的目标是要实现第五个的效果，那么明确 SAC 的工作通常是必要的。

家庭作业和下一次治疗

关于本章的家庭作业，我有两个建议：第一，要涉及接触以己为景；第二，要涉及与自我概念的解离。当然，我们可以把好自我／坏自我练习做得更具体：可以是好妈妈／坏妈妈、好治疗师／坏治疗师，甚至是好警察／坏警察。

还有一个简单的选择。我们建议来访者继续之前做过的任何正念练习，同时我们加入引导语："从现在开始，当你做这个练习时，时不时地检查一下，看看你是否能观察到你正在观察。"

你还可以让来访者去做那些明确导向到以己为景的正念练习。更有效的是你已经在治疗中把练习录了下来，或你的来访者有一份 CD、MP3 或智能手机 App 上的商业用途的练习录音。

按照惯例，现在我们要把更多的工作转入价值和承诺行动，而且凭经验按照需要引入以己为景。

小附件

参见《ACT 就这么简单：小附件》第 25 章（http://www.actminfully.com.au）。你能在那里找到：①棋盘隐喻的说明以及我在 YouTube 上的这个隐喻的动画版链接；②心理治疗与神秘主义的讨论；③如果来访者问"这是灵魂吗"，你该怎么做；④如果来访者无法接触到观察性自我，你该怎么做。

技能提升

别说我没提醒过你：这是烦冗复杂的东西！但好消息是，练习会有帮助。

所以：

- 大声朗读所有这些练习和隐喻，像你与来访者一起工作一样去
  练习。
- 挑选两三个来访者，每个人都要找出想法、信念、评判，以及其他
  组成概念型自我的自我描述。思考在与来访者的工作中如何介绍以
  己为景，包括简单和加长的干预。
- 自己尝试这些练习。特别是要取出一张索引卡片，进行好自我／坏
  自我练习，并且在一周内随身携带这张卡片。
- 如果可能的话，让一个朋友或同事带你进行"延伸的你"练习，或
  自己录音，然后回听（或去听一下" ACT Companion " App 里我的
  录音版本）。

撷英

以己为景有双重含义：灵活的观点采择（见第 27 章）和观察性自我。隐
含在所有正念中的观察性自我，根本不是一个真的"自我"，而是一个观点或
视角，从这里我们可以察看或观察其他所有东西。很多基于正念的治疗模型
永远不会明确以己为景，它们依靠的是通过人们持续的正念冥想而带来的自
我发现。但是，在 ACT 中，我们通常更喜欢明确以己为景，来促进认知解
离、接纳、接触当下或是培养自我的稳定感或超越感。我们会通过三种相互
交叠的干预来完成：观察性自我的隐喻、能涉及观察你自己的观察的体验性
练习以及与自我概念解离的练习。

灵活性暴露

暴露：一门变化的科学

ACT 是一个基于暴露的模型。如果你有心理学的学位，或者接受过有关模型的培训，如眼动脱敏与再加工疗法（EMDR）、认知行为疗法（CBT）、辩证行为疗法、延长暴露疗法（PE）以及行为分析（BA），那么你对暴露这个概念会比较熟悉。如果你没有这样的背景，那么这对你来说可能是一个全新的概念。不管怎样，很重要的是，要理解暴露是 ACT 的绝对核心。我们一直在这样做。但是，ACT 中的暴露与大部分其他模型中的暴露都有显著的区别。

什么是暴露

暴露并没有一个全球统一化的定义。然而，大部分包含暴露的治疗模型都倾向于将它定义成这样："为了习惯化的目的而系统地接触引发恐惧的刺激物。"（习惯化（habituation），用日常语言表述就是，"慢慢就习惯了"那些刺激源而使伴随的痛苦减轻。）引发恐惧的刺激源可能是外部的（如社交焦虑障碍中的社交情景、幽闭恐惧症中的封闭空间、蜘蛛恐惧症中的蜘蛛），也可能是内部的（如惊恐障碍患者的身体感觉、创伤后应激障碍患者的创伤记忆）。

"老派"暴露

"老派"暴露，通常大部分用于焦虑障碍的治疗，鼓励来访者与这些令人痛苦的刺激源保持接触，直到他的痛苦程度减轻。一般来说，这类治疗程序强调通过"暴露的等级系统"进行"分级暴露"的需要。这涉及制订一个分步骤的方案，来循序渐进地逐步提高暴露工作中的挑战等级。例如，假设有一个蜘蛛恐惧症的案例。"老派"暴露的等级系统看上去可能是这样的：

第 1 步：谈论蜘蛛

第 2 步：想象蜘蛛

第 3 步：看看蜘蛛的图画

第 4 步：看看蜘蛛的照片

第 5 步：看看蜘蛛的录像

第 6 步：看看玻璃罐中死了的真蜘蛛

第 7 步：看看玻璃罐中活着的真蜘蛛

第 8 步：看看地板上或房顶上静止的真蜘蛛

第 9 步：看看地板上或房顶上爬动的真蜘蛛

在与引发恐惧的刺激源接触时，来访者通过使用一种主观的痛苦标尺单位或主观感受尺度（SUDS），来评估他的痛苦水平。通常情况下，主观感受尺度是 0～10 的标尺，10 代表极度痛苦、焦虑、崩溃，0 代表冷静、放松、毫不焦虑或毫无痛苦。治疗师帮助来访者保持与引发恐惧的刺激物的接触，直到他的主观感受尺度得分下降。

如果主观感受尺度下降了 50%（如从 0～10 标尺中的 8 降到 4），那么大部分治疗程序就认为暴露是成功的。换句话说，在这样的程序中，暴露的首要目标就是降低情绪性痛苦或焦虑水平。如果结果确实如此，我们就认为暴露是成功的。如果痛苦或焦虑水平没有显著下降，暴露就是不成功的。

然而，基于抑制学习理论（inhibitory learning theory）的近期研究（Arch & Crake, 2011；Crake et al., 2008, Craske, Treanor, Conway, Zbozinek, & Vervliet, 2014）显示，暴露期间，痛苦或焦虑水平的下降与积极行为改变这一结果之间，并无关联。换句话说，在暴露期间，来访者的痛苦或焦虑水平可能毫不下降，然而带来的结果可以是显著的、积极的行为改变。相反，在暴露期间，来访者的痛苦或焦虑水平可能大幅下降，然而带来的结果是完全没有积极的行为改变。如果这种说法让你感到震惊，请去阅读源自抑制学习理论（这一理论正在飞速成为许多类型的认知行为疗法中新的暴露模型）的上面的那些论文吧。

那么"新派"暴露是什么呢

在 ACT 中，我们对暴露的定义与大部分其他模型不同："为了提高回应的灵活性（increasing response flexibility）而系统地接触限制表现（repertoire-narrowing）的刺激物。"

"限制表现"主要指的是行为变得僵化、不灵活以及被局限，局限到为数不多的几个无效的行为回应。（在选择点上，大多数的避开行为都可以归入这个范围内。）

我们的行为表现有可能被各种各样的刺激物限制，不仅仅是那些引发恐惧的，还有那些引发悲伤的、愤怒的、内疚的、羞愧的、身体疼痛的、孤独的、厌恶的、羡慕的、嫉妒的、欲望的、贪婪的等。在选择点底部的那些困难或有挑战的刺激物——情境、想法和感受，会（几乎总会）显著地限制行为。

所以，ACT 中暴露的目标不是减少痛苦（虽然这种情况经常作为副产品出现）。我们的目标是提高能力，更灵活地对限制表现的刺激物进行回应。这个回应的灵活性（response flexibility）包括情绪灵活性、认知灵活性和行为灵活性。（在选择点上，这些新的灵活回应被称为趋向。）

我将其称为"新派"暴露，是因为它与我之前提到的抑制学习理论中最前沿的暴露模型完全一致。（我很想再给你讲讲这个理论以及支持它的研究，但是篇幅有限，所以我强烈建议你去读读我上面提到的参考资料。）

▣ 正念的、有价值导向的暴露

在 ACT 中，我们践行的是正念的、有价值导向的暴露。我们采取行动，将自我暴露给以前回避或忽略的人、地点、情境、活动和事件，以服务于我们的价值。换句话说，我们将自我暴露给"在我们皮肤之外的"限制表现的刺激物。

我们还需要练习的是，将自我暴露给"在我们皮肤之内的"限制表现的刺激物，如痛苦的想法、记忆、感受、情绪和感觉。我们可以使用四个正念过程中的任意一个或全部——认知解离、接纳、灵活注意和以己为景——来进行促进。换句话说，当我们有意识地、特意地带着开放、好奇和灵活（而不是一种狭隘、僵化的行为表现），转向痛苦的想法和感受（限制表现的刺激物）时，那就是暴露。(是的，接纳就是暴露！)

在 ACT 中，我们践行的暴露有两种类型：非正式暴露和正式暴露。

非正式暴露。 非正式暴露的发生，贯穿于每一次对任何类型障碍的 ACT 治疗中。所谓非正式，我指的是在我们与任何人或所有人进行 ACT 工作时，自发地或非计划地暴露给所出现的限制表现的刺激物（痛苦的想法、感受、情境）。你在本书中读到的几乎所有干预都涉及非正式暴露。（唯一的例外就是在生活很轻松时你所做的那些事，并且那时没有限制表现的刺激物出现。）

正式暴露。 正式暴露就是针对特定的限制表现刺激物所设计的有计划的、系统的暴露议程。（如创伤后应激障碍中的创伤记忆、强迫症中的强迫性事物、恐慌障碍中的焦虑的身体感觉、社交焦虑障碍中的社交情境以及在很多临床问题中的痛苦情绪，如羞愧、内疚、恐惧或愤怒。）

正式暴露的基本原理

"老派"暴露的基本原理是帮助来访者降低他们的焦虑水平。很显然，这个原理并不适用于 ACT 类型的暴露，因为我们在 ACT 中的目标是提高心理灵活性，不是回避不想要的感受。（当然，运用 ACT 时焦虑水平确实会显著下降，但这是一个红利，不是主要目标。如果你已经忘记了主要目标，可以再去看一下第 22 章中的"推开纸"练习。）

在 ACT 中，暴露的基本原理永远都是帮助来访者按照价值生活，并且有效地行动。运用选择点图就可以非常快速地说明这一点。在选择点的底部，我们写下限制表现的刺激物：人、地点、物体、活动、想法、感受、感觉、记忆。然后，我们识别出避开行为（目前自我挫败型的限制行为表现）以及渴望的趋向（来访者想要去做的有价值导向的外显行为和内隐行为）。

然后，我们可以总结一下："当你遇到 XYZ（限制表现的刺激物）的那一刻，你倾向于做 ABC（避开）。所以我们现在的目标就是学习一种回应 XYZ

的新方法，这样如果你未来再遇到它时，它就不能摆布你 / 操纵你的生活 / 拖你的后腿 / 击垮你 / 阻止你去做重要的事。这意味着，我们将不得不花点时间接触 XYZ/ 对 XYZ 做些工作 / 与 XYZ 共处，来学习这种回应的新方法。"

▢ 再见了 SUDS（主观感受尺度）

在"老派"暴露中，将重点放在降低痛苦或焦虑水平上（通过 SUDS 中测量等级的下降），这很容易强化经验性回避的计划。更重要的是，正如我之前提到的那样，SUDS 得分下降与有效行为改变这一结果之间并无相关性。因此，在 ACT 的暴露中，我们不会测量 SUDS 得分或焦虑水平。

我们可以做的是，创建一个简单的 0～10 的标尺来测量回应灵活性的各个方面，如接纳或回避的程度、融合或认知解离的程度、在当下或投入的程度、控制身体行动的程度，以及与价值联结的程度。图 26-1 可以概括这些测量。（然而，我自己作为一个临床医师，我最希望从来访者身上看到的不是测量标尺上数字的变化，而是来访者能积极按照价值生活并投入到生活中。）

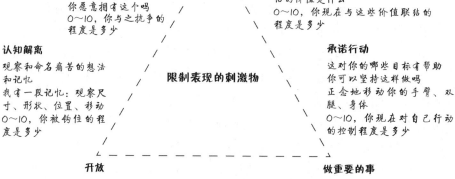

图 26-1　暴露中的回应灵活性测量

如果你愿意把 EMDR（眼动脱敏与再加工疗法）或 PE（延长暴露疗法）这样的模型与 ACT 相结合，你当然可以这样做，但是你需要停止测量 SUDS，转而开始测量回应的灵活性。

小附件

参见《ACT 就这么简单：小附件》第 26 章（http://www.actmindfully.com. au）。在那里，你可以找到：①暴露中的回应灵活性测量的打印版本；②关于如何进行 ACT 正式暴露的更多资料；③暴露学习的更多资源。

撷英

正是由于 ACT 中我们对暴露的定义方式，使得我们践行它的方式灵活到令人难以置信——可以说是远超任何其他基于暴露的模型。我希望你可以开始识别自己没有意识到但是一直在做的那些正式暴露，并且我希望你继续在高级别的培训和教材中去学习更多关于暴露的东西。

认知灵活性

是的，ACT 确实改变了你的想法

人们对 ACT 最大的错误认知之一就是"它不会改变你的想法"。我希望并且相信你能看出事实并非如此。当来访者和治疗师接触 ACT 时，他们对各式各样主题和问题的想法——包括他们自己的想法及情绪的本质和目的，他们想要表现的方式，他们想要对待自己和他人的方式，他们想要的生活状态，生活、行动和处理他们问题的有效方式，他们的动力是什么，他们之所以这样做事情的原因等——通常都会发生戏剧性的变化。

然而，ACT 并不是通过向想法挑战、争论、反驳或证明想法错误来实现这个目标的，也不是通过帮助人们回避、压抑、转移、消除或"重写"他们的想法，或努力把他们消极的想法转变成积极的想法来实现的。ACT 是通过如下方式帮助人们改变想法的：①从毫无帮助的认知和认知过程中认知解离；②在人们其他的认知模式**之外**，发展新的、更灵活有效的思维方式。

我为什么要把"**之外**"处理成粗体字？因为我们无法清除毫无帮助的那些认知表现。正如 ACT 中所说："大脑中没有删除键。"我们可以发展新的思考方式，但那并不会清除旧的方式。就像我对来访者说的那样："如果你学习说匈牙利语，但是英语并不会从你的词汇表中删掉。"所以我们一而再，再而三地用各种不同的方式向来访者强调这个重点。例如："从逻辑上和理智上说，你都知道这些想法不是真的，但那并不会阻止它们重现。""是的，你可以很清楚地看到这种思维模式毫无帮助，但那并不能阻止你的头脑这样思考。""所以你知道何时这个故事会钩住你，它把你拉向避开型行为——你也知道无法摆脱这个故事，它会一直回来的。"

这里有一些 ACT 积极培养灵活思维的主要方式：

- 换框重构
- 灵活的观点采择
- 慈悲和自我慈悲
- 灵活目标设定、问题解决、计划和制定策略
- 将头脑设想成一位向导、教练或朋友

换框重构

在 ACT 模型中，有大量的换框重构，最常见的是正常化（normalizing）和确认（validating）。我们一次又一次地帮助来访者重构他们痛苦的、不想要的想法和感受，将"不正常"重构成"正常"，将"不合理"重构成"合理"。（当然，许多治疗模型都这样做，但是 ACT 更胜一等。）穴居人头脑的隐喻可以将毫无帮助的认知过程重构成正常的、合理的以及有目的性的。认知解离技术将想法和意象重构成：仅仅是"词语和图片"而已。第 23 章中的技术将情绪重构成拥有宝贵资源的盟友，而不是不惜一切代价要去回避的敌人。基于价值的生活对许多关于成功和幸福的普遍观念进行了强有力的重构。

灵活的观点采择

也许你能回忆起 ACT 中的术语"以己为景"有双重含义。在最常见的情况中，SAC 指的是观察性自我的体验。在一些不常见的情况中，这个术语指的是各种各样统称为灵活的观点采择（FPT）的行为。

我们可以把灵活的观点采择干预划分成两个广泛（但是相互联结和重叠）的类别。其中一个类别包括所有的正念技术：认知解离、接纳、观察性自我、抛锚等。所有这些技术都涉及灵活地改变你的视角：你观察到了什么以及你是如何观察它的。

灵活的观点采择干预的另一个类别包括：发展我们从其他的观点出发去感知事件和理解概念的思考能力——用日常用语来说，就是"从不同的角度看待事物"。例如，有些练习请来访者想象未来的自己正在回首今天的生活，从那个角度反思他目前的行为。其他练习涉及"内在小孩"的工作，在那个练习中，来访者会想象时光倒流，现在的这个成年人自我穿越回去安慰、关爱和指导或支持孩童时或少年时的自己。

其他的干预则鼓励来访者站在他人的角度：

- 如果你们进行角色转换，你会有什么感受？
- 如果你们进行角色转换，你想让他如何对待你？
- 如果你处于他的位置，你的想法和感受会是怎样的？
- 如果同样的事情发生在某个你爱的人身上，你会对他说什么？
- 你认为他可能会感受 / 思考 / 想要 / 渴望什么？

有时候，我们也许会要求来访者去采择价值引导的自我的观点。例如："现在，你提了很多对伴侣的批判性意见。鉴于你一直经历的所有困难，我觉得那是完全可以理解的。问题是，当你被这些想法钩住时，你倾向于去做的是那些会让关系更糟的事情，如大喊大叫、指责以及恶语相向。之前你说过你想要更有爱、有耐心、友善，所以我想知道，如果你真的能够成为你想要的那种有爱、有耐心和友善的伴侣，你看待这些会有怎样的不同？是否可以用其他的可以帮你更好地进行处理的方式来看待这个情境呢，有没有对关系更健康的方式呢？"

▢ 慈悲和自我慈悲

ACT 高度重视自我慈悲以及对他人的慈悲。对于很多人来说，这些是全新的思考方式。有意识地承认痛苦（我们自己的或他人的），并且保持对它开放和好奇，而不是忽略、消除或与之保持距离，然后回应以友善（而不是评判、敌对或其他任何非慈悲的反应）——这对于我们大部分人来说并不是容易的或自然而然的。假设我们正处于痛苦之中，这时我们对自己说，这是一个痛苦的时刻。现在的生活很艰难，让我们看看我能做些什么来关照自己。很显然，这是与思维反刍（为什么我的感受这么糟糕，我有什么毛病）或自我批评（我本应该更坚强，我真是个可悲的废物）截然不同的思考方式。通常，我们需要特意地、积极地并且有规律地练习新的思维模式，来达到发展我们慈悲能力的目的——这是很多来访者会抗拒的一种困难的尝试。

灵活的目标设定、问题解决、行动计划和策略制定

如我们在第 21 章中所见，承诺行动需要很多围绕目标设定、问题解决、行动计划和策略制定的灵活思维。对很多来访者来说，这些本身就是新的思维技术。

当涉及为行动做准备时，我们可以让来访者去考虑：

- 有可能发生的最糟糕的事情是什么？如果确实发生了，你将会如何处理？你能做什么来降低发生的可能性？
- 如果既定方案落空，你的备选方案是什么？
- 有可能会发生的最好的事情是什么？你能做什么来提高这件事发生的可能性？
- 最有可能发生的事情是什么？如果发生了，接下来会发生什么？如果没有发生，接下来会发生什么？
- 你将要使用什么策略？这需要什么条件？
- 对此，有没有其他的思考方式能帮助你更好地处理呢？

将头脑设想成一位向导、教练或朋友

最后但同样重要的是，ACT 经常用隐喻来把我们的头脑比作一位向导、教练或朋友。我们可以用各种各样的方式灵活运用这些隐喻，以培养灵活的

思维。这有几个例子：

智慧的向导 / 鲁莽的向导

治疗师：有时候，我们的头脑是一个智慧的向导：它给我们很棒的建议，帮助我们安身立命。还有时候，它是一个鲁莽的向导：鼓动我们去鲁莽地冒险或涉身险境。那么现在，哪个向导在说话呢？

来访者：鲁莽的那个。

治疗师：好的。那么，智慧的向导会给你什么建议呢？

过度帮助的朋友 / 真诚帮助的朋友

治疗师：嗯。还记得我们曾经谈到过，我们的头脑有时候会是个怎样的"过度帮助的朋友"吗？你认为目前可能是那种情况吗？假设你的头脑想要真诚地帮助你，而不是过度地帮助你，对此它会说些什么？

严厉的教练 / 友善的教练

治疗师：你知道，在学校体育项目里有两种教练。一种是严厉的教练，他对孩子们吼叫，对他们恶语相向，对每个错误都毫不手软，不断地评价、比较和批评。另一种是友善的教练，他鼓励孩子们，对他们的优势予以加强，用友善和关爱的方式真诚地对他们的错误进行反馈。好消息是，严厉的教练是一个濒临灭绝的物种。你知道为什么吗？

来访者：为什么？

治疗师：因为友善的教练取得的成果要好得多。那么现在，你的头脑正在对你讲话的方式是严厉的教练还是友善的教练呢？

来访者：严厉的教练。

治疗师：那么，友善的教练会说什么呢？

> **小附件**
>
> 参见《ACT 就这么简单：小附件》第 27 章（http://www.actmindfully. com.au）。你会在那里找到一个关于积极思维和认知构建以及在 ACT 中两者相似性和区别的讨论。

技能提升

你的头脑作为一位向导、教练或朋友，有很多变形版本。我们可以把头脑比作一位建议者、导师、帮助者、助理或助手，并且我们可以对比不同的特质：谨小慎微的对比粗心大意的，全神贯注的对比漫不经心的，友善的对比严厉的，乐于接纳的对比妄加评判的，智慧的对比鲁莽的，有帮助的对比无帮助的，等等。那么，如何练习？

- 反复琢磨这些观点，看看你是否能想出一些你自己的版本。
- 然后想想有哪些来访者，你也许能在他们的治疗中使用和实践这些。

撷英

我希望你能看出：ACT 常常可以显著地改变你的想法。然而，它并不是通过挑战、争论、忽略、消除或从困难或毫无帮助的想法中转移来达成的。它的实现是通过：①与这些想法解离；②接纳它们会不断出现；③与此同时，积极地培养新的、更灵活及更有效的思维方式。

羞愧、愤怒以及其他"问题"情绪

是什么使一种情绪"成为问题"的

治疗师们经常会问我该如何去处理特定的情绪，如最常见的羞愧、内疚和愤怒。在本章中，我主要聚焦于羞愧（只是因为它是最常被问到的），但是我们涵盖的原则适用于任何情绪。

当对任意"困难"情绪工作时，我们需要明确地了解对这位来访者来说情绪是如何成为问题的。要记得，在 ACT 中，就其本身而言，没有任何一种情绪天生就是有问题的。只有当一种情绪干扰了丰富和有意义的生活时，并且只有在一种融合、回避和无效行动的特定语境中，它才成为"有问题的"或"困难的"情绪。

所以，我们需要提出问题来了解来访者的避开行为和趋向行为：

1. 避开行为：当这种情绪钩住你、耍弄你时，通常会发生什么？你倾向于去做的哪些事会带你远离或把你拉出自己想要的生活？它是否吸引了你的注意力，并且使你的注意力远离了更重要的东西？你是否无法投入、注意力涣散、分心了？

2. 趋向行为：如果这种情绪不再钩住你和耍弄你了，你会停止或开始做什么，更多地或更少地做什么？你对待自己、他人、生活、世界会有怎样的不同？你会追求什么目标？你会开始或重启什么活动？你会接近、面对、处理、更好地应对什么样的人、地点、事件、挑战？你将能更好地聚焦于或投入到什么当中？你将更愿意与谁在一起，对谁更关注或更用心？

如果愿意的话，我们可以引入我们的老朋友——选择点，作为一项视觉辅助工具来帮助我们，并且将这种情绪写在最底层。（要记住：在实际操作中，我们可以把所有的回答写在图表上，也可以不写。）

实用小贴士

我们常常需要跟来访者解释"抑郁"不是一种情绪。使用选择点就是一种很简单的解释方法。我们在底部写下想法（如我不够好）和情绪（如焦虑、悲伤、内疚、羞愧、愤怒），然后写下所有的避开行为。我们解释说：避开行为就是"抑郁"所代表的东西，而不是引发它们的想法和感受。

改变语境

在融合和回避的语境下，任何情绪都是有问题的。这对于痛苦的情绪如羞愧、内疚、愤怒、焦虑和悲伤，以及快乐的情绪如爱和愉悦，都同样适用。在 ACT 中，我们的目标是将这样一种语境转变成另一种认知解离、接纳和由价值引导的行动的语境。在这个新的、来访者能够对情绪灵活回应（脱钩以及进行趋向行为）的语境中，情绪就不再是"有问题的"了。

将有问题的语境解构成三种因素，对于帮助我们进行这项工作是非常有用的，然后我们就可以逐一对其进行工作了。注意我们这项工作并没有什么特定的顺序——每时每刻，我们根据哪些是来访者最相关、最有用或最可能有效的内容来灵活工作。在任何一种情绪已然成为问题的语境中，我们期望找到以下所有的因素：

1. 融合
2. 经验性回避

3. 无效行动

让我们以羞愧为主线来看看如何展开。

融合与羞愧

在对羞愧进行工作时，我们会发现与以下方面的融合：

- **过去**——特别是思维反刍以及重温痛苦的记忆。
- **未来**——特别是对于有可能发生的消极评价/敌意/被他人拒绝（尤其是如果那些人发现来访者"羞耻过去"的"真相"时）。
- **自我概念**——苛刻的消极自我评判：我很坏/崩溃/恶心/一文不值/毫无希望/不配得到幸福。
- **找理由**——所有的关于我不能或不应该甚至不能尝试去改变的理由：因为过去这些令人羞愧的事情发生了，所以我不能改变/我崩溃了/我不能有人际关系/我不配得到更好的生活。

当然，我们也可以找到很多其他类型的融合，但是这些融合往往也是由羞愧主导的。对于其他的情绪，例如愤怒和悲伤，认知内容会有所不同，但是融合的所有六个核心范畴（理由、规则、评判、过去、未来、自我）都有可能涉及。

经验性回避与羞愧

在对羞愧进行工作时，要觉察到大部分来访者都非常热衷于回避或摆脱：

- **身体中不愉快的感觉或羞愧的感受**。这些通常与焦虑或害怕的感觉/感受（如胸口发紧、胃部翻转或离解的来访者感到的"麻木"）极其相似或紧密结合。
- **不愉快的认知**，特别是苛刻的自我评判、引发羞愧的记忆以及他人的消极评价或被他人拒绝所引发的焦虑。
- **想要进行自我挫败类行为的那些令人不爽的冲动**（如吸毒或饮酒、自我伤害、社交隔离）。

- **与其他类型融合有关的其他认知、感受、感觉**。例如，如果与无价
  值融合，来访者可能注意到的感受是无精打采、沉重或疲惫。

再一次，正如对待任何其他"问题情绪"一样，我们很可能会发现来访
者正在努力回避感觉、感受、认知和欲望。

▢ 无效行动与羞愧

由羞愧引发的无效行动是千差万别的。最常见的是：

- 回避或逃离引发羞愧的重要的或有意义的人、地点、事件、活动或
  情境。
- 那些"惯犯"：人类常做的回避、逃离、摆脱痛苦的行为（如使用
  毒品、酒精、香烟、食物，成瘾行为，转移注意力）。
- 与他人冲突，批评、攻击或羞辱他人。
- 身体语言的无意识变化（向下看，回避眼神接触）。
- 内隐行为，如思维反刍、担忧和不投入。

对于任何"问题"情绪，我们都要把无效行动的外显模式和内隐模式找
出来。对于不同的情绪，这些可能会大不相同。例如，对于愤怒，我们经常
看到的是很多攻击行为，但是对于内疚，我们经常看到的是过度的道歉。

重要提醒：在 ACT 中，只有当一个行为所在的语境对建立丰富和有意义
的生活有干扰时，我们才认为其"无效"。如能适度地、灵活地以及明智地运
用，以上的大部分策略都是有效的，但是如果过度地、僵化地或不恰当地运
用，它们注定会成为问题。

羞愧与内疚

内疚通常指的是当我们感到自己做了什么糟糕的事时（远离了我们的核
心价值，我们的行动并不像我们想要成为的人那样），我们会体验到的一种不
舒服的情绪。羞愧通常指的是当我们感受到的不仅仅是自己做了什么糟糕的

事，而且连我们自己都很糟糕的时候，我们所体验到的一种不舒服的情绪。所以它包括很多与苛刻的消极自我评判的融合：我是一个糟糕的人。

简单地说：

- 内疚 = 我**做了**一些糟糕的事。
- 羞愧 = 我**是**糟糕的。

我们很多人在培训中学习到的是"内疚是动力——它帮助人们找出自己做错了什么，并且推动他们去弥补、修复或重新接触自己的价值，以让行为与价值更一致"。与此同时，我们了解到羞愧会消除动力——它使得人们"关闭心门"，并且回避对问题的有效处理。

这是有一定依据的，但它是一种极度简化的说法。毕竟，ACT 中一个最关键的领悟就是情绪本身没有好坏之分，它永远取决于语境。在一个融合 /回避的语境中，任何情绪都可能是毫无帮助的、有害的、有毒的或让生活扭曲的；在一个正念和有价值的语境中，任何情绪都可能是有帮助的或提高生活质量的。

内疚和羞愧也不例外。内疚可以消除动力，羞愧可以提供动力；情绪如何发挥功能取决于语境。（我们又回到功能性语境这一套上了。）如果我们正念地回应羞愧，并且发掘出埋藏其中的价值，它就会是非常有动力的。

习得经历与羞愧

我们可以通过查看导向来访者这类羞愧的习得经历，来帮助他培养认知解离、自我接纳和自我慈悲。例如，来访者的养育者（施虐者或施暴者）所说的话会加剧羞愧吗（如，"你活该""你是个贱人""这是你自找的""你应该对自己感到羞耻"）？

在童年被养育者虐待的案例中，我们可能需要讨论：一个孩子会有无意识的需要——要保持对养育者的一种正向的看法，哪怕他们做的是错的，因为他们是这个孩子的生活保障系统。有意识地承认他的"生活保障"是一个威胁和危险的源泉，这对于孩子来说是很可怕的。因此，当养育者是施虐型时，孩子的思维里通常会自动化地且无意识地归罪于他自己：这是我的错。

这有助于孩子们保护自己不被恐惧和养育者们带来的痛苦现实所伤害。

做完这些工作之后，我们可以把"我是糟糕的"的描述称作"老黄历"了，并且通过"有一些老黄历出现了"这样的说法来促进来访者的认知解离。

▣ "羞愧的过去"的功能

看看羞愧的过去在某种程度上是如何以有益的或保护的方式对来访者发挥功能的，这非常有用（更严格地说，是为了检查羞愧的强化后果）。这些也许包括：

减少惩罚或敌意：如果别人看到你的羞愧，那么在某些语境中，这会减少他们的惩罚、敌意、攻击、批评或评判。

引发支持或友善：如果他人知道你感到羞愧，那么在某些语境中，这会引发他们的同情、友善、支持或谅解。

回避痛苦：通常，在羞愧的影响下，人们会回避触发痛苦想法、感受和记忆的人、地点、情境、事件以及活动。那么在短期内，羞愧帮助他们逃离或回避痛苦。举一个常见的例子，羞愧地低垂着双眼可以帮助很多来访者回避与他人眼神接触时的焦虑——对消极评价、拒绝或敌意的恐惧常常会加剧焦虑。

合乎情理：羞愧帮助人们让自己的体验"合乎情理"，因为我很糟糕，这些事情才会发生。这会让一些孩子感到虐待是合乎情理的，这种方式可以让他们从养育者带来的可怕现实中解脱出来。

这类心理教育在羞愧的正常化和合理化方面非常有用，进而促进接纳，并且有助于培养自我慈悲。（注意：我们不是必须要发掘羞愧过去的功能，它现在的功能才是最重要的。然而，如果为了接纳和自我慈悲，这样做就会很有用。）

▣ "羞愧的现在"的功能

如果我们已经了解了羞愧的过去的功能（使体验正常化和合理化），那么强调现在的功能就是很重要的。虽然羞愧仍然经常会带来一些与过去一样的益处，但是现在来看，很明显它也有一些惨重的代价。除了很明显它是一种很不愉快的感受外，羞愧的其他有害功能通常很容易通过质疑回避行为而引起。

一旦我们有了这个信息，我们就可以这样说："在过去，羞愧真的以某种方式帮助了你，如 XYZ。但是现在，它妨碍了你成为想要成为的人，妨碍了你去做想要做的事情，如 ABC。那么你是否愿意学习一些新的技术，这样你就可以更有效地应对羞愧，减少它对你生活的影响，带走它的能量，让你又可以开始做 ABC 了？"

确立了这项基本原则以及 ACT 技术学习的动力后，我们还可以经常回顾它，特别是在工作遇到挑战或来访者缺乏动力的时候。

对羞愧和其他"问题"情绪工作

对羞愧（或愤怒、悲伤、恐惧、内疚、焦虑等）的工作方法不胜枚举。以下我简单地介绍一些。

身体姿势与羞愧

羞愧经常（但并不总是）伴随着身体姿势的特征性变化。（对姿势工作的小贴士，请参见小附件。）这些姿势的变化包括：

- 低垂着头。
- 有限的眼神接触（如看向地面或窗外，而不是看着治疗师）。
- 垂头丧气或"丧家犬"般的面部表情。
- 颓废姿势：下垂的双肩和手臂，脊椎下塌。
- 当提及或想到任何与羞愧相关的事情时，难受地坐立不安。
- 用一只手挡住眼睛或双手抱头。

注意：对于某些来访者来说，羞愧有时会引发攻击行为。在那类案例中，我们有可能会看到典型的伴随着攻击性的身体姿势变化。

认知解离与羞愧

为了帮助来访者从自我评判、自我责怪、痛苦记忆、对他人的消极评价和拒绝的恐惧等中解离，要记住大部分认知解离中这两个简单的步骤：观察和命名。我们可以要求来访者去观察他的头脑正在说什么，他的头脑在如何打击他，在如何评判和责怪他，或者他的头脑是如何如此快速地认定了他人会评判、批评或拒绝他。

我们还可以要求来访者不带任何评判地去命名自己的想法和感受（如这是羞愧，这是我的"我很糟糕"模式，我的想法是我很糟糕，我正观察着自我评判，我的想法是别人会评判我，现在我的头脑正在试图吓唬我，我正在感受到的是羞愧，我正在观察的是一种羞愧的感受，或我有一个羞愧的记忆）。

如果已经了解了羞愧的过去和现在的功能，我们就可以把这些信息用到认知解离中。来访者可能会这样去试着观察和命名他的羞愧：啊哈，羞愧，你又来了。我知道你正在努力帮助我或保护我，就像你过去做的那样。但是我不再需要那种帮助了。现在，我已经找到我的价值来帮助我了。或另一个版本：啊哈，羞愧，你又来了。谢谢你提醒我该去练习自我慈悲啦！

之后，在理想情况下，当来访者从想法／记忆中解离，并且接纳了羞愧的感受／感觉时，他就会正念地重新与他的价值联结。

如果我们要从观察和命名转入接纳，那么重点就在于，无论来访者观察到的和命名的是什么样的感受和感觉，都要允许它们并为其腾出空间。但是，如果我们更多地转入认知解离，那么重点就在于认知，并且要把目标放在让来访者"更清楚地看到"认知是什么：几串文字和图片而已。

注意：当对羞愧工作时，避免使用一些古怪的解离技术是很明智的，如"感谢你的头脑"或"唱出你的想法"，最起码在治疗早期要避免，因为这很容易适得其反，并且对来访者无效。

□ "内在小孩"意象与羞愧

在 ACT 中，"内在小孩"工作采用的形式通常是互动的体验性练习。一般来说，治疗师引导来访者对自己开展生动的想象，让今天的他穿越回去，及时地安慰和关爱正在受苦的童年的那个他。通常这会关联到一种对童年创伤、虐待或被忽略的清晰的记忆。治疗师指导来访者那个成年自我对那个儿童自我慈悲地行动，给予安慰、慰藉、友善、支持和智慧，并且告诉那个儿童自我他所处情境的真相（如一种被虐待的情境），这样他就明白了他（那个儿童）并没有做错任何事，错的是大人。来访者告诉那个儿童自我所需要了解的一切，以及理解情境所需要的一切，让他看到对于所发生的事情，他不该是被指责的那个。

这些练习结束时，通常是成年自我慈悲地拥抱或抱住那个儿童自我，并且 / 或者将他带到一个安全的地方。（顺便提一下，我从来不会对来访者使用这个术语"内在小孩工作"，因为对很多人来说这有负面的含义，特别是对那些"治疗室常客"来说。我会简短地说："你愿意和我一起做一个练习，来帮助你处理这个问题吗？"）你将在小附件中找到这类练习的一篇逐字稿。

▣ 接纳与羞愧

如你所知，接纳通常是从确认和正常化开始的。在这种情况下，我们承认羞愧是一种常见的自然反应（特别是对于创伤后的生还者），而且那种**"我是糟糕的"**的描述是普遍存在的。这样，就很容易转入到"观察、命名和允许"各种各样构成羞愧的想法、感受、感觉和记忆了。然后，我们就可以按自己的喜好去使用任意接纳技术的组合了。抛锚通常也是很有用的——不是要从羞愧中转移，而是去发现除了羞愧之外，在这个记忆中还有很多其他的东西。

▣ 羞愧是盟友

如果正念地回应，我们就可以很好地利用羞愧。我们可以使用第 23 章中的任一或所有干预和原则，把羞愧变成盟友。

▣ 接触当下与羞愧

在对羞愧的工作中，接触当下发挥着重要的作用，包括：

* 稳定和抛锚——被羞愧或任何情绪充溢而崩溃的所有来访者早期需要发展的基本技术。
* 培养投入、联结和扩展觉察。

- 观察身体姿势及其影响，并且对身体姿势的改变进行实验，以促进投入、集中、稳定、沟通和活力。
- 对想法、感受和记忆最初的观察和承认，为认知解离或接纳铺平了道路。

自我慈悲与羞愧

正如任何痛苦的情绪一样，我们可以用第 18 章中介绍的自我慈悲的六个模块中的任何一个或全部来回应羞愧。

1. 承认受伤（如观察痛苦）。
2. 把自己当作人类（如确认痛苦）。
3. 消解批评家的力量（如从苛刻的自我批评中解离）。
4. 友善抱持自己（在思想、语言和行动方面）。
5. 为自己的痛苦腾出空间（如接纳痛苦）。
6. 在他人身上看到自己（如普遍人性）。

然后，如果愿意的话，我们就可以将"羞愧"重构成练习自我慈悲的一个提示铃声。

以己为景与羞愧

你可以用"你观察的那个部分"退后一步，去查看羞愧的各种元素，包括想法、感受、感觉和记忆。你可以观察到羞愧并不是你的本质，你远远比这些想法、感受、感觉和记忆丰富得多。

我们可以帮助来访者观察那些综合构成羞愧的想法、感受、感觉和记忆是如何随着时间的推移不断变化的，相反，"你观察的那个部分"并没有改变。

价值与羞愧

随着来访者在面对羞愧时变得更加灵活——通过认知解离、接纳、自我慈悲等，利用他们的羞愧来探索价值就成了可能，而且通常会硕果累累。我们可以这样问：

- 如果你所爱的人与你一样一直以来经历着相似的事情，并且拥有相同的感受，你想要如何对待他，或你想要为他提供什么建议？
- 这个羞愧告诉了你哪些对你来说真正重要，你需要提出来、面对、采取行动的事情？
- 羞愧提醒了你哪些理想中你想要对待自己或他人的方式？
- 羞愧告诉了你哪些你已经失去的 / 你需要加以小心的 / 你想要主张的 / 你想要坚决反对的 / 你特别在乎的 / 你需要处理的事情？
- 羞愧告诉了你哪些你想要这个世界 / 你自己 / 他人 / 生活成为的样子？你能做什么帮助实现这些？

从价值这里，我们可以很容易转入承诺行动中。

承诺行动与羞愧

承诺行动涉及开始和强化新的、与价值一致的行为表现（趋向），来替代旧的"被羞愧驱动"的表现（避开）。这可以包括以下任意一个或全部：

- 由价值引导的问题解决。
- 由价值引导的目标设定和行动计划。
- 为了特定的价值和与价值一致的目标而进行的正念技术的训练、练习和应用（如认知解离、接纳、觉察、自我慈悲、以己为景技术）。
- 为了特定的价值和与价值一致的目标而进行的其他相关技术训练，特别是在关系技术方面的训练（如沟通、坚定自信、亲密和共情技术）。

暴露与羞愧

在面对羞愧时，很多来访者会体验到行为表现"受限"的问题。尤其是，很多来访者的行为会围绕着进行以下的尝试而加以组织：

1. 回避构成羞愧的想法、感受和记忆（经验性回避）。
2. 回避触发羞愧的情境、人、地点、事件和活动（公开回避）。

希望你能看出来，几乎以上所有提到的干预都会涉及暴露。（如果没有看出来，请重新阅读第 26 章。）

🔲 带着羞愧灵活行动

有一点非常重要，就是来访者能理解：当他面对任何想法、感受、感觉、情绪、欲望、意象或记忆时，都可以灵活地朝向价值行动，他完全无须等到它消失，也不需要任其控制他的行动。

这种领悟在进行体验性工作时通常最有影响力。在一种纯理性或纯说教的方式下（这种情况下，通常结束时来访者或是坚信这不可能，或是虽理性地同意这一概念，但对如何进行毫无头绪）讨论，是最没有效果的。

一项简单的体验性练习就是：当来访者在治疗中体验到羞愧时，让他进行身体的行动（如控制他的双臂和双腿——正念地伸展，正念地移动位置或变换姿势，正念行走，正念饮食，正念饮水，友善地自我触摸）。这样来访者就能真正地体验到，哪怕是羞愧当前，他仍然可以尽力控制自己的行动。

🔲 带着羞愧进行"欲望冲浪"

来访者应对羞愧时，通常会体验到要这样做的欲望：

* 吸毒或饮酒。
* 自我伤害。
* 社交退缩。
* 从重要但有挑战的情境中退出。
* 投入到短期内能逃离痛苦的许多自我挫败行为中。

对于这一类工作，被称作"欲望冲浪"（urge surfing，包括接纳、认知解离以及接触当下）的正念练习是非常有用的。我们可以教给来访者这项技术，来帮助他们在自己的欲望上"冲浪"，而不去按照这些欲望来行动。他们要学习如何让一种欲望就像在浪头上一般起起伏伏，却不会被其冲走。（你可以在小附件中下载欲望冲浪的一篇逐字稿。）

我们可以把对羞愧工作的方式，同样应用到内疚、愤怒、焦虑、恐惧、悲伤、羡慕、嫉妒、厌恶、孤独等上面。在每一种情况下，我们都要识别出融合、回避以及无效行动，并且针对它们使用相关的治疗过程。特定的想法、感受、记忆、感觉、欲望、意象、身体姿势和无效行动在情绪和情绪之间都会有所不同，但是我们对其应用的核心 ACT 过程将始终如一。

小附件

参见《 ACT 就这么简单：小附件》的第 28 章（ http://actmindfully.com. au）。在那里，你会找到：①一份欲望冲浪的逐字稿；②对愤怒工作的小贴士；③一份"内在小孩"意向练习的逐字稿；④"如何针对离解进行工作"；⑤对身体姿势工作的小贴士。

技能提升

当然，对强烈的情绪工作需要练习：

- 想出两三个正在与强烈情绪（如羞愧或愤怒）苦苦抗争的来访者。
- 运用本章的构思生成至少四五种不同的能帮助他们更好地进行处理的方法。

撷英

我们在 ACT 中的目标不是直接改变情绪本身，而是改变使其产生的语境。当语境从融合和回避变成正念和价值时，情绪的功能就不同了。当然，那种情绪可能还是非常不舒服或痛苦，但它发挥作用的方式就不再是有害的、令生活扭曲的或自我挫败的了。

ACT Made Simple

第29章

灵活的关系

与他人和谐相处

伟大的哲学家让·保罗·萨特有句名言："他人即地狱。"然而，他只说对了一半。他人也可以是天堂。换句话说，我们与他人的关系是一个混合体，它们会带来惊奇和害怕、喜悦和恐惧、幸福和苦难。当进展顺利时，关系会以各种方式丰富我们的生活，并且提高生活质量。当关系糟糕时，痛苦也是巨大的。

那么，ACT 把很大一部分聚焦于关系上就毫不奇怪了——丰富和促进关系，应对困难，以及去做那些促进建立丰富和有意义联结的事情。要记住，这不是一种被动接纳的治疗。如果改善来访者生活质量最有效的行动方式是终结和离开他们的关系，我们就要这样帮助他们。

在我见过的几乎所有来访者中，无论有哪种争端、问题或障碍，从创伤和成瘾到抑郁和焦虑，关系的问题都扮演了极其重要的角色。这是有道理的。为什么呢？因为任何障碍都很可能对重要的亲密关系产生负面的影响，由此引发的问题也会逐渐地将痛苦放大。同时，几乎所有的来访者都可以通过支持和关爱他人的人获得自我救助。

　　鉴于以上种种原因，我认为非常有必要让每个指导师或治疗师都知道如何教授基本的人际关系技术。最起码，应该涵盖坚定自信技术、沟通技术、协商技术以及冲突解决技术。如果来访者缺乏这些基本的人际关系技术，那么 ACT 治疗师理想的做法是在治疗中教会他们。（就我个人而言，我喜欢通过角色扮演来教授。）在灵活六边形中，这类技术训练应在承诺行动主题下进行。（所以，如果你还没有加速进入这些指导和治疗基础内容的打算，请你一定要尽快来学习。你真的需要它们，你的来访者也需要。）

　　在本章中，我将会提供一些可以将 ACT 大范围应用到常见的人际关系问题上的小贴士。方便起见，我将会把重点放在亲密伴侣上。然而，我们涉及的原则适用于任何关系：朋友、家庭成员、同事、队友、同学、同僚、雇主和雇员、父母和孩子、工人和老板等。（当然，对于不同的关系，某些问题和练习需要有所修改或调整。）

探索关系

　　那么，我们需要收集哪些信息来帮助来访者改善他们的关系呢？让我们来快速浏览一些询问的基本句式吧。

▢ 谁是重要的

　　回到第 6 章，我们看到收集成长史时，我们学习了常用问题，如"谁是你生活中最重要的人？""那些关系是怎样的？""你有什么样的社交生活？""当你不好受时，谁会守护着你？"以及"如果通过我们的工作仅仅能让你的一段关系有所变化，会是哪段关系，我们工作的结果能带来你行为上的哪些变化？"运用这样的问题，我们可以很快地了解对来访者来说最重要的关系以及关系的质量。这是一个非常好的开端。

▢ 哪些好、哪些糟

　　如果我们的来访者想要对一段特定的关系进行工作，那么我们需要知道在那段关系中哪些好哪些糟。有用的问题包括：

好的

你喜欢伴侣的哪些方面？

你觉得伴侣的优点或好的品质有哪些？

你的伴侣会说和做哪些正面的事情——在你们的关系中以及在你们的关系之外？

这段关系曾经有和谐顺利（或不这么糟糕）的时候吗？什么时候？什么地方？你们在做什么？

你喜欢与伴侣一起做什么？

什么能帮助你们相处更好？

如果我在某些时刻可以看到你和你的伴侣，我会看到的最有帮助的事情是你们分别说什么和做什么呢？

糟的

你不喜欢伴侣的哪些方面？

你觉得伴侣的缺点或坏的品质有哪些？

你的伴侣会说和做哪些负面的事情——在你们的关系中以及在你们的关系之外？

这段关系最具挑战的时候是什么时候？发生了什么？是什么引起的？

如果我在某些时刻可以看到你和你的伴侣，我会看到的最没有帮助的事情是你们分别说什么和做什么呢？

你想要什么

当我们把重点放在任意一段关系上时，有两个重要的问题需要考虑：

1. 你想要给予什么？

2. 你想要得到什么？

第一个问题会引到价值上：你想要如何向伴侣表现，如何对待伴侣，以及你想要为这段关系做出什么贡献。第二个问题会引到需求和要求上：你想要从伴侣那里得到什么，以及你想要让伴侣如何对待你。

对于来访者想建立的那种关系，以及目前为止是什么让他如此努力要去实现这个目标，我们想有个基本的了解。有用的问题包括：

- 如果我们在这里所做的工作成功了，你的关系会怎样变化？
- 你将会做哪些不同的事情？
- 你的伴侣将会做哪些不同的事情？
- 你将会少做和多做哪些事情？
- 你的伴侣将会少做和多做哪些事情？
- 你的伴侣对待你会有哪些不同？
- 你对待你的伴侣会有哪些不同？

有些来访者会非常关注他们想要给予这段关系什么，以及他们想要如何改变。他们愿意做出努力，按照价值生活，像他们想要成为的伴侣那样去表现。其他来访者更多地会关注他们想要得到什么。他们常常对关系不满意，将他们的伴侣看成主要的问题，而且特别不愿意去看看在持续发生的形形色色的问题中他们自己扮演的角色。不用说，对第一种情况中关系的工作要比第二种情况简单容易得多。

▢ 你做过哪些尝试，效果怎样

我们要对来访者所有已经尝试过的改善关系或应对困难的不同策略进行探讨，找出哪个有效、哪个无效。通常我们需要用这样的引导性问题来提示来访者，例如："你曾经尝试过打架、大喊大叫、抱怨、批评、要求、责怪、评判、口不择言、威胁吗？你曾经尝试过退缩、冷漠、冷战吗？"

如果我们找出了有效的策略，也就是，从长远来看来访者所说的和所做的有助于建立一段更健康的关系，那么我们就要去探讨来访者如何这样持续下去，甚至更多做一些。

不幸的是，我们发现在大部分情况下，无效策略要比有效策略多得多。所以我们需要运用应对创造性无望时所用的方式，来梳理出那些无效策略。我们帮助来访者认识到，很多策略在短期内能让他们如愿以偿，可从长远看来，对建立一段健康的关系毫无效果。例如，我们可以说："当你愤怒地对伴侣大喊大叫，让他按你的要求去做时，可能暂时他很听话地做了，但是从长远看来这只能培养敌意和憎恨。"

很显然，我们要极其尊重、共情和慈悲地与来访者进行这类探讨，对来访者的策略正常化，确认他们的想法和感受。当来访者认识到他们那么努力地想要改善关系，然而从长远来看他们的很多策略只是让关系更糟了时，我们希望他们会变得开放，去尝试一些新的和完全不同的东西。

挑战性方法

此时，引入挑战性方法（见第 21 章）常常会很有帮助。处理关系问题基本上有三个选择：

1. 离开。

2. 留下并且由价值引导生活：尽你所能做出改变以改善情境，并且为随之而来的痛苦腾出空间。

3. 留下并且放弃有效行动：做事没有任何改变，或者更糟。

我们要与来访者探讨这些选择。有时候离开是最好的选择，比如面对有虐待倾向或自恋的伴侣。如果情况如此，治疗将会聚焦于为了离开而采取的必要行动，以及如何克服行动中的内部和外部障碍。

但是如果来访者不能离开，不想离开，或对于是否离开犹豫不决，那么我们就只剩下选择 2 和选择 3 了。至此，大部分来访者很容易就能看出他们一直做的是选择 3，从而更愿意去做选择 2 了。

▣ 有效性

如果你的来访者这样说："这都是她的错。她才是问题。她需要改变，不是我。"我们可以确认他的痛苦感受，正常化他的想法，然后慈悲地带入有效性的概念："如果你紧抓住那些想法不放，它们会带你走向哪里？它们能帮助你去尝试一些可能会改善关系的新的、不同的事情吗，还是会让你继续做更多同样无效的事情？"

▣ 影响与控制

如果来访者可以接受选择 2，提出影响与控制这个问题就会是一个好主意。

治疗师：你知道，我们都会让自己陷入关系的麻烦中，因为我们忘记了影响和控制之间存在着巨大的差异。

来访者：我没明白你说的。

治疗师：嗯，我们能影响他人，但是我们不能真正地控制他们。你知道，即使你用枪指着某个人的脑袋，你也不能完全控制他。我们的历史书上有的是宁死也不愿意向敌人透露情报的战斗英雄。

来访者：是的。

治疗师：而且基本上，我们影响他人的方式是通过我们所说和所做的。你知道我们影响他人的方式是多种多样的。我们可以通过撒谎和欺骗或是威胁和霸凌，也可以通过友善、公平、坚定自信和诚实来影响他人。问题是，我们想要与他人有一段良好的关系吗？如果希望拥有良好的关系，那么我们就需要聚焦于那些对关系健康的影响方式。

来访者：你是说这都取决于我吗？

治疗师：我希望不是。在最理想的状况下，伴侣双方都会积极地为了改善关系努力。但是现在，现实情况是，只有你一个人来了。所以，你知道，如果你的伴侣想要过来与我一起工作，或者与另外一位治疗师一起，那就太棒了。但是在那之前，我们能做的就是看看你可以做哪些不同的事情来影响你的伴侣。

来访者：但这并不是我的错！

治疗师：当然了，这不是你的错。而且如果我说过的任何话让你觉得我在指责你，那么请你一定要直言不讳。我要说的是，如果你想要改善关系，最有效和最有影响力的方法就是聚焦于你最能控制的东西，换成你的话说，就是你的行动，即你所说和所做的事情。

来访者：（不确定地）那么你有什么建议？

治疗师：我建议我们看看能影响你伴侣的更有效的方式，即对你和她都更有效的新的说话和做事方式。

到这时，有的来访者会想出很多理由来——为什么他们不能、不应该，甚至不需要改变：这不是我的错，是她的错；她才是应该改变的那个人；这不会有用；我之前已经试过了；我才懒得费劲呢；我没有精力等。如果是这样，我们可以使用与第 12 章中关于从治疗障碍中解离所描述的相同的方式。

进一步探索

假设我们的来访者已经选择了留在关系里，重要的问询句式要包括：①来访者如何看待其伴侣；②来访者想要成为什么样的伴侣。

你如何看待你的伴侣

在某些时候，我们要去探讨来访者反复批评、评判或责怪另一方时到底发生了什么，这件事宜早不宜迟。我们要确认这样做是正常和自然的，我们都有要这样做的倾向，然后根据有效性去察看它。

治疗师：你把你的伴侣看成一道彩虹还是一个路障？

来访者：你这是什么意思？

治疗师：大部分时间里，你把你的伴侣看成一道彩虹——你可以欣赏的一个独一无二的绝美的大自然杰作，它丰富了你的生活，还是一个路障——一个挡着你路的，让你在生活中得不到你想要的东西的障碍物？

来访者：我猜我确实倾向于把他看成一个路障。但那是因为他一直都极端自私！

治疗师：看，我并没有跟你争论这一点，我只是想要你去想想这可能会有什么影响。我知道当人们把我看成一个路障时，我的感觉真不好。曾经有人这样看待你吗？好像你就是个问题、一块绊脚石、一个障碍，挡着他们的路？

来访者：当然了。

治疗师：那是什么感觉？

来访者：不好。

治疗师：你说过你想要建立一段健康的关系。我想知道，如果你继续把汤米看成一个路障，那会怎么发展？

来访者：那又怎样，难道我要忽略他所有的错误，还要去崇拜他吗？

治疗师：完全不是。你要去面对和提出所有的问题，但是要运用你新的影响技术，以有可能得到更好结果的方式提出来。而且除了那些，我还很好奇这样会不会很有用，就是学习一下如何与某些对汤米的评判和批评解离，这样你就不会一直把他看成路障了。

来访者：但那些都是真的！

治疗师：我听得明明白白。要记住，我们现在关注的是有效性。如果你被这些想法钩住，会发生什么？它是否把你引入有助于建立关系的趋向行为中了？

来访者：没有，它把我拉到避开行为了。

从这里开始，我们可以转入与指责、评判和批评进行解离了。

你想要成为什么样的伴侣

越快越好，我们要围绕价值做一些工作，要探讨"你想要成为什么样的伴侣"。为了达到这个目的，我们可以使用任何类型的价值澄清练习。我发现联结与反映练习（connect and reflect）（Harris，2018）特别有用。我们要求来访者回忆一段特别的时光，在那段时间，关系是良好的，她和她的伴侣做的是一些令人享受的、开心的、有意义的事情。然后我们让她去看看那段记忆中的自己，找出那些她带入到关系中的特质。

一旦我们知道来访者作为伴侣的价值，我们就可以使用这些来推动行为的改变，并且将它作为一个跳板去学习技术、制定目标、创建行动方案以建立更好的关系。

影响行为 101：在爱中 ACT

此时的治疗要着重于承诺行动，要特别强调去学习和练习协商、沟通和坚定自信技术：如何主张自己的权利，明确地提出自己的要求，拒绝自己不想要的，确立界限，有效协商等。理想状态下，治疗师会在治疗中与来访者一起用角色扮演的方式展示这些技术，这样他在回家跟伴侣实践之前可以做一些练习。

对于影响他人行为的有效方法，治疗师还要提供必要的心理教育：如何随着时间推移，在正确推进的方向上（哪怕不完全是你想要的）通过积极强化每一步来逐渐形成影响。例如，如果我们已经用过第 18 章中的驴子、胡萝卜和大棒隐喻，我们可以说：

治疗师：那么在你试图影响汤米的行为时，你使用了多少次大棒，使用了多少次胡萝卜呢？

来访者：大部分是大棒，但是他活该。

治疗师：嗯，我不想跟你争论这一点。我能不能只是请你观察一下那个想法，然后考虑一下如果你紧抓不放，它会带你去往何处？

我们可以继续解释：如果我们想要一段健康的关系，我们需要胡萝卜比大棒多出最少 5 倍。胡萝卜可以是我们所说和所做的能够以对关系健康的方式建设性地影响他人行为的任何东西。有时候这可能非常简单和基础，比如说"请"而不是要求，还有说"谢谢"而不是觉得一切理所应当。

小附件

参见《ACT 就这么简单：小附件》第 29 章（http://www.actmindfully.com.au）。在那里，你会找到非常有用的工作表，有可以帮助识别常见关系问题的工作表，还有将 ACT 框架下如何与之工作进行概念化的工作表。

技能提升

关系问题影响着我们所有的来访者，我们可以运用很多 ACT 的方式来帮助他们，包括心理教育和技术训练。这里有一些对你的表现非常重要的技术。

- 如果你不知道这四种经典的人际关系技术——坚定自信、沟通、协商和冲突解决，马上把学习它们列为你的头等大事。
- 你要学习的其他关系技术是如何"公平地打架"，在冲突后进行有效的"尝试修复"，从你伴侣的角度看问题，建立亲密关系，给予和得到有建设性的反馈（正面的和负面的都要），还要为伴侣培养自我慈悲和慈悲。

所有这些重要的话题已经超出了本书的范围，但你可以在我那本针对常见关系问题所写的自助图书——《爱的陷阱》（Harris，2006）中找到所有内容。

撷英

在进行 ACT 工作时，我们总是会遇到关系问题，特别是当我们开始探讨价值的时候。在这项工作中，六个核心过程都发挥着重要的作用，某些来访者需要进行人际关系技术上的积极训练来为其打造更健康的关系。

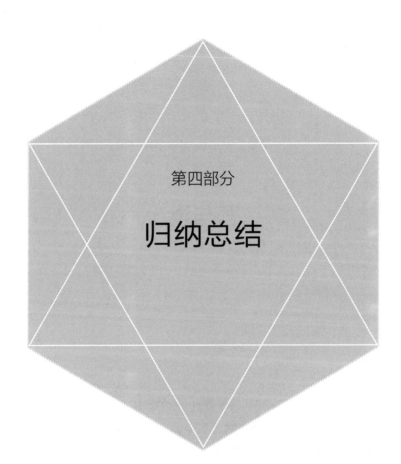

第四部分

归纳总结

吾与汝

治疗关系

作为治疗师或指导师，我们要着眼于在治疗中融入整个 ACT 模型：正念的、毫无评判的、尊重的、慈悲的、集中的、开放的、接纳的、投入的、温暖的和真诚的。我们将来访者视为关系平等的人：一个与我们一样的人类同伴，很容易被自己的想法和感受钩住，最终陷入生活的挣扎之中。在本章中，我们将会介绍建立最佳治疗关系的关键方法。

保持正念

我们能够给予其他人类伙伴最好的礼物之一，就是在一种开放、好奇和慈悲的气氛中，让他们成为我们关注的中心。因此我们要认真地、友善地、真诚地倾听我们的来访者——带着开放的心态和思维。我们慈悲地倾听他们的挣扎。我们留意并确认他们的痛苦。我们承认他们在遭受怎样的折磨。我们让来访者自如地展现他们的脆弱。同时，为了让这一切成为可能，我们要创造一个慈悲的、毫无评判的空间。通过这样正念的、关爱的互动方式，我们就可以打造一段强大的、信任的和开放的关系。

在每一次治疗中，我们都有机会用一种也许从来没有任何人使用过的方式去见证来访者的痛苦和煎熬。我们花时间完整地、认真地、虚心地去倾听；去观察来访者的身体语言和面部表情；去真诚地和同情地回应；在过程中去确认他的体验。如果我们发现自己"走神"了，没有全神贯注，或者被我们自己的想法困住了，那么在我们意识到的那一刻，我们可以温柔地承认它，并且把我们的注意力重新带回到对方身上。通过这样的方式，每一次治疗本身都成了一次正念的练习。

请求许可

"如果……可以吗？""我可以请你做……吗？""你愿意做……吗？"这些都是请求来访者许可的有用方式。这是建立和维系咨访关系的关键因素，特别是当我们要求来访者做的练习有可能会带来痛苦的想法和感受时。这种体验越痛苦，我们就越有必要弄清楚我们是否得到了真正的许可，而不仅仅是一个自动回复的"可以"。

说"我很抱歉"

如果我们搞砸了、犯了错误，冒犯、惹恼或没有确认来访者的体验，那么在我们意识到的那一刻，我们就要采取行动：承认、认可，并致以真诚的、真心的歉意。我们每一次这样做都是在示范某种非常有用的东西。在很多亲密关系中，道歉真的是非常罕见。

我们可以这样说："我真的很抱歉。我刚刚意识到我一直在做什么。我一直在试图说服你做些什么。你到这里来不是让我把自己的信念体系强加给你的。我们能倒回去吗，回到我开始试图说服你之前的那一点上，再从那里开始？"

有趣

有一句古老的禅语这样说："The first sign of mental health is laughing at

yourself."⊖所以，让我们把一些趣味性带入治疗中吧。有趣、幽默、"嬉皮笑脸"都常常能促进咨访关系，并且当咨询中同时伴随着笑声时，这一般都是好的信号。（当然，我们需要对不敏感和不合理保持警觉。当一个来访者正处于危机之中，或是分享一个痛苦和折磨人的心碎故事时，趣味性就是完全不合适的。）

▣ 恰当的、明智的自我暴露

我们不是必须对来访者自我暴露，但 ACT 对此是非常赞成的。ACT 提倡，当自我暴露可能会带给来访者好处时——正常化并确认来访者的体验，促进自我接纳，向来访者示范 ACT，或是加强治疗关系，那就进行恰当的和明智的自我暴露。当我们的来访者来到治疗中时，他们是处于弱势地位的，这就形成了一种非常不平等的关系。然而，如果作为治疗师的我们，可以刻意地和开放地分享我们自己的价值和脆弱，就会帮助我们与来访者之间建立一个强大的联结。

显然，这并不意味着我们要"向他们宣泄"，或对他们说："嘿，你觉得你有很多问题——来听听我的吧！"我们要审慎地运用自我暴露——当它可能会正常化和确认来访者的体验，深化治疗联盟，或示范一些有用的东西时，才可以运用。下面是一些在恰当的语境中很有用的自我暴露形式。

"我必须坦白地说，那出乎我的意料……" 当来访者说的某些话出乎你的意料、让你震惊或让你惊慌失措时，承认它通常会很有用。然后你可以提议做一下简短的抛锚练习，这样你们双方都可以稳定，你也可以集中注意力。

"我感觉与你失去了联结。""我感觉好像抓不住你的注意力了。""看上去现在你好像没有完全投入到当下。" 如果你感到来访者离解、失去联结、退缩、精神涣散、不投入或游离于自己的脑海了，那么通常有用的办法是这样吸引他的注意——而且在这些时刻要跟来访者强调你们的关系出现了什么状况。

"我感觉我们不是一个团队了。" 如果关系中出现了紧张或不和谐，那么

⊖   直译为：心理健康的首要标志即为自嘲。译者查阅了很多资料，也咨询了一些佛学家，依然没有找到这句禅语的原话。——译者注

我们可以尊重和慈悲地把注意力引到这里，然后继续指向我们正在观察的事情。例如，根据这种紧张是什么类型的，我们可以这样说："我有点感觉到我变成一个路障了，而你正在试图绕过我。"或"我感觉好像我正在勉强你，而你正在反抗。"或"也许我理解有误，但我感觉像是我惹恼你了或者冒犯你了，或是你因为什么事正在怨恨我。"然后我们就可以探讨这种紧张或不和谐的来源，并且采取行动来改善问题以及修复关系。

"我注意到我的头脑正在把我拉到两个不同的方向上。一方面，它在告诉我 ABC；另一方面，它在告诉我 DEF。你对每个想法是怎么看的？"有时候，对于一个特定的问题或情境，我们的意见存在冲突。再说一次，在正确的语境中，分享这些会很有用。

▢ 当有问题的行为发生时，注意并表达意见

我们都会时不时地遇到这样的来访者，在治疗中表现得"很有问题"。例如，他们可能没完没了地重复同样的老故事，或就他们的问题不断地指责身边的每个人，却从来不去看看他们自己扮演了什么角色。当这样的情况发生时，我们大部分人倾向于咬紧牙关、尽力忍受，而不是开放地表达出来。

我们为什么要这样做？通常情况下，是因为我们不是与这样的想法融合了——"我打断他会显得太粗暴了"或"他该被我惹恼了"，就是与我们不想让它出现的焦虑感受融合了。在这些时候，清晰地示范 ACT 是非常有用的。我们可以这样说："我留意到现在有些事情发生了，我想让你注意到这一点。我的头脑正在告诉我你马上就会因为我所说的话而恼怒或感觉被冒犯，并且我注意到我身体中有很多的焦虑，还有一种强烈的冲动想要静坐着一言不发。然而，我承诺过要帮助你尽可能地建立更好的生活。如果我坐在这里一言不发，那么我就是在忽略那些价值。所以尽管我现在心跳得很厉害，但我也要做重要的事——我要告诉你我注意到了什么。"

注意，通过这样做，我们清晰地示范了 ACT 六个核心过程中的五个：认知解离、接纳、价值、承诺行动和接触当下。现在，我们已经让来访者全神贯注了！然后，我们带着一种开放和好奇的态度，并且与所有的评判和批评解离，我们就可以描述自己注意到的行为，同时指出它正在阻碍我们治疗中

的有效工作这一事实。从那里开始，我们就能去探讨行为的目的或者它是否也发生在其他关系中，以及如果会发生的话，要探讨后果是怎样的。我们还可以询问来访者回应我们观察时的想法和感受，必要时做一些围绕着接纳和认知解离的工作。

这里有一个简短的版本："我想要谈谈我觉得正在发生的事情，我的头脑在对我说，这样的话我给人的印象将会是很粗鲁或者不敏感的……但是，我不想被我的头脑说服，因为我认为这真的很重要……那么如果我跟你分享我认为现在这里发生了什么，你觉得可以吗？"

▣ 宣告你的价值

ACT 倡导我们向来访者宣告自己的价值。例如，我们可以这样说："在这个房间里，我有一个主要的目标：帮助人们建立更好的生活。"或"在这里，我的观点是，你和我是一个团队，在一起工作。我的目标是帮助你，无论如何我都要改变你的生活，并且让它越来越好。"当我们真诚地宣告自己的价值时，它就是一个很有力量的信息，让治疗师和来访者为了一项共同的事业团结在一起。

▣ 慢下来，向前倾

"慢下来，向前倾"是我从心理学家罗宾·沃尔瑟（Robyn Walser）的工作坊中学到的一句话。当我们由于治疗中发生的事情而感到有压力或者焦虑时，我们大部分人倾向于加快速度——说得多一点、大声一点、给建议、开始说教等，或者我们向后靠——不投入、开小差、退缩。很显然，这对于治疗关系并无帮助。所以，我们的目标是去做截然相反的事情：慢下来，向前倾！注意你的想法和感受，注意你想要加快速度和向后靠的倾向。与自己的价值联结，然后向前倾（既要按字面意思，也要按隐喻意思）并且慢下来。说得少一点、慢一点，多问，多听，适时停顿。

▣ 与自己的评判解离

当然我们都会力争不评判，也许我们做得到——能持续一段时间。但是，迟早评判会出现。我们的头脑是一架加满油的评判机器，它不做评判的时间维持不了多久。所以，当我们对来访者的评判冒出来时，我们的挑战就是要识别它们，并与之解离，任由它们来去而不被其困住。如果我们意识到已经被一种评判钩住了，那么我们可以静静地为它命名——评判来了！然后温和地重新聚焦于来访者。

◻ 表明自己是一个新手

当我们进行 ACT 工作时，你是否曾经感觉到心跳加速或胃部打结？你是否有过这样的想法，比如"我不知道我是否能做好"或"如果我的来访者'抓狂'，怎么办"。或者也许你会想，"我会胡言乱语，我会搞砸，这太难了"或"我会做错的"。如果这样的话，就太好了。这证明你是正常人。正常人类无论何时走出他们的舒适区时，通常都会感到焦虑。然而，如果你与这样的想法融合——你必须从第一个字开始就把事情做得尽善尽美，否则你的来访者就会有消极反应，那么你就会把自己的生活弄得非常艰难。所以，如果你是一个彻头彻尾的 ACT 新手，为什么不让自己卸下压力，承认这一点呢？

当我最开始做 ACT 工作时，我对每一个来访者说："我能跟你完全坦白吗？告诉你这一点让我有点紧张，我的头脑正告诉我也许你会对我失去一些信心。事实上，我在 ACT 方面还是一个新手。我真心喜欢这个模型，而且发现它对我的生活非常有帮助，显然我认为它对你也会很有用，否则我就不会推荐了。但是，因为我是一个新手，我可能偶尔会磕磕绊绊或结结巴巴。有些长一点的练习，我甚至可能需要把书拿出来，去读上面的逐字稿。你觉得这样可以吗？"

就我的经历来说，还没有来访者对此说辞有过消极的反应。现在，显然你不是必须要表明这一点，但是很多治疗师发现这样做很有用。我们是在允许自己不完美，有些磕磕绊绊，如果需要的话去照着逐字稿读出来。此外，我们也在示范开放、真实、愿意、自我接纳和一致性。

撷英

希望你能看出，作为一名治疗师或教练，在将 ACT 应用于你自身时，本章的所有内容都自然而然地带出来了。并且，很显然这对你生活中的每一段关系都适用：你越是在一种正念和价值的空间中行动，你的关系就会越健康。所以不要把 ACT 局限于治疗室。现在花些时间想想你最有意义的那些关系，并且想想 ACT 的原则如何丰富和促进它们。然后运用到实践中，看看效果如何。你也许会感到惊讶！

第 31 章

脱离困境的快速指南

困境时常出现

我要在这里向你保证：随着你开始 ACT 工作，你和你的来访者都会陷入困境，而且还会反反复复。我保证这种情况会发生，否则我就给你退钱！幸运的是，ACT 为我们提供了脱困的强有力工具：有效性。ACT 的先驱之一柯克·斯特罗萨尔这样说过："当我们进行 ACT 工作时，有效性是我们最好的朋友。"

从有效性的角度看，我们永远不需要评判、批评或攻击来访者的自我挫败行为，也不需要劝说和说服他不再这么做。而是要鼓励他诚实地、开放地看待自己的行为，并且评估这是一个趋向行为还是一个避开行为；换句话说，这是否有助于他成为自己想要成为的那种人，是否有助于他有效行动以建立自己想要的生活。

我们一直都要确认行为的强化结果。例如，我们可能会说："你正在做的事情显然有一些回报。如，它帮助你去 ABC、GHI 以及 PQR。那么从短期来看，你正在做的事情是有用的。它真的有好处。"在这之后，我们要继续慈悲和尊重地问这些问题：

- 从长远来看，它是否让你的生活更丰富了？
- 它是否带你更接近你真正想要的生活了？
- 它是否帮助你成为你想要成为的人了？
- 它是一个趋向行为还是一个避开行为？
- 在靶心图上，它带着你朝向靶心还是远离靶心了？

不言而喻，这里我们需要小心谨慎：我们很容易就会开始"霸凌"来访者。霸凌主要的意思是我们已经确定了哪些是对来访者有效的以及哪些是无效的（Strosahl，2004）。我们对于什么才是对来访者最好的或最正确的会有很多自己的想法，当我们与这些想法融合时，就会推行我们自己的计划。我们的来访者也许就会开始说一些我们想要听到的话，来取悦或安抚我们。如果这种情况发生了，练习就是毫无意义的，因为来访者并没有真正地对他自己的生活负起责任。

运用有效性来脱困

斯特罗萨尔警示我们说："为了使用有效性策略，你必须坚持脚踏实地、毫不评判、实事求是。这不是一场游戏、一个玩笑或一种治疗性操纵的模式。"（Strosahl，2004）如你已将此牢记在心，那就让我们看看有效性能帮助我们的一些途径吧。

用认知解离进行帮助

有效性让我们能快速解离，当来访者坚持认为一种想法是真的时，它尤其有用。我们可以说："我不想跟你争辩这种想法是真是假。我们是不是可以来看看当这种想法钩住你时发生了什么？"接下来我们可以问："如果你任由这种想法钩住你、牵着你的鼻子走，那么它会将你带向何方？从长远来看，你的生活中会发生什么？"或"当你被这种想法钩住时，你是像你想要成为的人那样行动的吗？"或"如果你听从了这种想法，这有助于你去做你想要做的事情吗？"

当我们的来访者开始坚信改变不可能时，这也很有用。例如，一位成瘾的来访者也许会说："我知道这对我没什么用，我之前也试过，我完全控制不了。"我们可以这样回应："好的，你的头脑说'这没什么用，我完全控制不了'，这很有道理。那就是头脑会说的那种话。我不会跟你争辩这些，我只是想让你去考虑一些事情。如果我们服从了它——如果我们任由你的头脑来决定在这个房间内该发生什么，那么我们会去向何方呢？我们要停止治疗、放弃努力吗？"然后我们可以继续说："我完全能预料到你的头脑会一直不断地对你说这个治疗没用，你控制不了自己。我不知道除了大型脑科手术以外，还能有什么方法可以阻止这种情况发生。所以，能不能任由你的头脑想说什么就说什么，我们先来试试呢？"

当来访者坚信那些讨厌的、消极的自我评判是真的（"但是这是真的。我是很胖／很丑／很笨／一个废物"）时，这个策略也同样奏效。我们可以说："我不知道如何能让你的头脑不再继续说那些话。我的头脑也在对我进行着类似的评判。问题是，如果你紧抓住这些想法不放，深陷其中，那会对你有帮助吗？能帮助你成为自己想要成为的人，或做你想要做的事吗？如果不能，我们何不来试着学习一下与之解离呢？"

⊡ 对取得进展的来访者进行帮助

有时候，虽然来访者已经开始去做不同的事情了，但是他依然会陷入困境，只是因为这个新行为带来的回报并不足以让他继续下去。为了减少这类风险，如果来访者开始进行一些"有效性"的工作，那么我们的目标就是通过特别强调它的有效性来放大这个新行为的强化结果。例如，我们可以问这样的问题：

- 当你这样行动时，是什么样的感觉？
- 当你这样做时，你的生活中发生了什么？
- 当你这样做时，你是朝向什么价值生活的？
- 这是一个趋向行为还是避开行为？
- 在靶心图中，这是向着靶心还是远离靶心移动了？
- 当你这样做时，感觉你的活力发生了什么变化？你是更有活力还是更没有活力了？

- 这看上去是否与 ABC 相一致？（ABC＝来访者治疗的行为目标。）
- 这是处理 DEF 的不同方式。它与你之前的行为相比，是更好了还是更糟了？（DEF＝来访者的挑战、困难、问题、困境。）

这样问也会很有用："你是怎么做的？你是如何让它发生的？你做了什么不同的事？你需要为哪些痛苦的想法和感受腾出空间？你的头脑试图干涉你了吗？你是如何脱钩的？对于生活中的哪些方面是有效的？这告诉了你什么？"

帮助我们抓住自己

因为我们都是会犯错误的人类，所以有时候不可避免地，我们会试图劝说、说服我们的来访者，或者与他们辩论、争论。显然，在那种时刻，我们做的工作就不是 ACT 工作。所以无论何时我抓到自己在这样做时，我都会马上道歉。我会说："真的很抱歉。我刚刚意识到我一直在做什么。我一直在试图说服你/勉强你一些事情，那不是我该做的事情。我不应该把我的信念强加于你/去告诉你在生活中该做什么。我们应该是一个团队，一起工作，来探索你生活中什么是有效的。所以我们能不能倒回去，回到我开始跟你争论之前呢？"对于这样的开放态度，来访者几乎总能给予非常积极的回应。

然后，我们可以继续问一些这样的问题："我们能不能不再考虑我是怎么想的，而是回到你和你的体验中去？我能不能请你考虑一下这个问题。抛开其他人以及我的想法不谈，如果你继续去做你一直在做的事情，从长期看来，这对于让你的生活变得更好是有效的吗？如果是，那么就要不惜一切代价继续下去，那接下来我们就聚焦于其他那些给你造成问题的事情。但如果情况并非如此，我们再去看一看它如何——但是我不会试图再去说服你了。"

帮助我们找到立足点

当我们在治疗中"迷失方向"或踟蹰于下一步如何进行时，我们总是可以回到有效性上来。我们可以问："按 0～10 的刻度衡量，你的生活过得有多好？如果 10 代表你过每一天时都表现得像你想要成为的人那样，都在做让你的生活有意义的事情，而 0 代表你每一天的表现都完全不像你想要成为的人那样，做的事情让你的生活更糟而不是更好，你的分数会是多少呢？"

如果来访者得分较高，如 8 分或 9 分，那么这就是进行治疗总结的时候了。但是如果来访者的得分较低，如 3 分或 4 分，我们可以问："必须要发生什么才能达到 5 分呢？你需要做哪些不同的事？什么会妨碍你去做那些事？"来访者的回答或者可以给我们提供一些关于下一步目标的信息，或者可以揭示出他的一些心理障碍。

▣ 对"我别无选择"进行帮助

通常，最具挑战性的来访者会告诉我们，他们别无选择或对自己的行为无法控制。他们会坚持说当强烈的欲望出现时，如自杀、酗酒、吸毒等，他们别无选择，只能"屈服"。其他的来访者可能会坚持说他们没有力量、没有希望或没有改变的能力，他们还可能会说这样的话："无论何时我想要改善自己的生活，结果总是很糟糕，我总是失败或受伤。"我们首先要去确认他们遭受了多少痛苦："很显然，这个问题给你造成了很多痛苦和困难。你已经很努力了，可是目前还是没有什么效果。"然后我们可以说："现在，你要做出选择。一个选择是放弃尝试新的东西，继续那样生活下去。另一个选择是试着去做一些新的不同的事情，哪怕头脑说这是毫无意义、毫无希望的。第一个选择肯定能百分之百地保证你继续过与从前一样的生活。第二个选择没有保证。它是一个实验。我们不能确定会发生什么，但最起码那是在尝试一些新的和不同的东西。最起码它提供了一个改善你生活的机会。那么，你要选择哪个呢？"

▣ 对"但是很有效"进行帮助

有的来访者坚信他们自我挫败的行为从长远看来对他们是有效的。这里有两个典型的例子："担忧帮助我为最坏的情况做准备"和"我喜欢酩酊大醉的状态，这是我唯一可以放松的方法"。是的，我们需要确认，这些策略确实真的有一些好处。同时与来访者沟通：还有其他的方法可以得到这些好处，并且还有效得多。我会使用下面的隐喻来证明这一点。

快散架的自行车隐喻

治疗师：有一辆快散架的自行车，悬架坏了，座椅也是破破烂烂的。你可以
　　　　骑着它从纽约去墨西哥，而且最终它也能把你带到那里。但是当你
　　　　到达的时候，你会是什么状态？这段旅程还有很多更有效的实现方
　　　　式：乘坐汽车、大巴、火车、飞机，甚至骑一辆车况特别好的自行
　　　　车。所以当你……（这里可以讲出来访者的行为，如酩酊大醉、忧
　　　　心忡忡）的时候，这就特别像骑着快散架的自行车。你愿意学习另
　　　　一种能让你用更好的条件达到目的的方法吗？

　　在使用了快散架的自行车隐喻后，我们要教给来访者必要的技术（或帮
助来访者获得学习技术的资源）。例如，如果来访者想要"为最坏的情况做准
备"，我们可以教他策略计划和问题解决。如果来访者想要放松，而吸大麻是
他所知的唯一方法，我们可以教他放松技术（但是一定要明确这与正念技术
有着根本的区别）。

　　但是，等等……还有另外一大类困境：**阻抗**。

克服阻抗

　　在恰当的语境中，任何人对治疗都可能会产生阻抗。假设你在某些国家
接受传统术士的治疗。如果他告诉你，你身体里有一种恶灵，去除它的唯一
办法就是吃一把活的甲虫，每天吃三次，你会抗拒吗？

　　治疗中阻抗的产生通常可以归结为几个关键因素：疗法不匹配、强化结
果、治疗关系，以及参考首字母缩略词 HARD 中的内部障碍。现在让我们逐
一展开，再看看如何预防或克服。

▣ 疗法不匹配

　　你从来访者那里获得的进行 ACT 的知情同意足够充分吗？你解释过它都
包含什么吗？他期待的是不是"一帆风顺"？他是不是只想找个人倾诉，而
不想下什么功夫？他想要的是不是某些非常不一样的东西，比如长程的精神

分析？你已经清晰地为治疗确立了行为目标吗？并不是每个人都会开放地对待 ACT，我们也许需要给来访者介绍或使用一种不同的模型。我们可以通过以下几点来很大程度地预防这种情况：①提供足够的关于 ACT 的信息来作为知情同意（见第 5 章）的一部分；②明确地为治疗确立行为目标（见第 6 章）。

强化结果

每一种有问题的行为都会有强化结果来维持这种行为。（正如你所知，我们跟来访者介绍这些时最常用的叫法是"回报"。）如果来访者继续"留在困境中"（也就是说，如果他继续他的问题行为），他的收获或好处（无论是有意识的还是无意识的，故意的还是无心的）是什么呢？在一场法律和解中获益，获得残障补偿，或当他一副病态时获得他人的关爱、支持和关注？他是否能借此回避自己的挑战，以及随之而来的不可避免的焦虑呢？

为了提出强化结果的问题，我们要慈悲地将其带入到来访者的觉察中，并且如第 24 章中提到的那样，温柔地、尊重地去探讨。（这里运用选择点图常常很有用。）例如，我们可以说："如果你继续这么做，它对你有好处，如 XYZ。但是从长远来看，它能帮你建立你想要的生活吗？继续这样做会让你付出什么代价呢？"或"可能我说的特别不对，我可不可以告诉你我是怎么看的？看上去好像如果你不做任何改变，对你来说真的有一些短期利益，如 ABC。与此同时，真的还有一些长久的代价，如 XYZ。那么，我能否问问你，当你衡量利益和代价的时候，你会怎么想呢？"

治疗关系

牢固的治疗关系是有效治疗的基本条件。那么，是否还有提升的空间呢？建立和强化治疗关系最好的方法就是我们在治疗中体现出 ACT（见第 30 章），并且将我们的来访者看成彩虹，而不是路障。

改变的 HARD 障碍

在第 24 章中，我们讨论了改变的 HARD 障碍：被钩住、回避不适、远离价值、可疑目标。所有这些因素或其中任意一个，都在阻抗中扮演着重要的角色。找出它们，并且运用相关的 ACT 过程来应对它们的关键就是：认知解离、接纳、价值和 SMART 目标。

当然，对我们治疗师也是如此。我们也常常因为自己的 HARD 障碍而回避对 ACT 重要方面和重要元素的工作：我们被不能做、没有用、来访者会有消极反应、不重要等**钩住**。我们**回避**应用新的工具、技术、程序和过程进行实验所引起的**不适**。我们**远离**自己作为治疗师的**价值**，因此不愿意离开自己的舒适区去尝试新的东西。对于何时、何地以及何种程度地将 ACT 带入工作中，我们为自己确立的是**可疑目标**。所以，再一次提醒：如果我们想要将 ACT 完美应用到他人身上，我们就必须先应用于自己。

阻抗是沃土

当来访者抗拒做出行为改变时，我们大部分人往往会变得沮丧或恼怒，怀疑自己的能力，责怪来访者，责怪自己，或责怪 ACT 模型。虽然这很正常，但是并没什么实际用处。更好的选择是将 ACT 应用到这个问题本身。

换句话说，无论何时，当来访者陷入困境时，我们第一步就是要带着开放和好奇，正念地去看看发生了什么，观察出现的想法和感受。我们可以这样说："我们暂停一会儿好吗？退后一步，注意现在正在发生什么。"然后，我们可以毫不评判地探讨涉及的 HARD 因素。

小附件

参见《ACT 就这么简单：小附件》中的第 31 章（http://www.actmindfully.com.au），找到脱困工作表。

技能提升

练习时间到：

- 玩转有效性这个概念。将它留在你的脑海里，作为你工作创新的资源来使用。试试用不同的方法来讨论它。
- 开始从有效性的视角来看自己的行为，并且观察它有什么效果。尤其要看看在最亲密的关系中你是如何做的。不要困在对／错或应该／不应该中（就像有时候我们都会做的那样），而是开始以认知解离和接纳的方式去看你行为的有效性如何，以及你是否有任何方法能够加以改善。
- 想出一两个貌似在困境中或阻抗的来访者。找出造成这种情况的因素，并且通过头脑风暴找出你能回应的方法。运用小附件中的脱困工作表来帮忙。

撷英

无论何时，当你的来访者看上去陷入困境、阻抗或毫无动力时，去找找改变的 HARD 障碍以及维持问题行为的强化结果，并且以核心的 ACT 过程来回应。还要考虑到疗法不匹配或治疗关系紧张的可能性。要记得，整个 ACT 模型都要靠有效性概念来支撑。当我们信赖动机的有效性时，我们就永远不会强迫、劝说或说服来访者去改变。我们只是让他们睁开双眼，看到行为的结果，并且允许他们选择自己的方向。

ACT 治疗师的旅程

从迟钝笨拙走向流畅灵活

作为新手，几乎我们所有人实践 ACT 时都会 "笨手笨脚"。我们将模型拆分成六个独立的过程，每一次治疗围绕着其中的 "一块"。例如，我们将一次治疗的重点主要放在认知解离上，然后另一次主要聚焦于价值等。那是非常自然的，也是开始我们 ACT 旅程的一种非常合理的方式。然而，随着我们对模型更加熟悉，我们能体会到六个核心过程是如何相互联结和相互补充的，我们的治疗就不那么 "笨手笨脚"，而是更加 "协调统一" 了。我们学会了 "围绕六边形舞蹈"：每一次治疗都会明确地对几个或所有过程进行工作。我们的治疗变得更流畅、更灵活、更富创造性。我们学习修改和调整自己的工具、技术和隐喻，并且创造出属于我们自己（或从来访者身上得到）的新东西。

希望你已经开始去领悟这个模型中的相互联结性了。为了能更好地理解，花点时间学习 ACT 灵活六边形（见第 1 章），并且去识别这六个部分中的每一个都是如何与其他部分相互作用的。同时，当你重读这本书或继续读其他 ACT 教材时，留意每一个干预实际上是如何涵盖几个重叠的核心过程的。例如，设想我们这样问来访者："尽管你的头脑说了你讨厌这个，你能做个实验吗？看看哪怕只是一小会儿，你是否能与这种感受同在……注意它在哪里，是什么样子的……再看看你是否能让你的观察性自我退后，并带着一种好奇去看它。"这样在一项简短的干预中，你就明确地用到了四个过程：认知解离、以己为景、灵活注意和接纳。如果你看得再仔细一些，你就会看到这项干预中还包含了价值和承诺行动，尽管它们是隐含的而不是明确的。你能找出来吗？首先，在 ACT 中，接纳是永远服务于基于价值的生活的，所以这个练习在某方面联结到了来访者的价值。其次，做练习就是（任何练习都是）承诺行动的一种形式。

从"迟钝笨拙"ACT 走向"流畅灵活"ACT 的旅程，需要时间、练习、耐心、坚持，以及为很多很多不舒服的想法和感受（特别是焦虑和对失败的恐惧）腾出空间的意愿。现实是，我们肯定会犯错，而且是隔三岔五、反反复复。所以请记住温斯顿·丘吉尔的话："成功就是不断失败却不丧失热情的能力。"当然，我们会做错。当然，我们会搞砸。我们就是这样学习的。

想想那些你现在习以为常的技术——阅读、写作、走路、说话、开门、使用刀叉。无论你选择的是哪项技术，事实上，为了学会它，你都肯定犯过很多很多的错误。ACT 也不例外。犯错是注定的，那么就热诚以待吧，把犯错变成学习的机会。感谢头脑讲的"我是一个糟糕的治疗师"这个故事，练习自我慈悲，然后以开放和好奇的态度去对治疗进行反思。问问自己，我做的哪些事效果很好？我做的哪些事没有效果？我错过了什么？我与什么融合了？在下一次治疗中，我要多做什么、少做什么或做哪些不同的事？我们就是这样学习 ACT 的。

接下来呢

你越快开始进行 ACT 工作越好。毕竟，学习它的唯一方法就是去操作。并且，我希望你能发现，正如我之前发现的一样，你很快就能在工作中获得积极的结果。与此同时，我希望你能现实一些。ACT 是一个大模型。我们这么说吧：ACT 是一个超级超级超级超级超级大的模型。这种方法中内容层层叠叠，大部分治疗师发现至少需要用一年时间全身心投入到实践、阅读和学习上，才能全面掌握 ACT 治疗，并且灵活流畅地应用于来访者。所以慢慢来，享受这个旅程，不要着急。记住伊索的那句名言："积少才能成多。"（little by little does the trick.）

就深入学习而言，我建议你尽快参加一个 ACT 的体验式工作坊或参加一些在线的培训。读书和听录音音频是很有价值的，但是这无法与参加工作坊或在线培训的效果媲美。所以在附录 A 和附录 C 中，我会推荐很多可以帮助你更深入学习的资源；在附录 B 中，我会讲讲你能在哪里找到相关培训和督导。

临别赠言

虽然心有不甘，但是我现在不得不留给你们这些临别赠言了。

▣ 做你自己

如果你要做的 ACT 工作是像鹦鹉学舌一般从教材上逐字逐句生搬硬套，那么很可能听起来会非常生硬晦涩。所以，不要固守着教材。修改和调整，即兴创作，运用你自己的语言和风格。如果你愿意的话，要富有创造性和革新性。**非常重要的是**：如果本书中我建议的任何东西不适合你的工作方式，请一定要做出修改或者干脆放弃。如果你读了很多不同作者的 ACT 书籍，或参加了很多不同培训师的工作坊，那么你会发现 ACT 工作有太多不同的方式，有太多不同的工具、技术和方法。再次重申，这是因为 ACT 是一个基于过程的模型，不是基于技术的模型，所以你的工作方式很可能与其他人不同。（百花齐放是不是很美妙啊？）

▣ 练习、练习、再练习

无论谁说"熟能生巧"，那都是骗人的！但是练习确实可以带来提升。所以如果你还没有做本书中的任何家庭作业，请看看是什么妨碍了你。你是否与这样的想法融合了：太难了、太忙了、晚点再做？当你冒险、面对挑战或实验新的行为时，你是否试着回避由此带来的不可避免的焦虑感受了？看看你的 HARD 障碍，并且以相关的 ACT 过程来回应。记住，你将 ACT 应用于自身越多，你应用于他人时就越自如。（反之亦然：如果你不将 ACT 应用于自身，你处理他人的问题时就做不好。）

犯错

我之前已经说过了，但是我还要再说一遍：你会犯错，你会搞砸。这是学习过程中必不可少的部分。当错误出现时，在自己身上练习 ACT。与苛刻的自我评判解离，对你的沮丧、焦虑和失望开放并为之腾出空间。友善地抱持自己。然后去反思你做了什么并从中学习，这样你和他人都会从这种经验中受益。

回到你的价值

一遍一遍又一遍地，回到你的价值。与你进入本行业的初心联结：你渴望帮助他人，你渴望做出改变，你渴望将世界变得更美好。花些时间感恩你的工作带来的特权：你有独一无二的机会，可以看到其他人内心和灵魂的深处，并且帮助他们与他们自己内心的疗愈力量进行联结。

致　谢

我首先要把最大的（如怪兽哥斯拉那么大）谢意，送给我的爱人娜塔莎，感谢她在我反复与"这都是废话，太难了，我做不到"融合时对我所有的爱和支持，感谢她鼓励我坚持了下来。

像往常一样，我还要万分感激 ACT 的创始人史蒂文·C.海斯，这种感激之情同样要献给凯利·威尔逊、柯克·斯特罗萨尔、罗宾·沃尔瑟和汉克·罗布，他们都是我灵感的巨大源泉。我也非常感谢给予支持且鼓舞人心的整个 ACT 学界，我这本书中的许多想法都来自 ACT 全球邮件讨论组和我所有在线课程论坛中的讨论。

接下来，我要感谢我的经纪人萨米·贾斯特森，感谢她所有出色的工作；还有无尽的谢意要献给 New Harbinger 的整个团队，包括克兰西·德雷克、凯瑟琳·迈耶、杰西·伯森、米歇尔·沃特斯和马特·麦凯，感谢他们在这本书中投入的所有努力、关心和关注。

编辑是一本书背后的无名英雄，所以我要向为这本书两个版本都殚精竭虑的编辑们送上赞歌与感谢。珍·布隆奎斯特精心编辑了本书的第 1 版，而罗娜·伯恩斯坦在第 2 版的结构和框架方面做得很出色。

同样要感谢所有帮助这本书第 1 版出版的朋友和同事：朱利安·麦克纳利、乔治·艾弗特、汉克·罗布、罗斯·莱斯布里奇和卡梅尔·哈里斯；还要感谢"选择点"技术雏形的合作创造者乔·西阿若奇和安·贝利。除此之外，还要感谢迈克尔·布雷克尔曼，他在过去的四年里大力推动着我向新的方向前进，并给了我大量宝贵的指导。

最后但也同样重要的是，我要感谢我的儿子马克斯，虽然他还很小，不能直接帮我做什么，但他却以一种间接的方式帮了我大忙，就是出现在我的生活中，并且用那么多的爱填满了我的生活。

附录A　参考资料

免费资料

除了《ACT就这么简单：小附件》之外，还有一个巨大的免费材料宝库——http://www.actmindfully.com.au网站上的"免费材料"页面，包括录音、电子书、讲义和工作表、YouTube视频、图书章节、艺术作品、博客文章、已发表的研究。在那里，你也可以通过注册得到我的季度推送，我会推送我创建的新的免费资源。

路斯·哈里斯的书

《幸福的陷阱》(*The Happiness Trap*，2007)

最畅销的ACT自助书，面向所有人。全球销量超过100万册，以30种语言出版发行。

《生活的陷阱》(*The Reality Slap*，2012)

一本基于ACT的自助书，主要是关于悲伤、丧失、危机和创伤的，重点强调自我慈悲。

《自信的陷阱》(*The Confidence Gap*，2011)

一本从 ACT 视角来看待自信、成功和表现的自助书，特别适合生活指导和高管培训，以及体育和商业表现提升。

《爱的陷阱》(*ACT with Love*，2009)

一本深受欢迎的自助书，介绍如何利用 ACT 来处理常见的关系问题。

《在 ACT 中畅行》(*Getting Unstuck in ACT*，2013)

第一本关于 ACT 的高阶教材。它并不包括基础知识，它假设你已经掌握了基础。它关注的是来访者和治疗师的共同症结。

《ACT 问答》(*ACT Questions & Answers*，2018)

"这本书包含你想问而不敢问的所有关于 ACT 的问题！"这是另一本高阶教材，采用简单易懂的问答形式来呈现。它涵盖了所有被其他教材遗漏的艰涩难懂的问题。

路斯的合著书

《幸福的陷阱图解》(*The Illustrated Happiness Trap*，Russ Harris and Bev Aisbett，2014)

原著的趣味性漫画版，尤其适用于青少年以及那些不喜欢看文字的成年人。(在英国和澳大利亚，它也被称为"幸福的陷阱口袋书"。)

《减重大作战》(*The Weight Escape*，Joe Ciarrochi, Ann Bailey, and Russ Harris，2014)

一本关于用 ACT 方法健身和减肥的自助书。

在线培训：面向公众以及专业人士

幸福的陷阱网课：8 周课程

这是一个为人们的幸福和活力开设的个人成长项目，改编自《幸福的陷阱》一书。这是一门为公众开发的、制作精美、趣味十足的在线课程，几乎适合所有人。我们还设计了一个版本，治疗师可以将其作为来访者治疗过程的辅助程序。更多信息请访问 http://www.TheHappinessTrap.com。

⧉ 我在学习 ACT：在线课程

万一你还没有看到附录 B，那我在这里提一下：我已经创建了一系列 ACT 在线培训课程，从初级到高级，涵盖从创伤到青少年的所有方面。可在 http://www.ImLearningACT.com 上查阅。

⧉ MP3

我有三张 MP3 专辑，你都可以从 http://www.actmindfully.com.au 购买：正念技术第 1 卷、正念技术第 2 卷、《生活的陷阱》的练习和冥想（同名图书的配套材料）。抱歉的是，不再有 CD 了，因为现在没有多少人用了，所以这里为你呈现的是现代技术！

ACT Companion：智能手机 App

澳大利亚心理学家安东尼·伯里克（Anthony Berrick）创建了这个 App，并将其作为治疗的辅助工具。它搭载了很多很酷的 ACT 工具，包括选择点，并且包含两个多小时的录音文件（有些是我录的，有些是安东尼录的）。

⧉ 价值卡片

我发明了一套全彩的价值卡片，里面有关于价值的简单描述和赏心悦目的卡通图画。更具体地说，它们是"价值、目标和障碍"卡片；它们还包含一些附加卡片，用于目标设定、行动计划，以及处理如价值冲突、融合等障碍。你可以在 http://www.actmindfully.com.au 上购买。

⧉ Facebook 群组

"ACT Made Simple"的 Facebook 群组是一个在线社区，你可以在这里分享资源、提问、讨论挣扎和成功，获得我最近的更新和新的免费资料，等等。只要去 Facebook 上搜索"ACT Made Simple"即可。

附录B　进一步培训

现场工作坊

我一年四季都会在澳大利亚各地举办一系列的现场工作坊。(遗憾的是,因为路途遥远以及可怕的时差,我很少会出国。但你可以参加我的网上培训,见下。)我的工作坊包括:针对初学者的 ACT、针对抑郁症和焦虑症的 ACT、针对创伤的 ACT,以及针对亲密关系的 ACT。你可以在 http://www.actmindfully.com.au 上找到详细信息。

在线课程

我提供了一系列 ACT 在线课程,你可以通过论坛与我互动,观看治疗录像,并使用我特别设计的大量音频、视频和文字材料。这个范围还在不断扩大。我在撰写本书时,还包括以下 6 周课程:

针对初学者的 ACT

针对抑郁症和焦虑症的 ACT

针对创伤的 ACT

针对青少年的 ACT

更多信息，请访问 http://www.ImLearningACT.com。

ACBS 网站

ACT 与关系框架理论的母体组织是国际语境行为科学协会（Association for Contextual Behavioral Science，ACBS）。该网站非常庞大，除了许多免费资源外，你还可以找到有关 ACT 培训、工作坊、课程和全球会议的详细信息。你也可以加入各类论坛或特殊兴趣小组，找 ACT 督导师或 ACT 治疗师，等等。详情请访问 https://www.contextualscience.org。

附录C　ACT 和 RFT 的拓展阅读

现在有许多 ACT 的教材和自助书，其中大部分是由 New Harbinger 出版社出版的。你可以访问它的网站 http://www.newharbinger.com 来进行了解。教材涵盖了 ACT 在各种心理问题和状况下的应用，从慢性疼痛和精神疾病到抑郁症和焦虑症。因为我已经在附录 A 中列出了我自己的书，所以这里不会再涉及。我将提到两本在临床技术培养方面很突出的书：

《接纳承诺疗法：正念改变之道》（*Acceptance and Commitment Therapy*: *An Experiential Approach to Behavior Change*，Steve Hayes, Kirk Strosahl, and Kelly Wilson，1999）

这是一本开创性的理论和哲学著作，第一次将 ACT 介绍给读者。你会发现它几乎被所有关于 ACT 的教科书引用。

《学习 ACT》（*Learning ACT*，Jason Luoma, Steve Hayes, and Robyn Walser，2017）

它是一本循序渐进地为 ACT 治疗师提供技术培训的手册，完全配得上"在 ACT 临床实践方面最全面的应用指南"这一评价。

另外两本书对于进一步了解关系框架理论（RFT）和其他 ACT 的理论基础也特别有用：

《人类行为的基本原理：临床医生的行为原则》（*The ABCs of Human Behavior*: *Behavioral Principles for the Practicing Clinician*，Jonas Ramnerö and Niklas Törneke，2008）

这是一本关于功能语境主义、行为分析和关系框架理论的科学、理论和哲学的优秀著作。

《学习关系框架理论》（*Learning RFT*，Niklas Törneke，2010）

如果你想了解关系框架理论的基本原理以及它是如何支撑 ACT 的，那么阅读这本书可谓是一个良好的开端。

参考文献

American Psychiatric Association. (2013). Diagnostic and statistical manual of mental disorders (5th ed.). Washington, DC: Author.

Arch, J. J., & Craske, M. G. (2011). Addressing relapse in cognitive behavioral therapy for panic disorder: Methods for optimizing long-term treatment outcomes. *Cognitive and Behavioral Practice, 18,* 306–315.

Bach, P., & Hayes, S. C. (2002). The use of acceptance and commitment therapy to prevent the rehospitalization of psychotic patients: A randomized controlled trial. *Journal of Consulting and Clinical Psychology, 70,* 1129–1139.

Bach, P., & Moran, D. J. (2008). *ACT in practice.* Oakland, CA: New Harbinger.

Bond, F. W., & Bunce, D. (2000). Mediators of change in emotion-focused and problem-focused worksite stress management interventions. *Journal of Occupational Health Psychology, 5*(1), 156–163.

Bond, F. W., Hayes, S. C., Baer, R. A., Carpenter, K. M., Guenole, N., Orcutt, H. K.,…Zettle, R. D. (2011). Preliminary psychometric properties of the Acceptance and Action Questionnaire—II: A revised measure of psychological flexibility and experiential avoidance. *Behavior Therapy, 42,* 676–688.

Brann, P., Gopold, M., Guymer, E., Morton, J., & Snowdon, S. (2007–09). Forty-session acceptance and commitment therapy group for public-sector mental health service clients with four or more criteria of borderline personality disorder. A program of Spectrum: The Borderline Personality Disorder Service for Victoria (Melbourne, Victoria, Australia).

Branstetter, A. D., Wilson, K. G., Hildebrandt, M., & Mutch, D. (2004, November). Improving psychological adjustment among cancer patients: ACT and CBT. Paper presented at the meeting of the Association for Advancement of Behavior Therapy, New Orleans, LA.

Brown, R. A., Palm, K. M., Strong, D. R., Lejuez, C. W., Kahler, C. W., Zvolensky, M. J.,…Gifford, E. V. (2008). Distress tolerance treatment for early-lapse smokers: Rationale, program description, and preliminary findings. *Behavior Modification, 32*(3), 302–332.

Ciarrochi, J., Bailey, A., & Harris, R. (2014). *The weight escape: How to stop dieting and start living.* Boston, MA: Shambhala Publications.

Craske, M, G., Kircanski, K. Zelikowsky, M., Mystkowski, J., Chowdhury, N., & Baker, A. (2008). Optimizing inhibitory learning during exposure therapy. *Behaviour Research and Therapy, 46,* 5–27.

Craske, M. G., Treanor, M., Conway, C. C., Zbozinek, T., & Vervliet, B. (2014). Maximizing exposure therapy: An inhibitory learning approach. *Behaviour Research and Therapy, 58,* 10–23.

Dahl, J., Wilson, K. G., & Nilsson, A. (2004). Acceptance and commitment therapy and the treatment of persons at risk for long-term disability resulting from stress and pain symptoms: A preliminary randomized trial. *Behavior Therapy, 35*(4), 785–801.

Dalrymple, K. L., & Herbert, J. D. (2007). Acceptance and commitment therapy for generalized social anxiety disorder: A pilot study. *Behavior Modification, 31,* 543–568.

Eifert, G., & Forsyth, J. P. (2005). *Acceptance and commitment therapy for anxiety disorders.* Oakland, CA: New Harbinger.

Epping-Jordan, J. E., Harris, R., Brown, F., Carswell, K., Foley, C., García-Moreno, C.,...van Ommeren, M. (2016). Self-Help Plus (SH+): A new WHO stress management package. *World Psychiatry, 15*(3), 295–296.

Feldner, M., Zvolensky, M., Eifert, G., & Spira, A. (2003). Emotional avoidance: An experimental test of individual differences and response suppression using biological challenge. *Behaviour Research and Therapy, 41*(4), 403–411.

Gaudiano, B. A., & Herbert, J. D. (2006). Acute treatment of inpatients with psychotic symptoms using acceptance and commitment therapy: Pilot results. *Behaviour Research and Therapy, 44*(3), 415–437.

Gifford, E. V., Kohlenberg, B. S., Hayes, S. C., Antonuccio, D. O., Piasecki, M. M., Rasmussen-Hall, M. L., & Palm, K. M, (2004). Acceptance theory–based treatment for smoking cessation: An initial trial of acceptance and commitment therapy. *Behavior Therapy, 35,* 689–706.

Gratz, K. L., & Gunderson, J. G. (2006). Preliminary data on an acceptance-based emotion regulation group intervention for deliberate self-harm among women with borderline personality disorder. *Behavior Therapy, 37*(1), 25–35.

Gregg, J. A., Callaghan, G. M., Hayes, S. C., & Glenn-Lawson, J. L. (2007). Improving diabetes self-management through acceptance, mindfulness, and values: A randomized controlled trial. *Journal of Consulting and Clinical Psychology, 75*(2), 336–343.

Harris, R. (2007). *The happiness trap: Stop struggling, start living.* Wollombi, NSW, Australia: Exisle Publishing.

Harris, R. (2009a). *ACT made simple: An easy-to-read primer on acceptance and commitment therapy.* Oakland, CA: New Harbinger.

Harris, R. (2009b). *ACT with love: Stop struggling, reconcile differences, and strengthen your relationship with acceptance and commitment therapy.* Oakland, CA: New Harbinger.

Harris, R. (2011). *The confidence gap: A guide to overcoming fear and self-doubt.* Sydney, NSW, Australia: Penguin Books Australia.

Harris, R. (2012). *The reality slap: Finding peace and fulfillment when life hurts.* Wollombi, NSW, Australia: Exisle Publishing.

Harris, R. (2013). *Getting unstuck in ACT: A clinician's guide to overcoming common obstacles in acceptance and commitment therapy.* Oakland, CA: New Harbinger.

Harris, R. (2018). *ACT questions and answers: A practitioner's guide to 150 common sticking points in acceptance and commitment therapy.* Oakland, CA: New Harbinger.

Harris, R., & Aisbett, B. (2014). *The illustrated happiness trap: How to stop struggling and start living.* Boston, MA: Shambhala Publications.

Hayes, S. C., Bissett, R., Roget, N., Padilla, M., Kohlenberg, B. S., Fisher, G.,...Niccolls, R.. (2004). The impact of acceptance and commitment training and multicultural training on the stigmatizing attitudes and professional burnout of substance abuse counselors. *Behavior Therapy, 35*(4), 821–835.

Hayes, S. C., Bond, F. W., Barnes-Holmes, D., & Austin, J. (2006). *Acceptance and mindfulness at work.* New York, NY: The Haworth Press.

Hayes, S. C., Masuda, A., Bissett, R., Luoma, J., & Guerrero, L. F. (2004). DBT, FAP, and ACT: How empirically oriented are the new behavior therapy technologies? *Behavior Therapy, 35,* 35–54.

Hayes, S. C., Strosahl, K. D., & Wilson, K. G. (1999). *Acceptance and commitment therapy: An experiential approach to behavior change.* New York, NY: Guilford Press.

Lindsley, O. R. (1968). Training parents and teachers to precisely manage children's behavior. Paper presented at the C. S. Mott Foundation Children's Health Center, Flint, MI.

Lundgren, T., Dahl, J., Yardi, N., & Melin, J. (2008). Acceptance and commitment therapy and yoga for drug refractory epilepsy: A randomized controlled trial. *Epilepsy and Behavior, 13*(1), 102–108.

Luoma, J., Hayes, S., & Walser, R. (2017). *Learning ACT: An acceptance and commitment therapy training skills manual for therapists*. Oakland, CA: Context Press–New Harbinger.

Neff, K. (2003). The development and validation of a scale to measure self-compassion. *Journal of Self and Identity, 2*(3), 223–250.

Ossman, W. A., Wilson, K. G., Storaasli, R. D., & McNeill, J. W. (2006). A preliminary investigation of the use of acceptance and commitment therapy in group treatment for social phobia. *International Journal of Psychology and Psychological Therapy, 6*, 397–416.

Polk, K. L., & Schoendorff, B. (Eds.). (2014). *The ACT matrix: A new approach to building psychological flexibility across settings and populations*. Oakland, CA: New Harbinger.

Ramnerö, J., & N. Törneke. (2008). *The ABCs of human behavior: Behavioral principles for the practicing clinician*. Oakland, CA: New Harbinger.

Robinson, P. (2008). Integrating acceptance and commitment therapy into primary pediatric care. In L. A. Greco & S. C. Hayes (Eds.), *Acceptance and mindfulness treatments for children and adolescents* (pp. 237–261). Oakland, CA: New Harbinger.

Strosahl, K. D. (2004). ACT with the multi-problem client. In S. C. Hayes & K. D. Strosahl (Eds.), *A practical guide to acceptance and commitment therapy* (pp. 209–244). Oakland, CA: New Harbinger.

Strosahl, K. D. (2005, July). Workshop on ACT as a brief therapy. Presented at the ACT Summer Institute, Philadelphia, PA.

Strosahl, K. D., Hayes, S. C., Wilson, K. G., & Gifford, E.V. (2004). An ACT primer. In S. C. Hayes & K. D. Strosahl (Eds.), *A practical guide to acceptance and commitment therapy* (pp. 31–58). Oakland, CA: New Harbinger.

Tapper, K., Shaw, C., Ilsley, J., Hill, A. J., Bond, F. W., & Moore, L. (2009). Exploratory randomised controlled trial of a mindfulness-based weight loss intervention for women. *Appetite, 52*, 396–404.

Tirch, D., Schoendorff, B., & Silberstein, L. R. (2014). *The ACT practitioner's guide to the science of compassion: Tools for fostering psychological flexibility*. Oakland, CA: New Harbinger.

Törneke, N. (2010). *Learning RFT: An introduction to relational frame theory and its clinical application*. Oakland, CA: New Harbinger.

Twohig, M. P., Hayes, S. C., & Masuda, A. (2006). Increasing willingness to experience obsessions: Acceptance and commitment therapy as a treatment for obsessive-compulsive disorder. *Behavior Therapy, 37*(1), 3–13.

Wegner, D. M., Erber, R., & Zanakos, S. (1993). Ironic processes in the mental control of mood and mood-related thought. *Journal of Personality and Social Psychology, 65*(6), 1093–1104.

Wenzlaff, R. M., & Wegner, D. M. (2000). Thought suppression. *Annual Review of Psychology, 51*, 59–91.

Zettle, R. D. (2003). Acceptance and commitment therapy vs. systematic desensitization in treatment of mathematics anxiety. *The Psychological Record, 53*(2), 197–215.

Zettle, R. D. (2007). *ACT for depression*. Oakland, CA: New Harbinger.

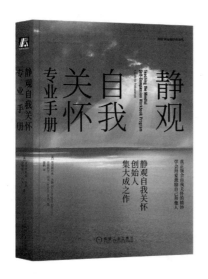 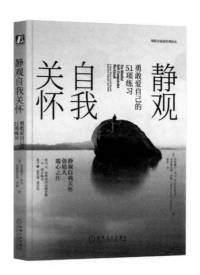

静观自我关怀专业手册

作者：（美）克里斯托弗·杰默（Christopher Germer）克里斯汀·内夫（Kristin Neff）著

ISBN：978-7-111-69771-8

静观自我关怀（八周课）权威著作

静观自我关怀：勇敢爱自己的51项练习

作者：（美）克里斯汀·内夫（Kristin Neff）克里斯托弗·杰默（Christopher Germer）著

ISBN：978-7-111-66104-7

静观自我关怀系统入门练习，循序渐进，从此深深地爱上自己

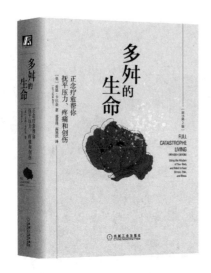
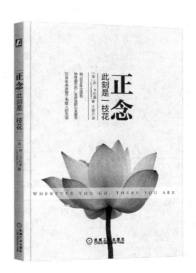

多舛的生命：正念疗愈帮你抚平压力、疼痛和创伤（原书第2版）

作者：（美）乔恩·卡巴金（Jon Kabat-Zinn）著　ISBN：978-7-111-59496-3

正念减压（八周课）权威著作

正念：此刻是一枝花

作者：（美）乔恩·卡巴金（Jon Kabat-Zinn）著　ISBN：978-7-111-49922-0

正念练习入门书